ODONTOLOGIA RESTAURADORA

Fundamentos & Técnicas

VOLUME 2

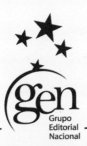

O GEN | Grupo Editorial Nacional – maior plataforma editorial brasileira no segmento científico, técnico e profissional – publica conteúdos nas áreas de ciências da saúde, exatas, humanas, jurídicas e sociais aplicadas, além de prover serviços direcionados à educação continuada e à preparação para concursos.

As editoras que integram o GEN, das mais respeitadas no mercado editorial, construíram catálogos inigualáveis, com obras decisivas para a formação acadêmica e o aperfeiçoamento de várias gerações de profissionais e estudantes, tendo se tornado sinônimo de qualidade e seriedade.

A missão do GEN e dos núcleos de conteúdo que o compõem é prover a melhor informação científica e distribuí-la de maneira flexível e conveniente, a preços justos, gerando benefícios e servindo a autores, docentes, livreiros, funcionários, colaboradores e acionistas.

Nosso comportamento ético incondicional e nossa responsabilidade social e ambiental são reforçados pela natureza educacional de nossa atividade e dão sustentabilidade ao crescimento contínuo e à rentabilidade do grupo.

ODONTOLOGIA RESTAURADORA

Fundamentos & Técnicas

VOLUME 2

Luiz Narciso Baratieri
Sylvio Monteiro Jr.
Tiago Spezia de Melo
Kazuza Bueno Ferreira
Leandro Augusto Hilgert
Luís Henrique Schlichting
Jussara Karina Bernardon
Fernando Vilain de Melo
Flávia Barros Delbons Araújo
Lessandro Machry
Mônica Kina
Gustavo Zanatta Brandeburgo

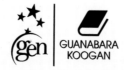

- Os autores deste livro e a editora empenharam seus melhores esforços para assegurar que as informações e os procedimentos apresentados no texto estejam em acordo com os padrões aceitos à época da publicação *e todos os dados foram atualizados pelos autores até a data da entrega dos originais à editora*. Entretanto, tendo em conta a evolução das ciências, as atualizações legislativas, as mudanças regulamentares governamentais e o constante fluxo de novas informações sobre os temas que constam do livro, recomendamos enfaticamente que os leitores consultem sempre outras fontes fidedignas, de modo a se certificarem de que as informações contidas no texto estão corretas e de que não houve alterações nas recomendações ou na legislação regulamentadora.

- Os autores e a editora se empenharam para citar adequadamente e dar o devido crédito a todos os detentores de direitos autorais de qualquer material utilizado neste livro, dispondo-se a possíveis acertos posteriores caso, inadvertida e involuntariamente, a identificação de algum deles tenha sido omitida.

- Atendimento ao cliente: (11) 5080-0751 | faleconosco@grupogen.com.br

- Direitos exclusivos para a língua portuguesa
Copyright © 2010 by
GEN | Grupo Editorial Nacional S.A.
Publicado pelo selo Editora Guanabara Koogan Ltda.

1ª edição, 2010
1ª reimpressão, 2010
2ª reimpressão, 2011
3ª reimpressão, 2012
4ª reimpressão, 2013
5ª reimpressão, 2014
6ª reimpressão, 2015
7ª reimpressão, 2018
8ª reimpressão, 2023

Travessa do Ouvidor, 11
Rio de Janeiro – RJ – 20040-040
www.grupogen.com.br

- Reservados todos os direitos. É proibida a duplicação ou reprodução deste volume, no todo ou em parte, em quaisquer formas ou por quaisquer meios (eletrônico, mecânico, gravação, fotocópia, distribuição pela Internet ou outros), sem permissão, por escrito, da Editora Guanabara Koogan Ltda.

- Capa: Gilberto R. Salomão

- Desenhos: Reinaldo T. Uezima

- Ficha catalográfica

B181o
v.2
    Odontologia restauradora : fundamentos e técnicas, volume 1 / Luiz Narciso Baratieri...[et al.]. - [Reimpr.]. - Rio de Janeiro: Guanabara Koogan, 2023.
    2 v. (430, 330 p.) : il.

    Inclui bibliografia
    ISBN 978-85-7288-822-6

    1. Restauração (Odontologia). 2. Cavidade dentária - Preparo. 3. Resinas dentárias. I. Monteiro Júnior, Sylvio. II. Título.

09-4906   CDD: 617.6
                CDU: 616.314

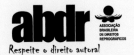

Este livro é dedicado ao Professor Dr. Jorge Seara Polidoro,
que possibilitou que chegássemos aonde chegamos.

AUTORES

LUIZ NARCISO BARATIERI

Professor Titular e Responsável pelas Disciplinas de Dentística
da Universidade Federal de Santa Catarina UFSC – Florianópolis, SC

SYLVIO MONTEIRO JR.

Professor Titular de Dentística da UFSC
da Universidade Federal de Santa Catarina UFSC – Florianópolis, SC

AUTORES

TIAGO SPEZIA DE MELO
Mestre e Doutorando em Dentística pela
Universidade Federal de Santa Catarina UFSC – Florianópolis, SC

KAZUZA BUENO FERREIRA DA ROCHA
Mestre e Doutoranda em Dentística pela
Universidade Federal de Santa Catarina UFSC – Florianópolis, SC

LEANDRO AUGUSTO HILGERT
Mestre e Doutorando em Dentística pela
Universidade Federal de Santa Catarina UFSC – Florianópolis, SC

LUÍS HENRIQUE SCHLICHTING
Mestre e Doutorando em Dentística pela
Universidade Federal de Santa Catarina UFSC – Florianópolis, SC

JUSSARA KARINA BERNARDON
Mestre e Doutora em Dentística pela
Universidade Federal de Santa Catarina UFSC – Florianópolis, SC

FERNANDO VILAIN DE MELO
Mestre e Doutorando em Dentística pela
Universidade Federal de Santa Catarina UFSC – Florianópolis, SC

FLÁVIA BARROS DELBONS ARAÚJO
Mestre e Doutoranda em Dentística pela
Universidade Federal de Santa Catarina UFSC – Florianópolis, SC

LESSANDRO MACHRY
Mestre em Dentística pela
Universidade Federal de Santa Catarina UFSC – Florianópolis, SC

MÔNICA KINA
Mestre e Doutora em Dentística pela
Universidade Federal de Santa Catarina UFSC – Florianópolis, SC

GUSTAVO ZANATTA BRANDEBURGO
Mestre em Dentística pela
Universidade Federal de Santa Catarina UFSC – Florianópolis, SC

AGRADECIMENTOS

Além de agradecer a participação e empenho de todos os autores, também gostaria de agradecer às outras pessoas que têm contribuído, dia a dia, para tornar a minha vida melhor, mais fácil e mais plena. Não há dúvida, sem a ajuda delas nada disso seria possível. Assim sendo, gostaria de agradecer a Naira (minha mulher), aos meus filhos (Carolina, Gabriel e Pedro), ao meu amigo e editor Rui Santos, aos demais professores da disciplina de Dentística e do Curso de Especialização em Dentística da Universidade Federal de Santa Catarina (Sylvio, Élito, Clóvis, Mauro, Maia, Cléo, Lins, Cezar, Guilherme, Edson, Gilberto e Renata), à D. Léa e D. Talita (secretárias da disciplina de Dentística e Clínica Integrada da UFSC), ao Bruno (funcionário da disciplina de Dentística da UFSC), Terezinha, Rosângela e Adriana (funcionárias da minha clínica privada), ao Professor Vinicius Zendron, aos meus amigos Paulo Kano e Herbet Mendes, Cristina, Fontes e Fernando da Editora Ponto e, especialmente, a Deus, por ter permitido tudo isso. A todos, o meu muito obrigado. Que Deus continue a iluminar e a proteger as suas vidas e as de seus familiares.

Luiz Narciso Baratieri

Professor Titular de Dentística da Universidade Federal de Santa Catarina – Florianópolis, SC, Brasil

PREFÁCIO

Não é mais um livro deste já consagrado autor... é antes de tudo um verdadeiro tratado, que contém e demonstra toda a importância da Técnica Odontológica no mundo atual, um real exercício da arte, da precisão, do conhecimento e da sensibilidade.

O Prof. Dr. LUIZ NARCISO BARATIERI conseguiu desenvolver, ao longo de aproximadamente 30 anos de estudo e prática, uma carreira versátil e consolidada, como cirurgião-dentista, docente, pesquisador e administrador. Conseguiu o respeito e a admiração de alunos, colegas, pacientes, funcionários, enfim, de toda a comunidade com que se relaciona, face à dedicação, esforço e cordialidade com que desempenha tarefas, sempre reconhecendo a influência positiva dos diferentes grupos que atuam na Odontologia brasileira. Fez, neste livro, menção especial ao grande mestre, Prof. Dr. JORGE SEARA POLIDORO, que sempre o apoiou e motivou na carreira.

Divide a autoria desta obra com o Prof. Dr. SYLVIO MONTEIRO JUNIOR, seu amigo pessoal e de trabalho, um exemplo de profissional ético e competente, que tem disseminado a filosofia da equipe de Florianópolis por meio de cursos, eventos e artigos em periódicos de impacto científico. Formam uma dupla de elevado conceito e expressão na área de Dentística.

A Faculdade de Odontologia de Bauru, especialmente pelo seu Departamento de Dentística, orgulha-se de ter participado em algum momento da formação continuada desses expoentes do ensino e da ciência que tanto valorizam e se interessam pela nossa profissão.

Mestrandos da UFSC colaboraram também, efetivamente, e tenho a certeza de que foi mais um aprendizado presencial para todos eles.

"ODONTOLOGIA RESTAURADORA – Fundamentos & Técnicas" apresenta, em seus volumes 1 e 2, a sequência de assuntos que devem ser estudados desde a graduação e sempre considerados, qualquer que seja o nível de extensão universitária oferecido. São abordados com objetividade e profundidade, devidamente ilustrados e plenos de referências clássicas e modernas. Trata-se, portanto, de uma literatura indispensável, rica de ensinamentos, conceitos, técnicas e experiências, certamente fruto da responsabilidade consciente de seus autores em oferecer este verdadeiro presente de ANO NOVO a todos que se identificam com a Odontologia, em seus diferentes ambientes.

De parabéns estão os seus autores, Profs. Drs. LUIZ NARCISO BARATIERI e SYLVIO MONTEIRO JUNIOR, ao lado de TIAGO SPEZIA DE MELO e demais pós-graduandos colaboradores desta publicação de indiscutível qualidade.

José Mondelli

*Professor Titular do Departamento
de Dentística, Endodontia e Materiais Dentários
da Faculdade de Odontologia de Bauru/
Universidade de São Paulo*

APRESENTAÇÃO

Finalmente, após ter publicado dez livros, sendo que alguns deles foram traduzidos para várias línguas, tenho a honra, a alegria e a felicidade de lhes apresentar o livro dos meus sonhos. Sim, o livro dos meus sonhos. Aquele que desde há muitos anos eu vinha tentando fazer e sempre, por alguma razão, acabava deixando para depois. O livro dos meus sonhos. Aquele que sempre quis ver nas mãos dos estudantes de graduação e pós-graduação durante as atividades pré-clínicas e porque não dizer também das atividades clínicas. Aquele que fosse capaz de mostrar de forma simples, didática e cientificamente suportada como fazer bem feito os procedimentos mais frequentes da atividade diária de um cirurgião-dentista. Fazer o "bem feito". Aquele que fosse capaz de despertar, especialmente nos jovens, um amor profundo e duradouro por essa maravilhosa profissão, a Odontologia.

Esse livro (o dos meus sonhos) foi por mim e pelo meu amigo e colega Sylvio Monteiro Júnior idealizado e feito com a imprescindível ajuda dos estudantes de mestrado da Universidade Federal de Santa Catarina, em Florianópolis, SC. Eles (Tiago, Kazuza, Leandro, Luís, Jussara, Fernando, Flávia, Lessandro, Mônica e Gustavo), ao tornarem, com maestria que eu nunca havia antes visto, real o livro dos meus sonhos, também tornam realidade alguns dos seus sonhos. Assim sendo, devo dizer que além de acreditar que esse livro, mesmo e especialmente por ter sido feito todo em manequins, irá ajudar milhares de estudantes e profissionais por todo o mundo, que ele é a mais clara tradução do poder que os jovens bem formados e unidos têm. Como eu sou suspeito, recomendo que você preste atenção a todos os detalhes do livro, como por exemplo, ao português, às fotografias, à diagramação, à limpeza, aos esquemas, aos exercícios, ao texto e aos vídeos que o acompanham e tire as suas próprias conclusões. Tenho certeza de que você vai concordar comigo: trata-se, realmente, do livro dos meus sonhos (ou seria um "sonho" de livro?).

Bom proveito.

Luiz Narciso Baratieri

Professor Titular de Dentística da Universidade Federal de Santa Catarina – Florianópolis, SC, Brasil

SUMÁRIO

VOLUME 1

1 Nomenclatura e classificação de lesões e cavidades 1

2 Princípios gerais do preparo cavitário 17

3 Instrumental e material 49

4 Isolamento do campo operatório 71

5 Adesão aos tecidos dentais 97

6 Resinas compostas 113

7 Polimerização de compósitos 121

8 Luz, cor & caracterização de restaurações 135

9 Amálgama dental 153

Restaurações Diretas com Compósitos 160

10 Preparo e restauração Classe III com compósitos
Acesso estritamente proximal 165
Acesso palatal 175
Acesso vestibular 191

11 Preparo e restauração Classe IV com compósitos
Técnica da guia de silicone 203
Técnica de reconstrução à mão livre 227

12 Preparo e restauração Classe V com compósitos
Lesões não cariosas 241
Lesões cariosas 251

13 Colagem de fragmento dental
Técnica de colagem com guia de acrílico 263
Técnica de bisel pós-colagem 275

14 Faceta direta com compósitos
Técnica da matriz de acrílico 285
Técnica de reconstrução à mão livre 307

15 Redução ou fechamento de diastemas e dentes conoides
Fechamento de diastema 321
Incisivos laterais conoides 335

16 Acabamento e polimento de restaurações diretas anteriores 345

17 Preparo e restauração Classe I com compósitos
Técnica de estratificação à mão livre 361
Técnica da matriz oclusal de acrílico 373

18 Preparo e restauração Classe II com compósitos
Técnica do slot horizontal 385
Técnica da matriz metálica parcial biconvexa 395
Técnica da matriz metálica circunferencial 413

Bibliografia Recomendada 427

VOLUME 2

Restaurações Diretas com Amálgama 433

19 Preparo e restauração Classe I com amálgama 437

20 Preparo e restauração Classe II com amálgama 461

21 Restauração complexa com amálgama 485

22 Acabamento e polimento de restaurações de amálgama 499

Restaurações Indiretas 507

23 Materiais e técnicas de moldagem 511

24 Restaurações provisórias 527

25 Cimentação adesiva 555

26 Pinos intrarradiculares 581

27 Coroas anteriores
Dente não vital com pino de fibra e núcleo de compósito 607
Dente não vital com alteração de cor 635

28 Facetas indiretas 653

29 Restaurações tipo inlay & onlay
Inlay 675
Onlay 691

30 Coroas posteriores
Coroa tradicional 711
Endocrown 737

Bibliografia Recomendada 757

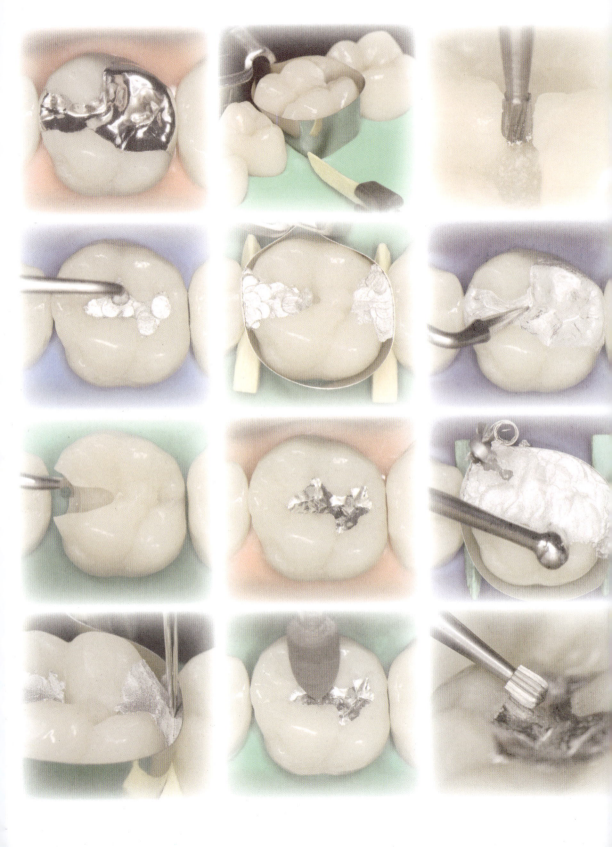

RESTAURAÇÕES DIRETAS COM AMÁLGAMA

RESTAURAÇÕES DIRETAS COM AMÁLGAMA

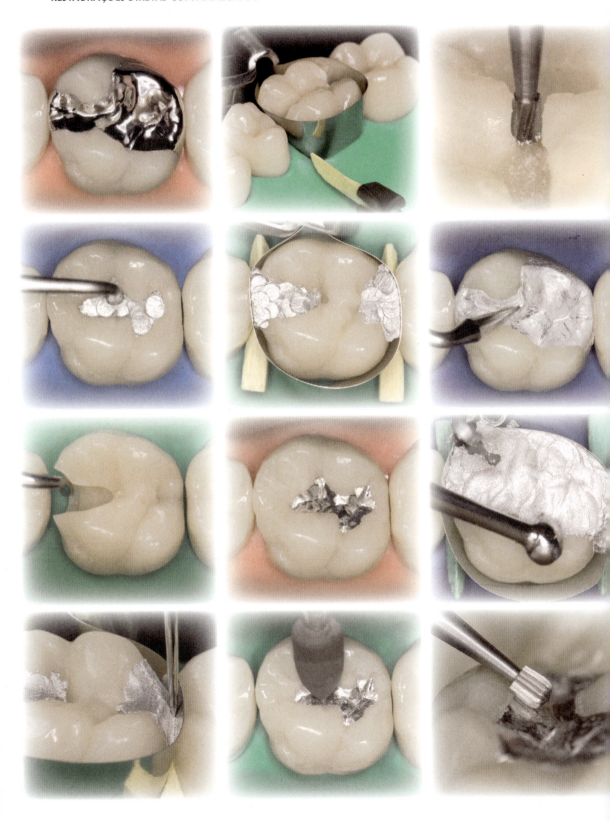

Ao longo das últimas décadas, tem se observado um significativo declínio na utilização do amálgama. O principal fator para esse fenômeno é a crescente valorização da estética, tanto pelos cirurgiões-dentistas como, principalmente, pelos pacientes. Além disso, o declínio na prevalência da doença cárie, decorrente de melhores condições de higiene oral, utilização de flúor e programas de prevenção, também reduziu a necessidade de execução de restaurações. Mesmo nas situações em que é necessário confeccionar uma restauração, o ideal é utilizar sistemas adesivos e resinas compostas, materiais compatíveis com a atual filosofia minimamente invasiva. Finalmente, as suspeitas quanto aos possíveis efeitos adversos do mercúrio também colaboram para o declínio na utilização do amálgama.

Entretanto, isso não significa que o amálgama não deve mais ser utilizado e ensinado nos currículos dos cursos de Odontologia. O material apresenta relatos clínicos de sucesso longitudinal extremamente satisfatórios, sua técnica de execução é mais tolerante às dificuldades clínicas do que a das restaurações adesivas, além de seu tempo de execução normalmente também ser menor. Entre todas as possibilidades restauradoras atuais, o amálgama ainda apresenta uma das melhores relações entre custo, simplicidade técnica e sucesso clínico. A utilização inadvertida de compósitos como substitutos universais ao amálgama incorre, em alguns casos, em significativas dificuldades técnicas ou na falha prematura das restaurações. Por todas essas razões, acreditamos que o amálgama ainda é uma boa opção restauradora e deve continuar sendo estudado e treinado pelos profissionais da Odontologia.

Os capítulos 19 a 21 apresentam os protocolos passo a passo para a confecção de diferentes tipos de restaurações de amálgama, classes I e II, e restaurações complexas. A seguir, no capítulo 22, são apresentadas as etapas de acabamento e polimento dessas restaurações.

19

PREPARO E RESTAURAÇÃO CLASSE I COM AMÁLGAMA

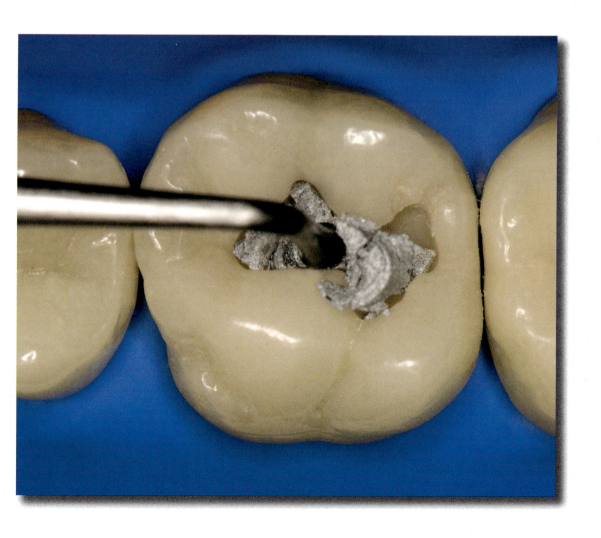

PREPARO E RESTAURAÇÃO CLASSE I COM AMÁLGAMA

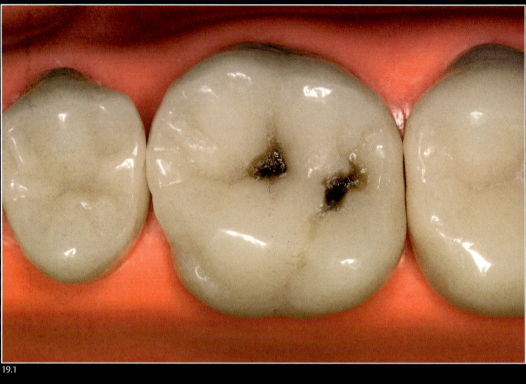

19.1

No presente capítulo, será apresentada uma sequência de preparo e restauração de uma lesão cariosa oclusal com amálgama (FIG. 19.1). Os procedimentos operatórios são iniciados pela fase de preparo cavitário, que, conforme já discutido no capítulo 2, apresenta *objetivos biológicos* (acesso à lesão e remoção do tecido cariado) e *objetivos mecânicos* (proporcionar resistência ao remanescente dental e ao material restaurador, e retenção do material restaurador à cavidade, visto que o amálgama não apresenta características adesivas). Antes de realizar o preparo cavitário, entretanto, é importante ter em mente o padrão de desenvolvimento das lesões de cárie em superfícies oclusais.

Em virtude da natureza orgânica da dentina, a lesão progride mais rapidamente nesta do que no esmalte, fazendo com que lesões que não apresentam envolvimento severo do esmalte possam estar associadas a um grande comprometimento da dentina, conforme exemplifica o esquema apresentado na página ao lado (FIG. 19.2). Assim, um bom acesso à lesão, muitas vezes realizado à custa de esmalte sadio, é imperativo para possibilitar a remoção adequada da dentina infectada e amolecida pelo processo carioso. De fato, a instrumentação de algumas regiões atingidas pela lesão, como a junção amelodentinária, é praticamente impossível na ausência de um excelente acesso (FIG. 19.3).

ODONTOLOGIA RESTAURADORA · FUNDAMENTOS & TÉCNICAS

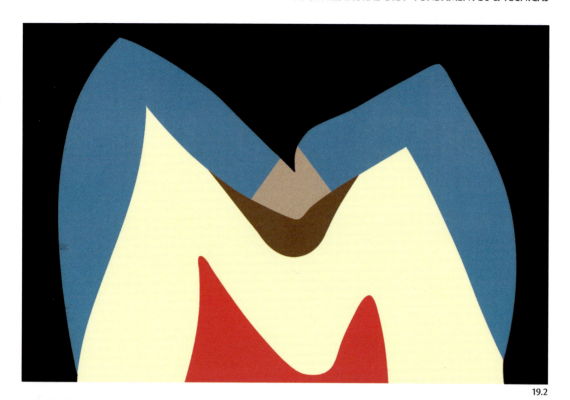

19.2

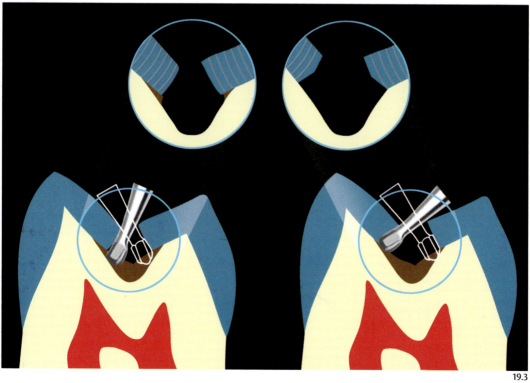

19.3

PREPARO E RESTAURAÇÃO CLASSE I COM AMÁLGAMA

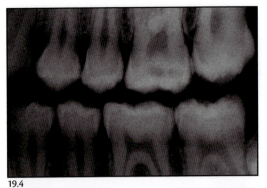

19.4

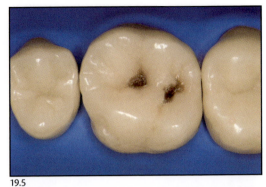

19.5

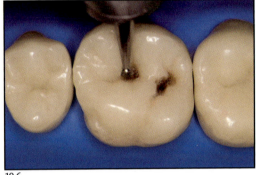

19.6

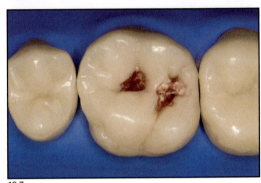

19.7

Antes da execução do preparo, é interessante contar com radiografias, a fim de aferir a extensão dentinária da lesão (FIG. 19.4). A seguir, os contatos oclusais são registrados, o campo operatório é isolado (FIG. 19.5) e a lesão é acessada por meio de brocas e pontas diamantadas de tamanho adequado. O acesso não precisa ter exatamente as mesmas dimensões da lesão cariosa, mas deve ser suficientemente amplo para permitir a remoção do tecido cariado amolecido. Observe, nas figuras acima, que a broca perfura o esmalte em direção à lesão cariosa, de forma a remover parte do tecido que perdeu o suporte dentinário (FIGS. 19.6 E 19.7). A seguir, a dentina cariada pode ser removida com o auxílio de brocas esféricas em baixa rotação ou curetas (FIGS. 19.8 A 19.11). O uso de curetas, em especial, é um importante auxiliar quando há dúvidas quanto ao grau de comprometimento da estrutura dental por cárie, visto que a consistência da dentina é um dos melhores critérios para guiar a remoção do tecido cariado. Deve ficar claro, entretanto, que, caso a região instrumentada esteja muito próxima à polpa, é, muitas vezes, preferível, do ponto de vista biológico, manter uma camada de tecido amolecido do que provocar uma exposição pulpar. Concluída a remoção do tecido cariado, considera-se alcançado o objetivo biológico do preparo cavitário (FIG. 19.12).

ODONTOLOGIA RESTAURADORA · FUNDAMENTOS & TÉCNICAS

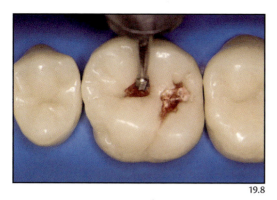
19.8

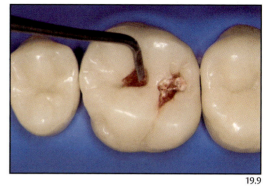
19.9

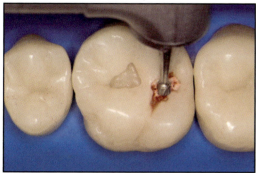
19.10

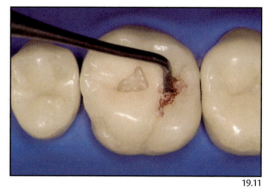
19.11

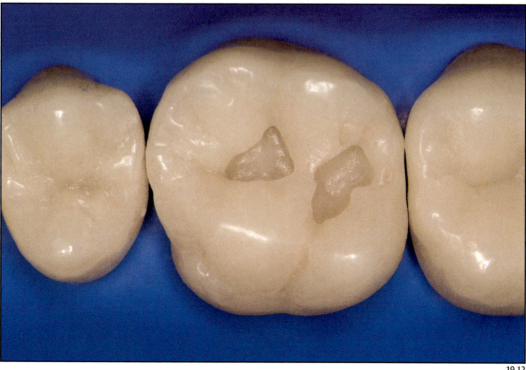
19.12

441

1. Características do dente após a simples remoção do tecido cariado.

2. Brocas cone invertido com ângulos arredondados no interior da cavidade.

3. Preparo sem esmalte socavado, com paredes convergentes para oclusal e ângulos internos arredondados.

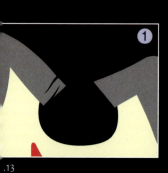
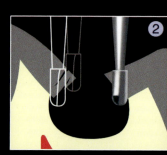
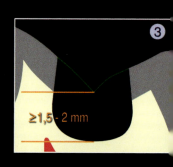

≥1,5 - 2 mm

.13

oncluído o preparo biológico, é momento de rea- ar as manobras com objetivos mecânicos, a fim adequar a cavidade aos requisitos específicos do nálgama, um material não adesivo. Primeiro, todo malte socavado pela remoção da lesão cariosa ve ser removido ou reforçado com materiais adevos. Também é importante que os ângulos inters da cavidade sejam arredondados, visto que ânlos vivos atuam como pontos de concentração tensões e podem levar à fratura do remanesnte dental. Ainda, as cavidades para amálgama vem ser naturalmente retentivas ou precisam reber retenções mecânicas adicionais, para impedim o deslocamento do material. Cavidades muito pequenas ou rasas, minimamente invasivas, não são compatíveis com o amálgama dental, que necessit de uma espessura mínima de 1,5 mm para oferece resistência adequada (FIG. 19.13). Nas figuras ao lado observe que a frágil ponte de esmalte remanescer te é removida, para adequar o preparo aos requis tos mecânicos do amálgama (FIGS. 19.14 A 19.17). Vej que as brocas utilizadas têm formato cônico inve tido e ponta com ângulos não vivos. Tais caracte rísticas colaboram, respectivamente, para a criaçã de uma cavidade autorretentiva e com ângulo internos arredondados. O ângulo cavossuperfici deve ser reto, bem definido e sem biséis em toda extensão do preparo.

ODONTOLOGIA RESTAURADORA • FUNDAMENTOS & TÉCNICAS

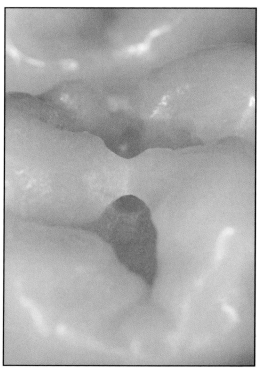
19.14

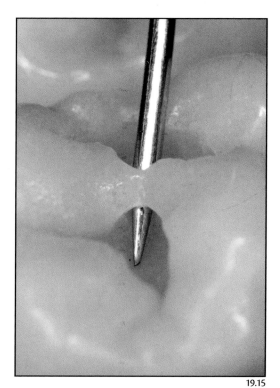
19.15

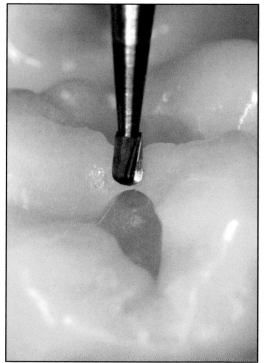
19.16

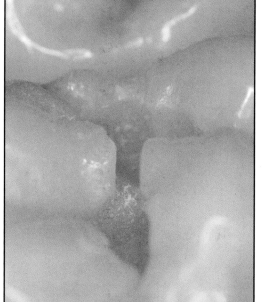
19.17

443

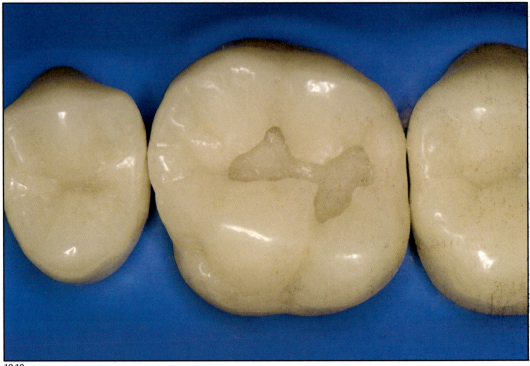

19.18

Embora, reconhecidamente, as restaurações de resina composta permitam a realização de uma odontologia mais conservadora, isso não significa que as cavidades para amálgama devam, obrigatoriamente, ser grandes. Elas devem ter apenas o tamanho necessário para englobar o tecido cariado, e sempre prover resistência ao remanescente dental. Para alcançar esse objetivo, é essencial utilizar instrumentos rotatórios adequados, como as brocas cone invertido de extremo arredondado, números 329 e 330. Essas brocas são utilizadas em toda a extensão do preparo, de forma a remover o esmalte sem suporte, regularizar as paredes circundantes e a parede pulpar, e arredondar os ângulos internos (FIGS. 19.18 E 19.19). Desde que utilizadas com seu longo eixo perpendicular ao plano oclusal, tais brocas resultam em cavidades com paredes convergentes para oclusal e, naturalmente, autorretentivas (FIGS. 19.20 E 19.21). Exceção a essa regra pode ocorrer nas imediações das faces proximais. Se a parede distal fosse convergente para oclusal, haveria fragilização excessiva do remanescente dental e, em consequência, um maior risco de fratura na região da crista marginal. Dessa forma, nessas regiões o preparo deve ser realizado com a broca levemente inclinada, para que não permaneça estrutura sem suporte (FIG. 19.22). O preparo concluído atende a todos os requisitos biológicos e mecânicos do amálgama (FIG. 19.23).

ODONTOLOGIA RESTAURADORA · FUNDAMENTOS & TÉCNICAS

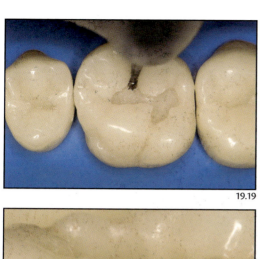
19.19

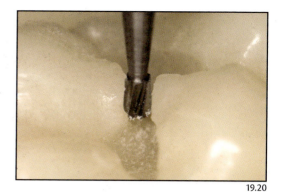
19.20

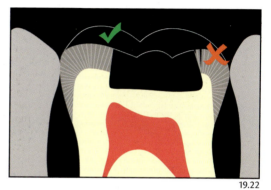
19.21

19.22

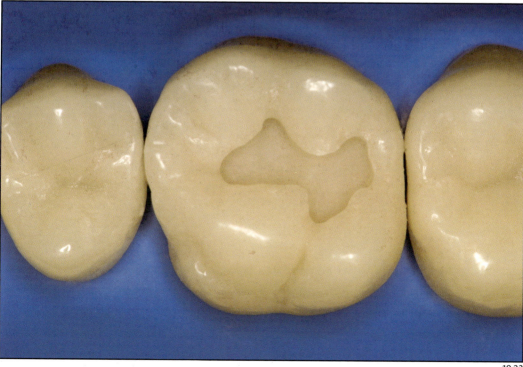
19.23

445

PREPARO E RESTAURAÇÃO CLASSE I COM AMÁLGAMA

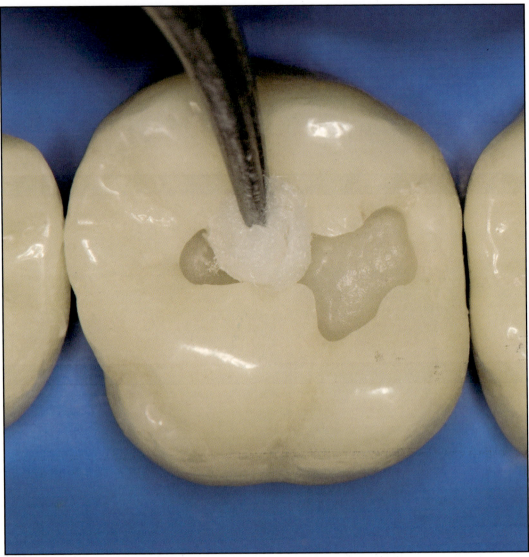

19.24

Com o preparo finalizado, limpa-se a cavidade. A definição dos materiais e técnicas mais adequados para este fim está relacionada às particularidades do caso, em especial no que tange à profundidade biológica da cavidade e à filosofia de proteção pulpar adotada. Uma possibilidade é limpar a cavidade com uma bolinha de algodão embebida em água oxigenada a 3%, seguida de lavagem copiosa com água e secagem (FIGS. 19.24 E 19.25). A seguir, aplica-se uma solução neutra de fluoreto

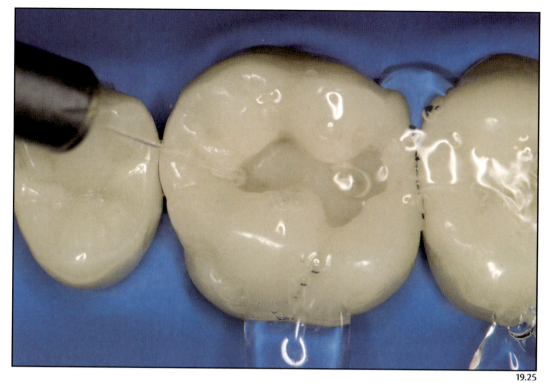

19.25

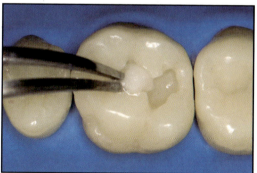

19.26

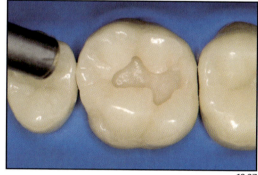

19.27

de sódio a 2% com uma bolinha de algodão, por 4 minutos, e depois apenas seca-se com jatos de ar (FIGS. 19.26 E 19.27). Outra possibilidade é o uso de sistemas adesivos que promovem a hibridização da dentina. Caso esta opção seja escolhida, não se realiza a limpeza com água oxigenada, nem a aplicação de flúor. Em dentina muito profunda, o uso de uma fina base de ionômero de vidro ou, nos casos de exposições pulpares, a aplicação de hidróxido de cálcio sobre a região está indicado.

Com a cavidade devidamente limpa e protegida, é momento de preparar o material restaurador. Uma vez que a qualidade do amálgama é diretamente dependente de um proporcionamento preciso e de uma mistura uniforme e homogênea, é altamente recomendável utilizar cápsulas pré-dosadas, nas quais a proporção liga-mercúrio ideal é garantida pelo fabricante. A utilização de cápsulas permite, ainda, que o clínico utilize diferentes tipos de amálgama, de acordo com as particularidades de cada caso, algo que é inviável com amalgamadores convencionais. De qualquer maneira, seja qual for a técnica empregada para a amalgamação, o importante é que o material apresente plasticidade ideal, antes da sua inserção na cavidade. Assim, concluída a amalgamação, o amálgama é homogeneizado com um dedal de borracha e aplicado à cavidade, em pequenas porções, com o auxílio de um porta-amálgama (FIGS. 19.28 E 19.29). A seguir, condensadores de diferentes diâmetros são empregados, de acordo com o tipo de liga utilizado. Para ligas convencionais e mistas, os condensadores são utilizados em ordem crescente de diâmetro; com ligas esféricas, por outro lado, a condensação deve ser realizada sempre com os maiores condensadores disponíveis. A condensação visa ao preenchimento da cavidade e à adaptação perfeita do amálgama às paredes e aos ângulos internos do preparo, além de possibilitar a compactação do material, produzindo, assim, uma restauração sem poros (FIGS. 19.30 E 19.31). A condensação tem, ainda, o objetivo de reduzir o conteúdo de mercúrio do amálgama, uma vez que, com a pressão, é normal o mercúrio aflorar à superfície, permitindo sua remoção. Realizada a condensação de cada porção de amálgama, novas porções são repetidamente inseridas e condensadas, até que a cavidade seja completamente preenchida e apresente leves excessos ao longo de toda a margem (FIGS. 19.32 A 19.35). A presença destes excessos é essencial para a subsequente escultura anatômica, realizada por redução, com instrumentos cortantes.

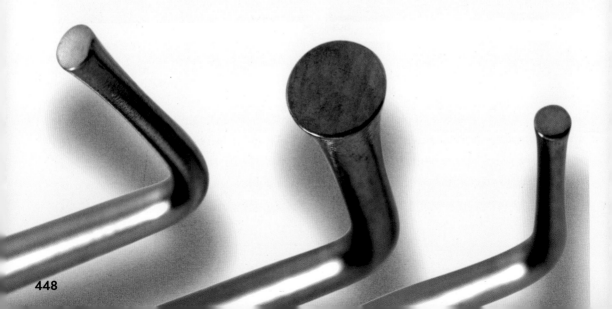

ODONTOLOGIA RESTAURADORA · FUNDAMENTOS & TÉCNICAS

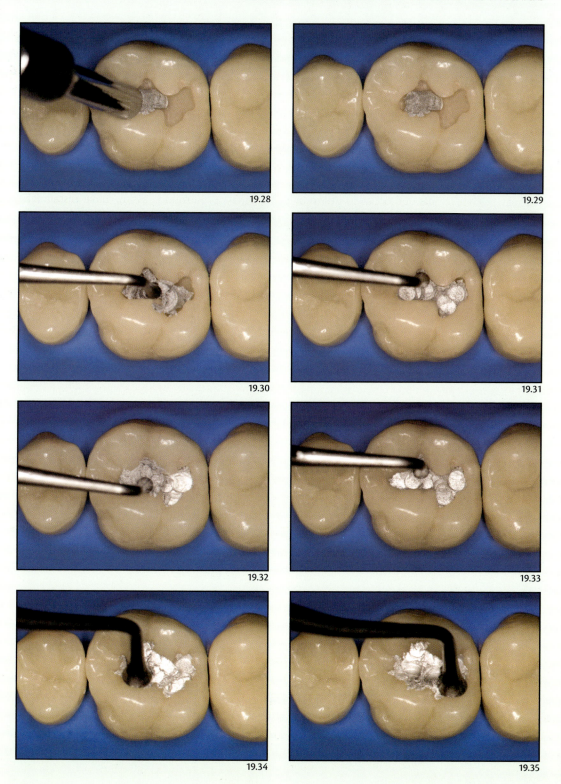

19.28
19.29
19.30
19.31
19.32
19.33
19.34
19.35

449

PREPARO E RESTAURAÇÃO CLASSE I COM AMÁLGAMA

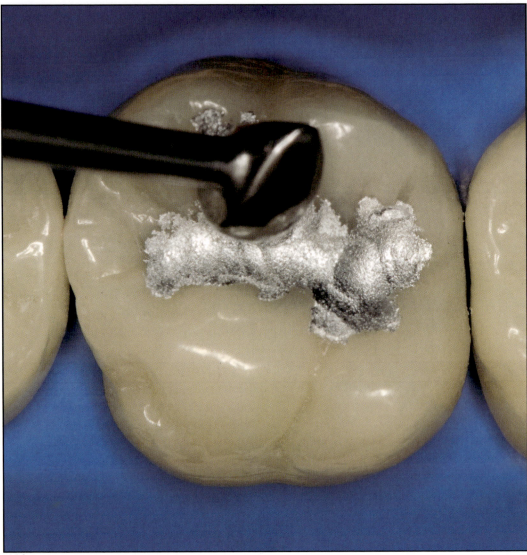

19.36

Após o completo preenchimento e condensação do amálgama à cavidade, realiza-se o procedimento de brunidura pré-escultura. Para isso, o amálgama, que foi condensado com excessos, até um nível levemente superior ao ângulo cavossuperficial, deve ser firmemente pressionado em direção às margens da cavidade, com um brunidor de formato ovoide e que, sempre que possível, apresente diâmetro maior do que a abertura vestibulopalatal/lingual do preparo (FIG. 19.36). Esse é um cuidado importante, para

ODONTOLOGIA RESTAURADORA · FUNDAMENTOS & TÉCNICAS

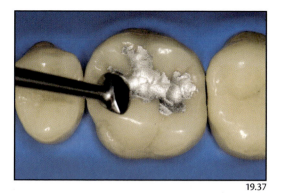
19.37

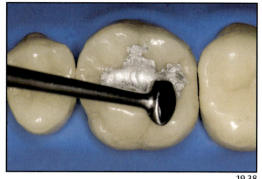
19.38

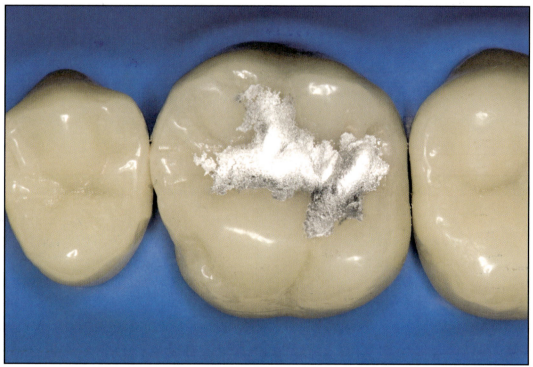
19.39

que o brunidor permaneça constantemente apoiado na superfície dental. A brunidura pré-escultura nada mais é do que a movimentação do brunidor nos sentidos mesiodistal (FIG. 19.37) e vestibulopalatal/lingual (FIG. 19.38), até que ele entre em contato com a superfície de esmalte das vertentes de cúspide. Embora essa não seja sua finalidade primária, durante a brunidura pré-escultura já é possível esboçar a forma planejada para a restauração, realçando as futuras zonas de saliências e depressões anatômicas (FIG. 19.39).

451

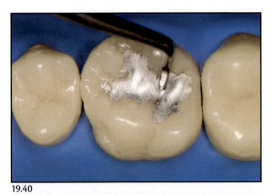
19.40

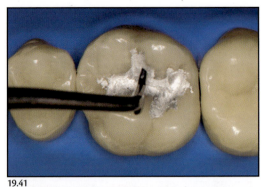
19.41

19.42

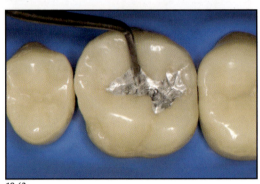
19.43

O próximo passo operatório é a escultura da restauração, realizada por redução do amálgama com instrumentos cortantes afiados, como os esculpidores de Frahm e as espátulas de Hollenback. Antes de iniciar a escultura, entretanto, é imprescindível que a anatomia planejada para a restauração esteja perfeitamente clara em sua mente. Para isso, é essencial o conhecimento profundo das características anatômicas dos dentes. Também é importante que a restauração respeite as peculiaridades oclusais do dente, para minimizar a necessidade de ajustes ao final da sessão. Assim, de acordo com o tipo de liga e protocolo de amalgamação utilizados, a escultura deverá ser iniciada imediatamente após a condensação (ligas de cristalização rápida ou restaurações amplas), ou alguns minutos após a condensação (ligas de cristalização lenta ou restaurações pequenas e médias). O importante é que a escultura só seja iniciada quando o amálgama já apresentar uma leve resistência ao corte pelos instrumentos manuais. É importante, ainda, que a escultura sempre seja realizada, procurando-se apoiar parte da ponta ativa do instrumento em tecido dental, com a lâmina paralela às vertentes triturantes das cúspides. Isso colabora para a formação de uma superfície contínua e bem definida na interface dente-restauração, além de permitir que o remanescente dental

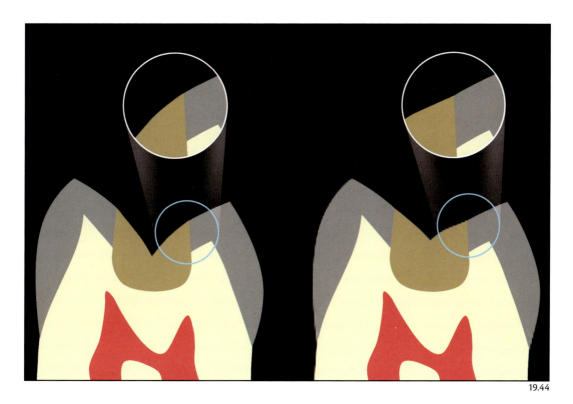

19.44

sirva de guia para definir a posição dos sulcos e a angulação das vertentes, evitando a superescavação da restauração (FIGS. 19.40 A 19.42). Durante a escultura, é importante que o contorno da restauração seja mentalmente comparado com o contorno que a cavidade apresentava antes de seu preenchimento com o amálgama. Esse é um cuidado importante para detectar e remover pequenos excessos de material que podem, eventualmente, permanecer sobre a estrutura sadia (FIG. 19.43). Caso não sejam removidos, esses pequenos excessos sofrerão fratura quando a restauração entrar em função, ocasionando o valamento das margens. Embora a escultura de uma restauração de amálgama objetive reproduzir, tão fielmente quanto possível, a anatomia original do dente, um cuidado essencial para garantir boa longevidade às restaurações é reduzir a profundidade dos sulcos oclusais ao mínimo necessário para uma função oclusal adequada. Sulcos muito profundos, embora sejam comuns em dentes hígidos e não desgastados, acarretariam restaurações com bordas finas e, consequentemente, frágeis. Ao esculpir as restaurações com anatomia oclusal tão rasa quanto possível, aumenta-se também a espessura de amálgama na região das bordas, o que torna as restaurações menos vulneráveis a fraturas e à degradação marginal (FIG. 19.44).

PREPARO E RESTAURAÇÃO CLASSE I COM AMÁLGAMA

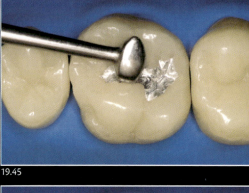

19.45

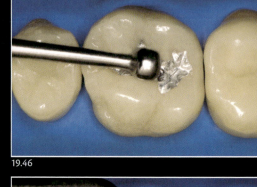

19.46

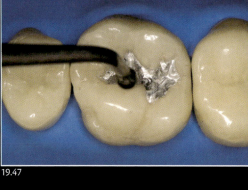

19.47

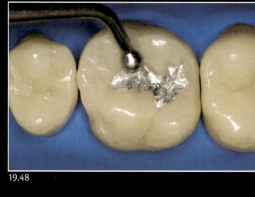

19.48

Concluída a escultura, executa-se uma nova brunidura da restauração, conhecida como brunidura pós-escultura, com as finalidades de: reduzir a porosidade superficial; diminuir o conteúdo de mercúrio residual, em especial nas regiões de borda; propiciar uma superfície mais lisa e fácil de polir; e melhorar a adaptação marginal e o selamento da restauração. Vale ressaltar que, embora a brunidura seja capaz de melhorar algumas características do amálgama, especialmente no que diz respeito à sua qualidade superficial, ela não é capaz de compensar uma condensação inadequada. A brunidura pós-escultura é realizada com brunidores com pontas arredondadas, com pressão suave do centro da restau-

ração para a superfície dental (FIGS. 19.45 A 19.48). Nas regiões de sulcos e fóssulas, podem ser empregados brunidores mais afilados. Com exceção de restaurações muito pequenas, a superfície de baixa rugosidade aparente, promovida pela brunidura, não dispensa os procedimentos de acabamento e polimento, que devem ser realizados em uma nova sessão clínica, no mínimo 24 horas após a inserção do amálgama, tempo necessário para uma melhor cristalização do material. Após a brunidura, o dique de borracha é removido e, caso necessário, executa-se o ajuste oclusal, para que o paciente não sofra com contatos prematuros, capazes de provocar

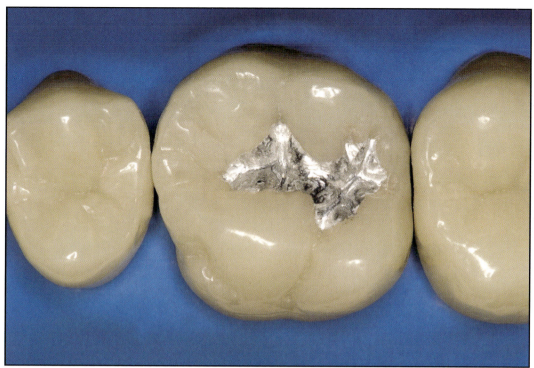

19.49

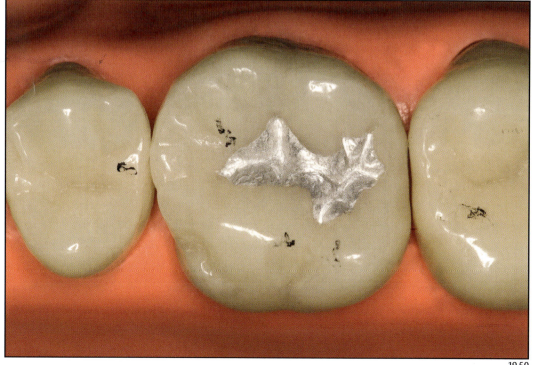

19.50

PREPARO E RESTAURAÇÃO CLASSE I COM AMÁLGAMA

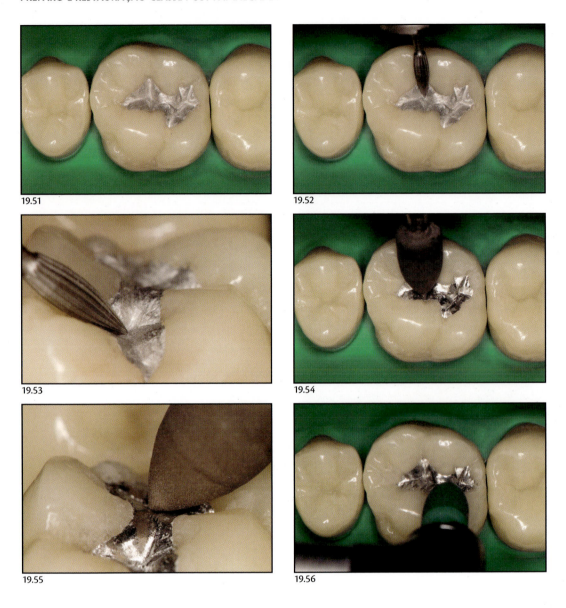

19.51
19.52
19.53
19.54
19.55
19.56

Decorridas ao menos 24 horas da sessão restauradora, o paciente retorna para os procedimentos de acabamento e polimento — mais bem detalhados no capítulo 22, que ilustra o protocolo completo, usando como exemplo uma restauração complexa. Este capítulo adianta que as etapas envolvidas nesse procedimento são: ajuste morfológico da restauração, com brocas multilaminadas (FIGS. 19.51 A 19.53); pré-polimento e polimento, com borrachas abrasivas específicas para amálgama,

ODONTOLOGIA RESTAURADORA · FUNDAMENTOS & TÉCNICAS

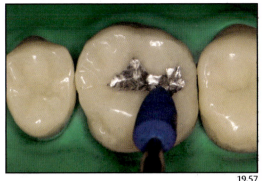

19.57

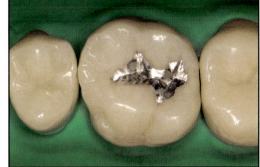

19.58

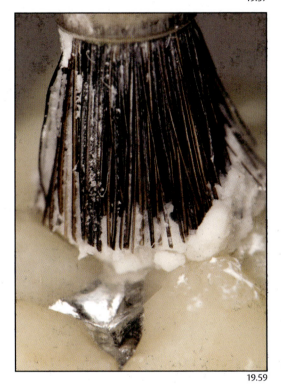

19.59

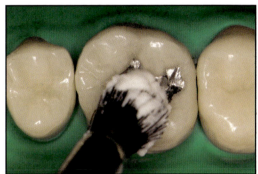

19.60

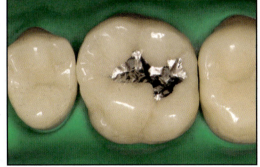

19.61

utilizadas em ordem decrescente de abrasividade (FIGS. 19.54 A 19.58); e obtenção do brilho final, com escovas e pastas específicas para polimento de amálgama (FIGS. 19.59 A 19.61). Como você pode reparar nas figuras acima, os procedimentos de acabamento e polimento devem ser conduzidos sob isolamento absoluto, uma vez que a instrumentação abrasiva da superfície do amálgama promove, inevitavelmente, o aquecimento do material e, em consequência, a liberação de mercúrio.

457

PREPARO E RESTAURAÇÃO CLASSE I COM AMALGAMA

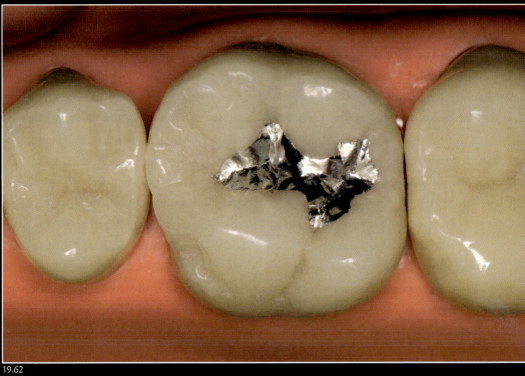

19.62

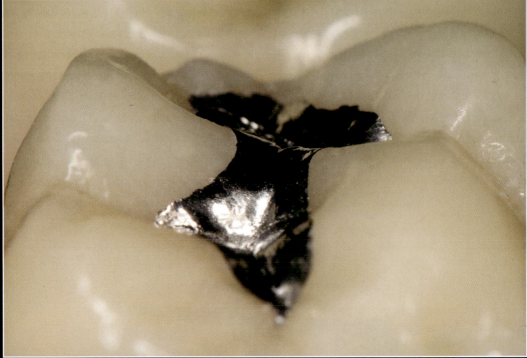

19.63

Concluída a restauração, observe como a superfície metálica polida do amálgama apresenta grande lisura superficial e alto brilho (FIG. 19.62). Desde que bem realizados, os procedimentos de acabamento e polimento reduzem a corrosão do amálgama, diminuem o acúmulo de placa bacteriana e aumentam a longevidade clínica das restaurações. Em uma vista de viés, repare como as margens apresentam-se perfeitamente contínuas com a estrutura dental, sem excessos ou falhas que poderiam comprometer a longevidade da restauração. Repare, ainda, que a escultura foi mantida tão rasa quanto possível, a fim de prover espessura adequada do material nas regiões de margem (FIG. 19.63). Embora o amálgama não seja um material restaurador estético, restaurações bem executadas e bem polidas apresentam um aspecto tal, que, apesar de não atender aos padrões atuais de estética, demonstra de forma inequívoca a qualidade e o esmero com o qual o profissional realiza seu trabalho. Ainda, é importante ressaltar que boas restaurações de amálgama duram, muitas vezes, por várias décadas. Em termos de longevidade clínica, ele é, sem dúvida, um dos materiais restauradores diretos mais eficientes já desenvolvidos.

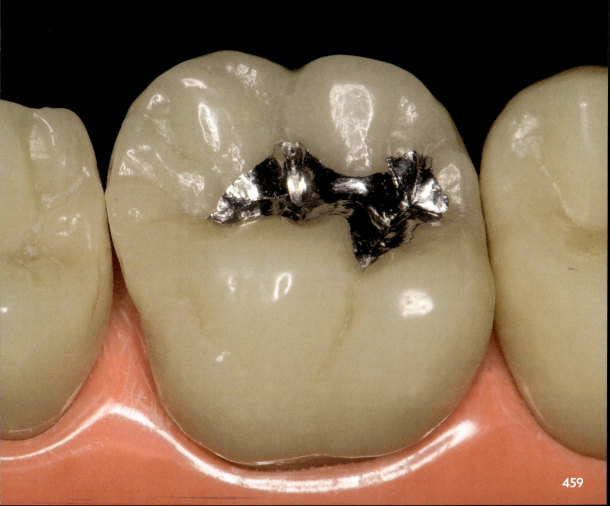

20

PREPARO E RESTAURAÇÃO CLASSE II COM AMÁLGAMA

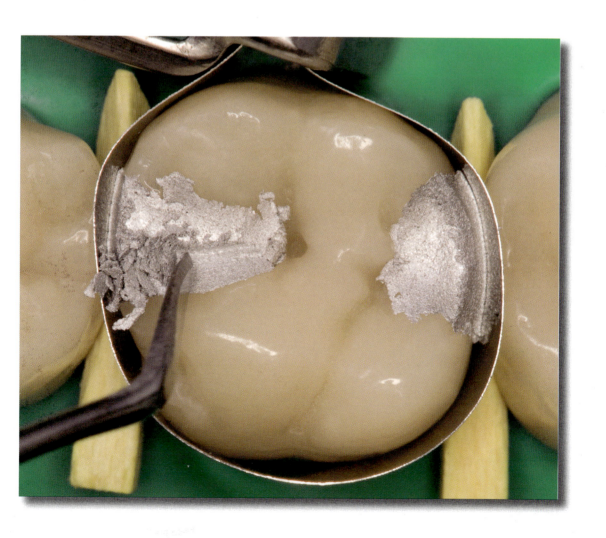

PREPARO E RESTAURAÇÃO CLASSE II COM AMÁLGAMA

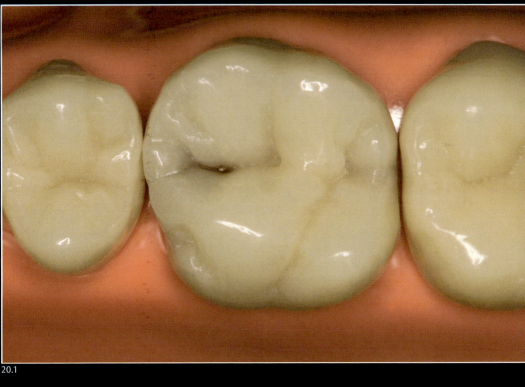

20.1

Este capítulo descreve a técnica de preparo e restauração de lesões classe II com amálgama (FIG. 20.1). Inicialmente, é preciso discutir o padrão de desenvolvimento das lesões nas faces proximais, significativamente diferente daquele observado nas regiões de cicatrículas e fissuras. Devido à orientação dos prismas de esmalte, as lesões apresentam-se na forma de dois cones, com ambas as bases voltadas para a face proximal (FIG. 20.2). Outro aspecto que influencia sobremaneira os procedimentos de preparo, é que essas lesões, na maioria dos casos, localizam-se abaixo do ponto de contato. Para o diagnóstico, é essencial contar com boas radiografias interproximais, que também disponibilizam informações sobre a profundidade e a extensão oclusocervical das lesões (FIG. 20.3). Repare que, embora o capítulo 2 apresente diversas possibilidades de acesso às lesões proximais, o presente capítulo abordará apenas o acesso oclusal, mais comum e compatível com a técnica restauradora do amálgama, uma vez que minimiza a quantidade de estrutura dental sem suporte. Outros tipos de acesso, mais conservadores, são melhor indicados para restaurações realizadas com compósitos, embora possam ser restaurados com amálgama, desde que atendidos os critérios de retenção e resistência, tanto do remanescente dental como do material restaurador.

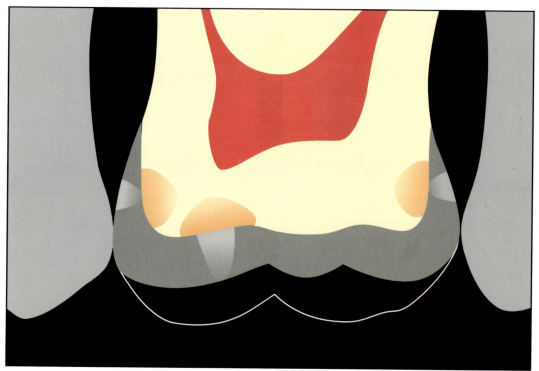

20.2

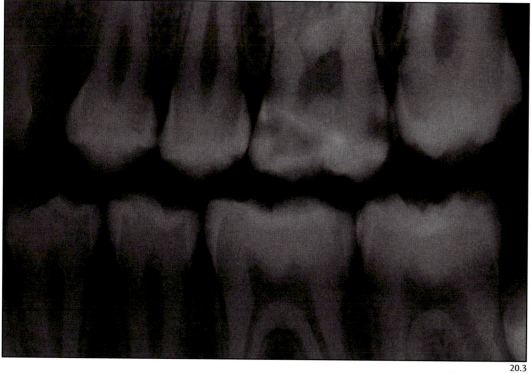

20.3

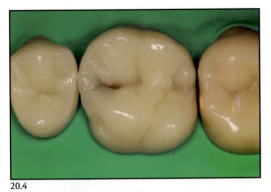
20.4

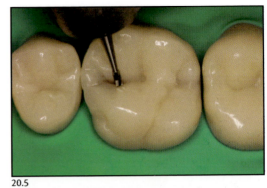
20.5

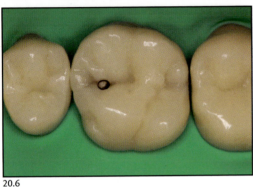
20.6

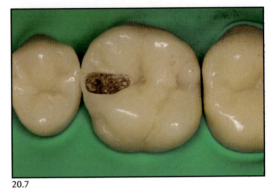
20.7

Para fins didáticos, o preparo foi realizado em cada uma das faces, isoladamente, iniciando-se pela lesão da face mesial. Observe que a broca, em alta rotação, é inserida por oclusal, em direção à lesão cariosa (FIGS. 20.4 E 20.5). A sensação tátil de ausência de resistência ao se chegar na dentina amolecida é bastante característica (FIG. 20.6). Realizado esse acesso inicial, a abertura deve ser ampliada, para possibilitar o uso dos instrumentos de remoção do tecido destruído pela cárie (FIG. 20.7). Veja que uma fina quantidade de esmalte permanece intacta na região da crista marginal. Para a remoção desta estrutura, não é necessário, ou mesmo recomendável, lançar mão de instrumentos rotatórios, que poderiam lesar o dente adjacente. Assim, a manobra mais segura é pressionar a crista com um instrumento manual, até fraturá-la (FIGS. 20.8 E 20.9). A seguir, com curetas ou brocas esféricas lisas de tamanho apropriado, utilizadas em baixa rotação, remove-se a dentina de consistência amolecida (FIG. 20.10). Brocas com diâmetro excessivo não devem ser empregadas, pois fatalmente acarretam em desgaste desnecessário da estrutura dental (FIG. 20.11). Removido o tecido cariado, os requisitos biológicos do preparo foram cumpridos (FIG. 20.12). Entretanto, os preparos para amálgama também precisam cumprir requisitos mecânicos, que garantirão retenção à restauração e resistência ao material restaurador e ao remanescente dental.

ODONTOLOGIA RESTAURADORA • FUNDAMENTOS & TÉCNICAS

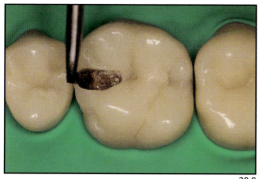
20.8

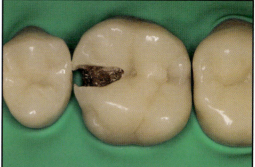
20.9

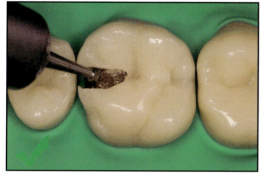
20.10

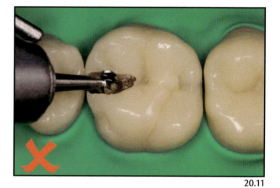
20.11

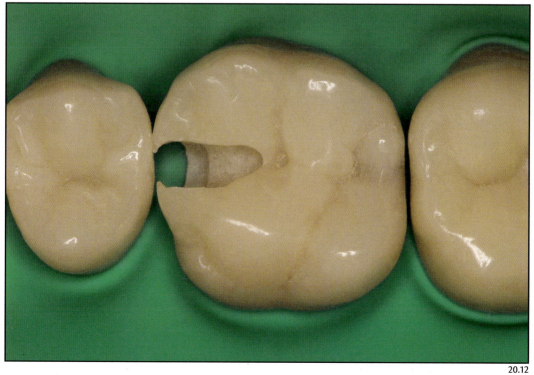
20.12

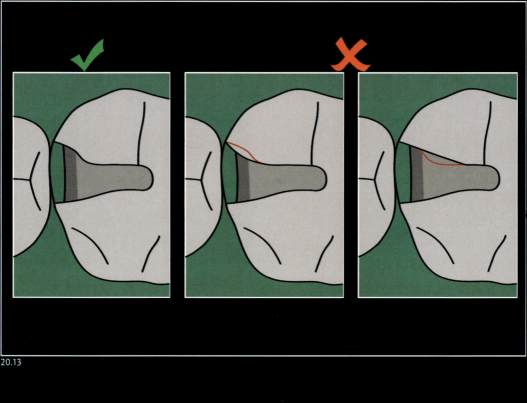

20.13

Para adequar a morfologia do preparo aos requisitos mecânicos do amálgama, utilizam-se brocas cone invertido com extremo arredondado, que promovem paredes convergentes para oclusal e resultam em cavidades naturalmente autorretentivas. Durante o preparo da caixa proximal, os seguintes aspectos devem ser considerados: os ângulos cavossuperficiais devem ser vivos, retos e, preferencialmente, estar localizados em zonas sem contato com o dente adjacente; as paredes circundantes devem convergir para oclusal; e todo o esmalte sem suporte deve ser removido. Levando-se em conta esses critérios, observe o esquema acima, que ilustra a curva reversa de Hollenback (FIG. 20.13). Conforme visto no capítulo 2, essa é uma manobra operatória executada principalmente na parede vestibular da caixa proximal, para garantir um ângulo de aproximadamente 90° entre o amálgama e a superfície externa do dente. Caso esse cuidado não seja tomado, há duas possibilidades: a espessura de amálgama será insuficiente e poderá ocorrer fratura do material nas margens; ou a espessura de esmalte será insuficiente e haverá risco de fratura da estrutura dental. A curva reversa de Hollenback pode ser preparada com o auxílio das mesmas brocas cone invertido já utilizadas (FIGS. 20.14 A 20.19) e finalizada com instrumentos cortantes manuais.

ODONTOLOGIA RESTAURADORA • FUNDAMENTOS & TÉCNICAS

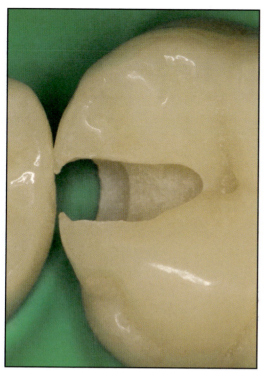
20.14

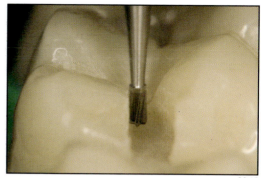
20.15

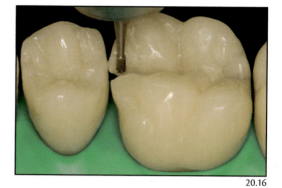
20.16

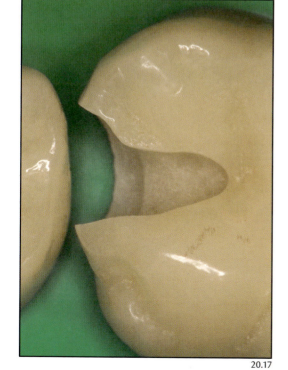
20.17

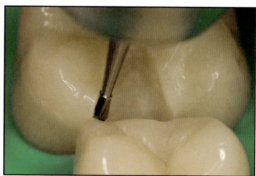
20.18

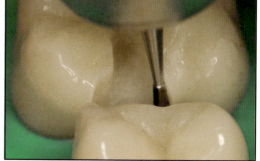
20.19

467

PREPARO E RESTAURAÇÃO CLASSE II COM AMÁLGAMA

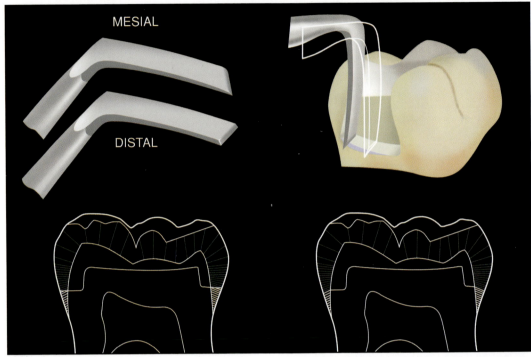

20.20

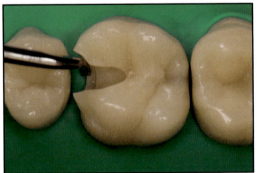

20.21

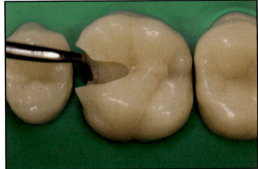

20.22

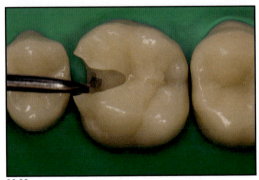

20.23

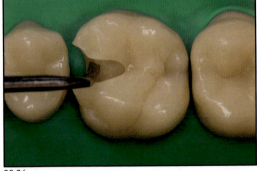

20.24

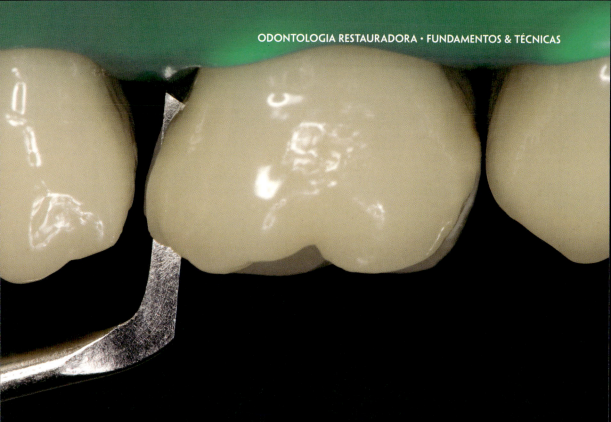

Para finalizar o preparo, diferentes instrumentos manuais podem ser empregados, de acordo com a parede que está sendo instrumentada e com a face proximal da restauração (distal ou mesial). Para regularizar as paredes vestibular e palatal/lingual da caixa proximal, medida necessária para garantir um ângulo cavossuperficial reto e bem definido, o instrumento de escolha é o machado para esmalte. Já para a margem gengival da caixa proximal, o instrumento a ser empregado é o recortador de margem gengival. A função primordial de um recortador de margem gengival é regularizar essa parede, removendo espículas remanescentes do preparo com brocas. Para isso, o corte do esmalte deve ser paralelo à orientação dos prismas, razão pela qual os recortadores têm sua parte ativa produzida para atuar em um ângulo aproximado de 20° com a parede gengival, que é aproximadamente o ângulo em que os prismas de esmalte encontram-se nessa região. Em virtude das diferentes angulações de sua ponta ativa, específicas para a remoção do esmalte sem suporte em cada uma das faces, há dois desses recortadores, um para a margem gengival das caixas proximais mesiais e outro para as caixas distais (FIG. 20.20). À utilização dos recortadores é feita "raspando" a margem com a ponta ativa do instrumento, de forma a remover o esmalte fragilizado (FIGS. 20.21 E 20.22). Os recortadores de margem gengival também são úteis para o arredondamento do ângulo axiopulpar, característico dos preparos oclusoproximais em que a parede gengival apresenta-se apical à parede pulpar (FIGS. 20.23 E 20.24).

PREPARO E RESTAURAÇÃO CLASSE II COM AMÁLGAMA

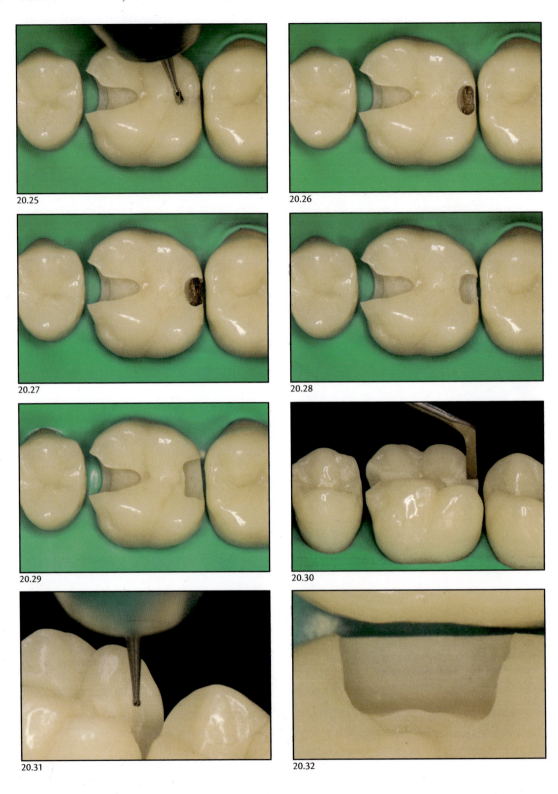

20.25 20.26 20.27 20.28 20.29 20.30 20.31 20.32

470

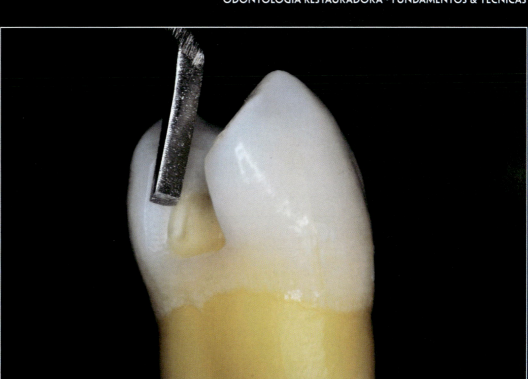

20.33

O preparo distal do presente caso inicia-se pelo acesso à lesão cariosa, com brocas ou pontas diamantadas em alta rotação e sob refrigeração (FIG. 20.25). Novamente, o esmalte proximal é fraturado com instrumentos manuais, a fim de reduzir o risco de atingir o dente adjacente durante o uso dos instrumentos rotatórios (FIGS. 20.26 E 20.27). A seguir, o tecido cariado amolecido é removido com curetas e brocas esféricas lisas em baixa rotação, concluindo a fase biológica do preparo (FIG. 20.28). Do ponto de vista mecânico, entretanto, ainda é necessário adequar a cavidade aos requisitos do amálgama. Assim, a caixa proximal distal é espandida no sentido vestibulopalatal, com a intenção de posicionar as margens em locais sem contato com o dente adjacente (FIG. 20.29). A seguir, essas margens são regularizadas com machados para esmalte e ajustadas em aproximadamente 90° com a superfície externa (FIG. 20.30). Em comparação com o preparo mesial, o preparo distal apresenta-se pouco retentivo. Para corrigir este problema, são confeccionadas retenções adicionais, por meio de canaletas que se iniciam nos ângulos triedros vestibuloaxiogengival e vestibuloaxiopalatal e seguem em direção oclusal. Tais canaletas são realizadas com brocas esféricas lisas pequenas, em baixa rotação, e restritas às paredes dentinárias do preparo, não atingindo os limites externos da cavidade (FIGS. 20.31 A 20.33).

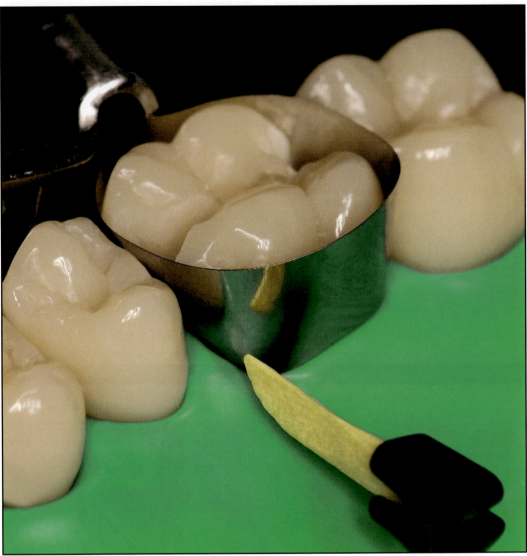

20.34

Como exemplificado no capítulo 18, é necessário utilizar matrizes ao restaurar cavidades classe II, de forma que a primeira etapa operatória é a adaptação de uma matriz metálica circunferencial no dente a ser restaurado. Cunhas interproximais mantêm a matriz em posição e garantem o contato dela com as margens da cavidade, minimizando a chance de excessos marginais (FIGS. 20.34 E 20.35). Além disso, as cunhas promovem leve afastamento dental, de modo a compensar a espessura da matriz e facilitar a obtenção de

ODONTOLOGIA RESTAURADORA • FUNDAMENTOS & TÉCNICAS

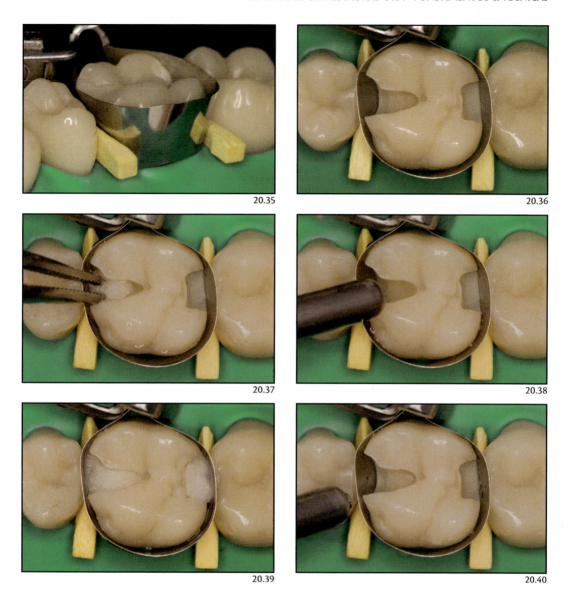

20.35　20.36　20.37　20.38　20.39　20.40

contatos proximais adequados. É importante que a matriz esteja em íntimo contato com os dentes adjacentes, para assegurar um bom contorno à restauração (FIG. 20.36). Feito isso, as cavidades são limpas com uma bolinha de algodão embebida em água oxigenada a 3%, e, a seguir, lavadas e secadas com jatos de ar (FIGS. 20.37 E 20.38). Para diminuir a incidência de cárie secundária, aplica-se uma solução neutra de fluoreto de sódio a 2%, por 4 minutos, e seca-se a cavidade com jatos de ar (FIGS. 20.39 E 20.40).

PREPARO E RESTAURAÇÃO CLASSE II COM AMÁLGAMA

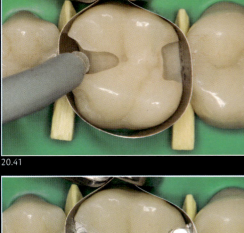

20.41

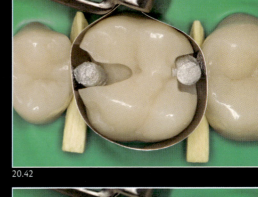

20.42

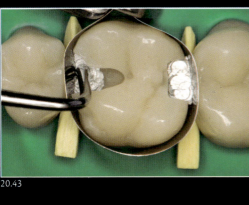

20.43

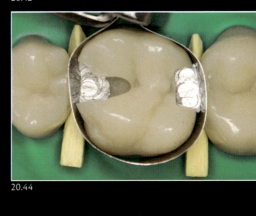

20.44

Realizada a amalgamação, o material é levado à cavidade com o auxílio de um porta-amálgama (FIG. 20.41). Em restaurações classe II, a inserção e condensação são sempre iniciadas pelas caixas proximais (FIGS. 20.42 E 20.43). Nessas restaurações, a condensação, além de melhorar as características do material, conforme já relatado nos capítulos 9 e 19, é importante para a obtenção de adequados contatos proximais. É essencial que os primeiros incrementos sejam muito bem condensados, antes que novas porções de amálgama sejam inseridas (FIGS. 20.44 E 20.45). Feito isso, novos incrementos são aplicados e condensados, até que a cavidade seja totalmente ocupada pelo material restaurador e que existam pequenos excessos, que serão removidos durante a escultura (FIGS. 20.46 A 20.48). Sob hipótese nenhuma a cavidade deve ser subpreenchida, uma vez que a escultura do amálgama é sempre realizada por redução. Outra observação importante é que, dependendo do tipo de liga, o amálgama pode perder rapidamente a plasticidade, de modo que o profissional precisa ajustar o tempo de inserção, condensação e escultura, de acordo com as particularidades da liga empregada. Concluída a condensação, o amálgama recebe a brunidura pré-escultura, com instrumentos ovoides com diâmetro maior do que a abertura vestibulopalatal/lingual das cavidades (FIG. 20.49).

ODONTOLOGIA RESTAURADORA • FUNDAMENTOS & TÉCNICAS

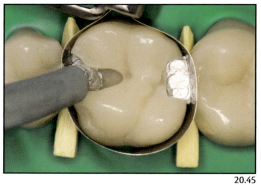
20.45

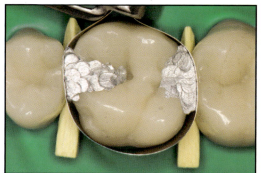
20.46

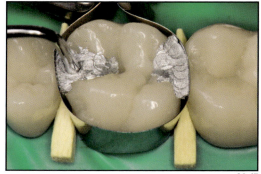
20.47

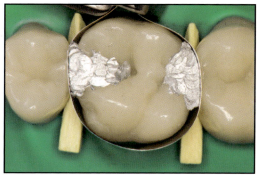
20.48

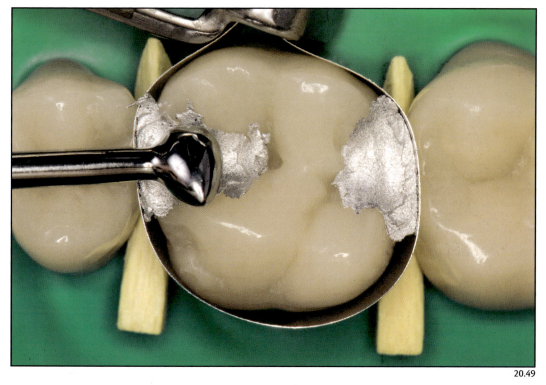
20.49

475

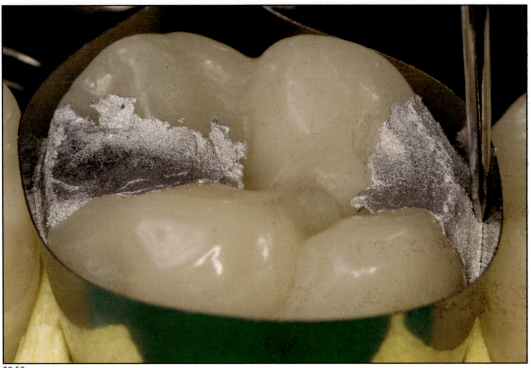

20.50

Assim que o amálgama apresentar adequada resistência ao corte, inicia-se a escultura. Inicialmente, com uma sonda exploradora ou um esculpidor de Hollenback, define-se o contorno externo das cristas marginais, a fim de delimitar o perímetro da mesa oclusal (FIG. 20.50). Muito cuidado deve ser tomado para não remover mais amálgama do que necessário, pois, além de trabalhosa, a inserção de novos incrementos durante ou após a fase de escultura tem sua união às porções anteriores consideravelmente prejudicada. A escultura oclusal é executada com uma espátula de Hollenback afiada, que, por ação de corte, empresta ao amálgama a anatomia desejada. A técnica de escultura é a mesma já descrita no capítulo 19, na qual o instrumento deve ter como guia a estrutura dental remanescente. Observe nas figuras da página ao lado que, além de facilitar sobremaneira a obtenção de uma morfologia oclusal correta, o uso apropriado da espátula evita que o sulco fique demasiadamente profundo (FIG. 20.51), o que pode ocorrer caso o instrumento seja usado de forma inadequada (FIG. 20.52). Durante a escultura, é interessante remover as "raspas" de amálgama com bolinhas de algodão, de forma a permitir uma visualização adequada da superfície que está sendo obtida (FIGS. 20.53 A 20.55). Especial atenção deve ser dada à remoção de pequenos excessos de amálgama que ultrapassem os limites da cavidade.

ODONTOLOGIA RESTAURADORA · FUNDAMENTOS & TÉCNICAS

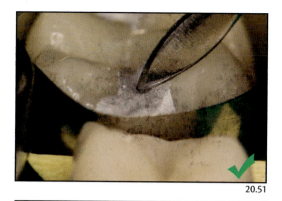
20.51

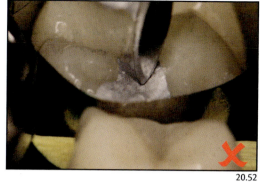
20.52

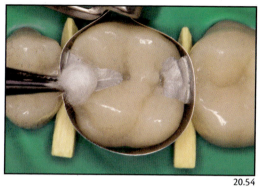
20.53 20.54

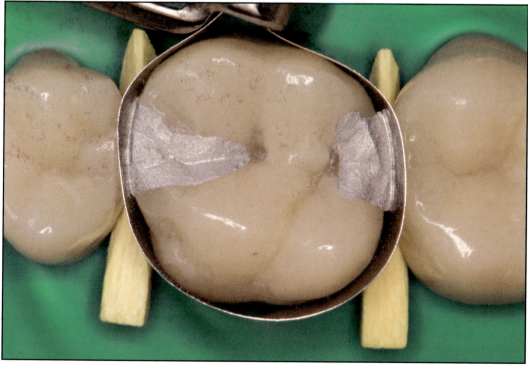
20.55

477

PREPARO E RESTAURAÇÃO CLASSE II COM AMÁLGAMA

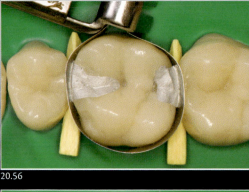
20.56

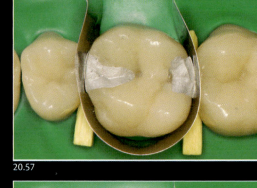
20.57

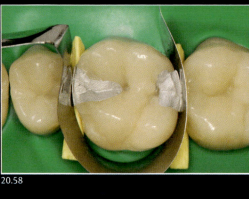
20.58

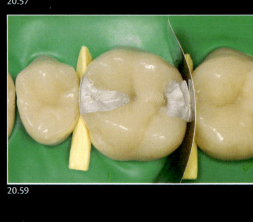
20.59

Concluída a escultura, é momento de remover a matriz. Uma vez que a cristalização não está completa, o amálgama ainda não apresenta sua resistência final, de forma que a remoção da matriz exige cuidados especiais — qualquer tensão excessiva pode provocar a fratura do material, em especial na região das cristas marginais. Para minimizar esse risco, o porta-matriz deve ser solto e removido — uma face proximal de cada vez — e a matriz deve ser cuidadosamente tracionada para oclusal e no sentido contrário à face onde estava o porta-matriz (FIGS. 20.56 A 20.59). As cunhas permanecem durante esta etapa, pois colaboram no afastamento entre os dentes, reduzindo a pressão na matriz (FIG. 20.60). Logo após, as cunhas também são retiradas e a escultura é refinada, especialmente na região das cristas marginais (FIGS. 20.61 E 20.62). Uma boa escultura prévia à remoção da matriz e das cunhas, garante que apenas mínimos retoques sejam necessários nesse momento. A seguir, brunidores com pontas ativas arredondadas são utilizados para a execução da etapa de brunidura pós-escultura (FIG. 20.63). Com a brunidura, a superfície assume mais brilho, em razão do aumento da lisura superficial, porém incomparável àquele que será obtido após as etapas de acabamento e polimento da restauração (FIG. 20.64).

ODONTOLOGIA RESTAURADORA • FUNDAMENTOS & TÉCNICAS

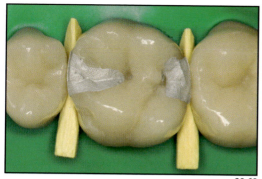
20.60

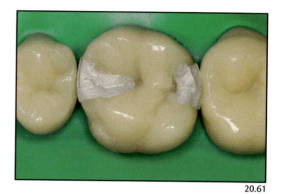
20.61

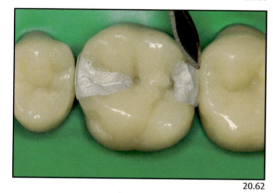
20.62

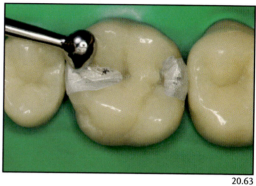
20.63

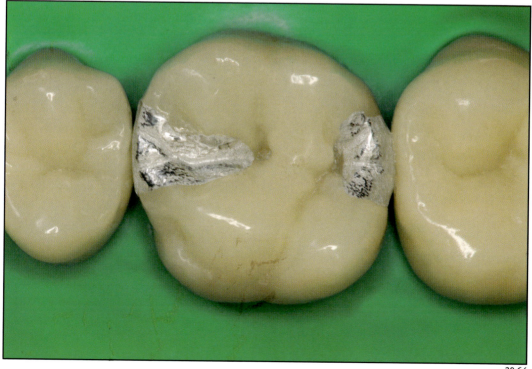
20.64

479

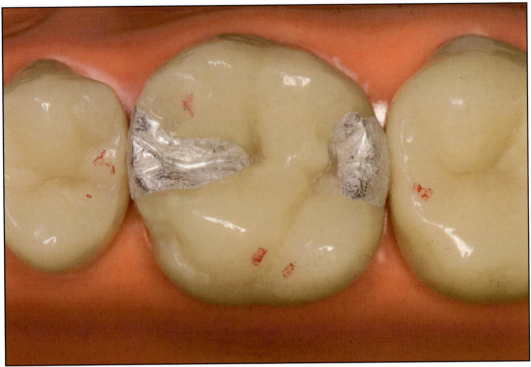

20.65

Realizada a brunidura, remove-se o dique de borracha e procede-se à verificação dos contatos oclusais (FIG. 20.65). Antes, entretanto, é necessário explicar para o paciente que o material ainda se encontra frágil, uma vez que sua cristalização ainda não está completa. Assim, o paciente deve ocluir cuidadosamente, informando ao profissional o momento do primeiro toque. Caso exista contato prematuro em amálgama, evidenciado pelas marcas deixadas pelo papel articular, pequenos desgastes devem ser realizados, com brocas multilaminadas em baixa rotação, até que as interferências sejam eliminadas. Na sessão de acabamento e polimento, agendada para, no mínimo, 24 horas após a sessão restauradora, o campo operatório é novamente isolado (FIG. 20.66). Esse é um cuidado importante, uma vez que o uso das brocas e das borrachas abrasivas promove o desgaste e o aquecimento da superfície da restauração e, consequentemente, a liberação de mercúrio. Com o campo adequadamente isolado, inicia-se o acabamento da restauração, com brocas multilaminadas em baixa rotação. Observe, na página ao lado, que as brocas removem irregularidades e excessos de amálgama presentes na interface, refinam a anatomia oclusal e colaboram no aumento da lisura superficial da restauração (FIGS. 20.67 A 20.73).

ODONTOLOGIA RESTAURADORA · FUNDAMENTOS & TÉCNICAS

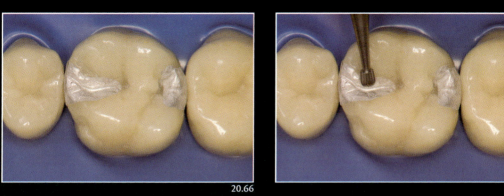

20.66

20.67

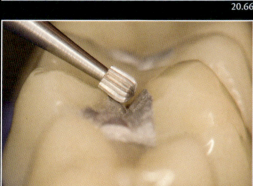

20.68

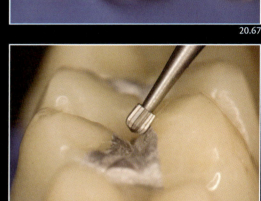

20.69

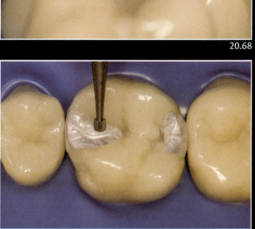

20.70

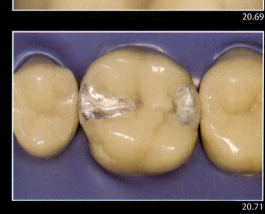

20.71

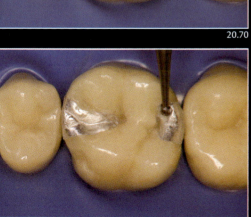

20.72

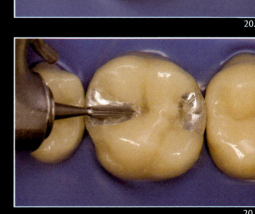

20.73

PREPARO E RESTAURAÇÃO CLASSE II COM AMALGAMA

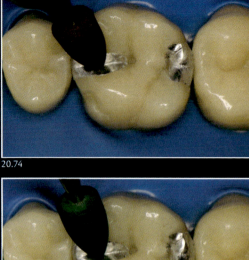
20.74

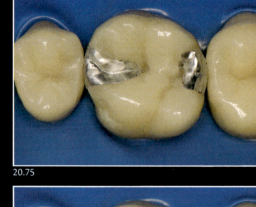
20.75

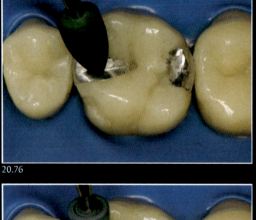
20.76

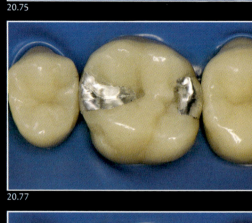
20.77

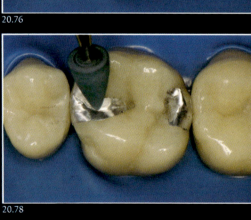
20.78

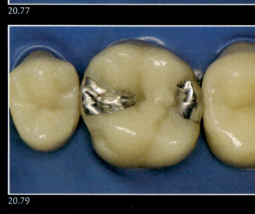
20.79

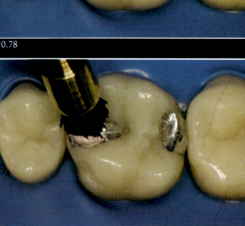
20.80

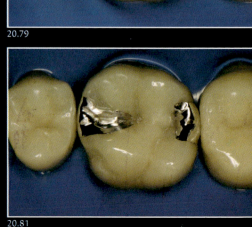
20.81

Realizado o acabamento, as restaurações são polidas por meio de borrachas sequenciais, aplicadas em ordem decrescente de abrasividade (FIGS. 20.74 A 20.79). A seguir, realiza-se o polimento final, de forma a conferir brilho à restauração. Para isso, uma pasta para polimento, especial para amálgama, é aplicada à superfície da restauração, por meio de escovas Robinson empregadas em baixa rotação (FIGS. 20.80 E 20.81). Na sequência, remove-se o dique de borracha. Mais detalhes sobre acabamento e polimento de restaurações de amálgama serão abordados no capítulo 22, que trata apenas deste tópico. As restaurações classe II com amálgama apresentam um protocolo de preparo, em especial no que tange à obtenção dos requisitos mecânicos, que exige que o profissional conheça muito bem as propriedades do material. Embora já tenha sido afirmado, em outros capítulos deste livro, que as resinas compostas vêm sendo utilizadas em casos que eram restaurados com amálgama no passado, deve-se lembrar que a adesão ainda é um procedimento crítico e tecnicamente muito sensível, especialmente em situações limítrofes, como cavidades com margens gengivais em dentina. Em tais situações, o amálgama, devido ao autosselamento promovido pela corrosão, pode ser considerado uma excelente alternativa de tratamento.

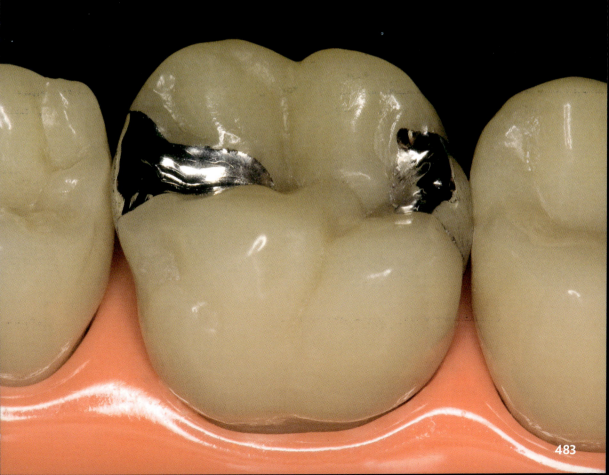

21

RESTAURAÇÃO COMPLEXA COM AMÁLGAMA

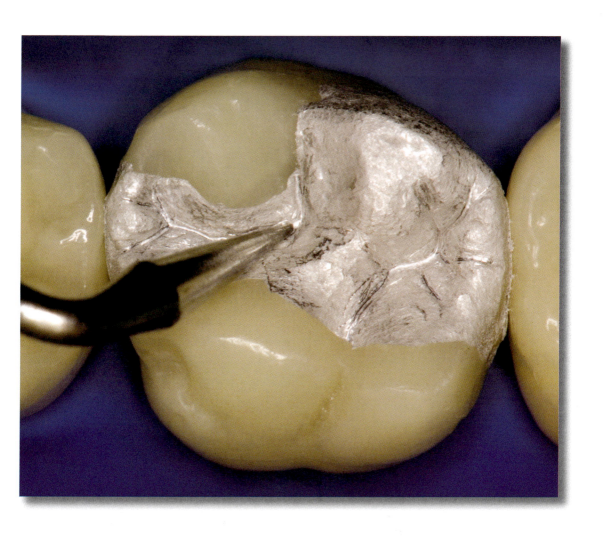

RESTAURAÇÃO COMPLEXA COM AMÁLGAMA

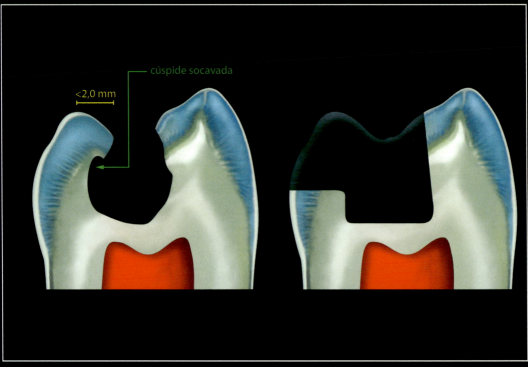

21.1

Em determinadas situações clínicas, o grau de destruição do dente é tal, que há comprometimento estrutural das cúspides. Em alguns destes casos, a resistência perdida pode ser recuperada com compósitos ou ionômero de vidro. Muitas vezes, entretanto, as cúspides estão demasiadamente fragilizadas e precisa-se reduzir sua estrutura, para criar espaço suficiente para um material restaurador capaz de proteger o remanescente dental (FIG. 21.1). Atualmente, em virtude da grande valorização da estética, a maior parte destes casos é solucionada por meio de onlays cerâmicos, uma vez que as restaurações diretas com compósitos não são indicadas para cavidades muito extensas. Em tais situações, as restaurações de amálgama são a única alternativa restauradora direta. Deve-se lembrar, entretanto, que o amálgama não é um material adesivo. Com isso, é necessário lançar mão de artifícios de retenção adicional, uma vez que, ao contrário das restaurações classes I e II, nas quais as cavidades apresentam características autorretentivas, na maior parte das restaurações complexas, não há estrutura dental capaz de reter o material restaurador. Assim, de acordo com as particularidades do caso, diferentes meios de retenção adicional podem ser empregados, como pinos intradentinários, *amalgapins* e técnicas adesivas especiais, no protocolo conhecido como amálgama adesivo (FIG. 21.2). Este último, envolve a

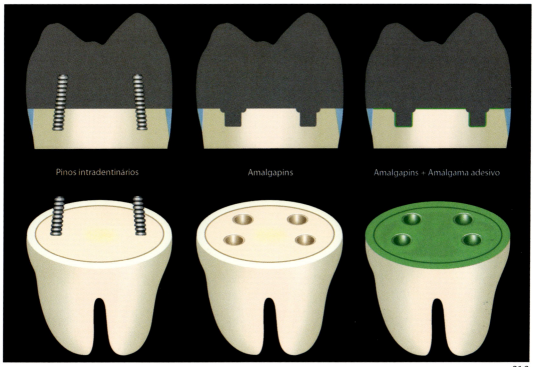

21.2

aplicação de um sistema adesivo de polimerização química ou dual na superfície da cavidade, seguido ou não, de acordo com a técnica adotada, de uma fina camada de compósito de cura dual ou química. Na sequência, o amálgama é condensado sobre a resina não polimerizada, formando interdigitações que o retêm mecanicamente ao compósito. Alguns autores consideram que o amálgama adesivo melhora o selamento marginal das restaurações e promove um certo reforço da estrutura dental fragilizada. Entretanto, tal técnica torna o protocolo restaurador mais complexo e oneroso, e diversos acompanhamentos clínicos demonstram taxas de sucesso similares ao protocolo convencional. Outra alternativa é utilizar pinos intradentinários, rosqueados em perfurações realizadas na própria dentina. Estes, entretanto, apresentam desvantagens importantes, como a indução de tensões no remanescente e no material restaurador, e a necessidade de um mínimo de 4 mm de espaço da margem gengival à superfície oclusal da restauração (2 mm em contato com o pino e 2 mm sobre ele). Isso impede seu uso em coroas clínicas curtas ou em cavidades com redução oclusogengival menor que 4 mm. Nossa opinião é que as alternativas mais interessantes são aquelas que se valem de desgastes localizados, realizados na própria estrutura dental, a fim de criar cavidades e sulcos retentivos, que serão preenchidos durante a condensação do

RESTAURAÇÃO COMPLEXA COM AMÁLGAMA

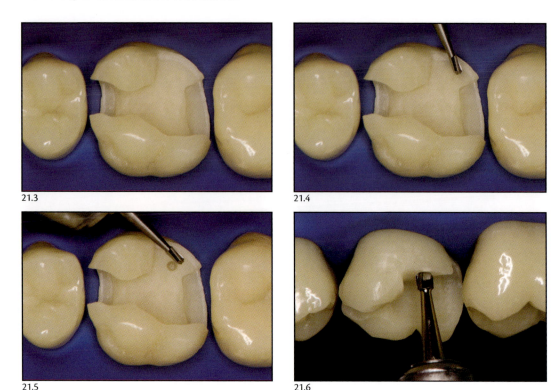

21.3 21.4 21.5 21.6

amálgama, de modo a reter a restauração. De acordo com a extensão e conformação do desgaste, as retenções podem ser diferenciadas em canaletas ou pequenos orifícios esféricos, conhecidos como *amalgapins*. Entre as duas, nossa preferência é pelo método dos *amalgapins*, em virtude da maior conservação de estrutura dental. No presente caso, a cavidade inicial já apresenta características que respeitam os objetivos biológicos e mecânicos do preparo (FIG. 21.3). Observe também que a cúspide vestibulo-distal foi reduzida, a fim de criar espaço suficiente para o material restaurador. Essa redução deve ser de, no mínimo, 1,5 mm em cúspides não funcionais e 2 mm em cúspides funcionais. Para a confecção do *amalgapin*, uma broca cone invertido com extremo arredondado, empregada paralelamente ao longo eixo do dente, é posicionada na dentina — a no mínimo 1 mm do limite amelodentinário (FIGS. 21.4 E 21.5). Os orifícios devem ter aproximadamente 0,8 mm de diâmetro e profundidade entre 1,5 e 2,00 mm, a fim de prover adequada retenção. A seguir, deve-se suavizar o ângulo vivo presente na borda do orifício, com uma broca esférica de calibre suficientemente grande para não penetrá-lo (FIG. 21.6). Observe, na página ao lado, uma representação esquemática das características de um *amalgapin* (FIG. 21.7) e, a seguir, a cavidade concluída — repare na distância entre o orifício e o esmalte (FIG. 21.8).

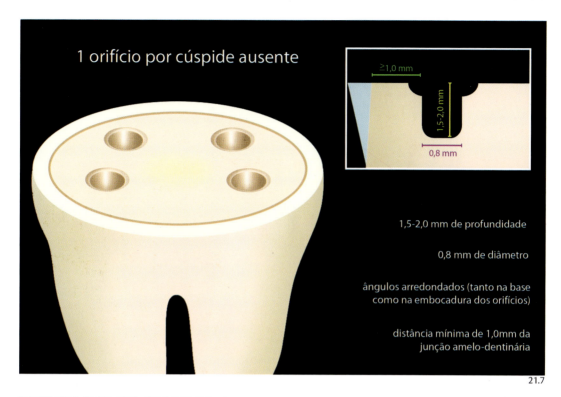

1 orifício por cúspide ausente

≥1,0 mm
1,5-2,0 mm
0,8 mm

1,5-2,0 mm de profundidade

0,8 mm de diâmetro

ângulos arredondados (tanto na base como na embocadura dos orifícios)

distância mínima de 1,0mm da junção amelo-dentinária

21.7

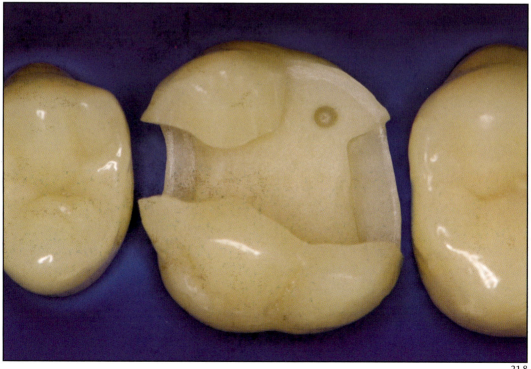

21.8

489

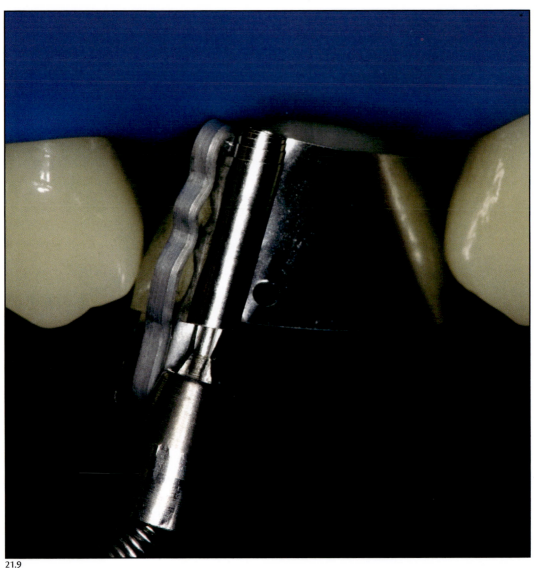

21.9

A próxima etapa operatória é a adaptação de uma matriz metálica circunferencial, por meio de um porta-matriz de Tofflemire e de uma tira-matriz, ou pelo uso de um sistema de matriz individual, conforme apresentado na figura acima (FIG. 21.9). Para minimizar a ocorrência de excessos e assegurar restaurações com contorno adequado, é essencial que a matriz seja adaptada de encontro ao dente, na região gengival das caixas proximais, com cunhas de madeira (FIGS. 21.10 A 22.12). Também é impor-

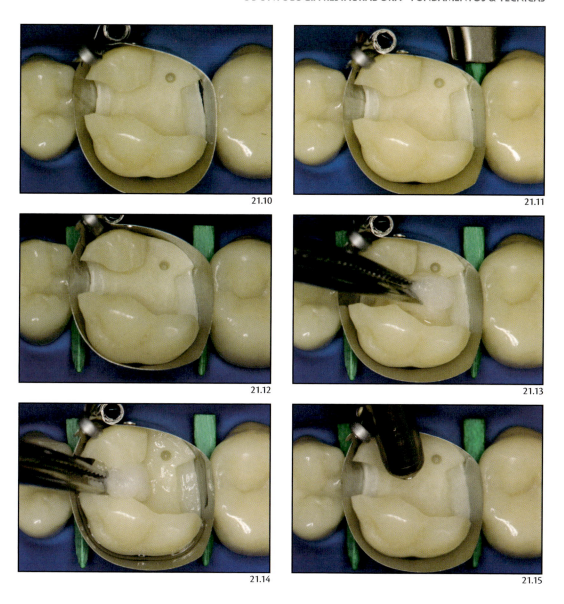

21.10　21.11　21.12　21.13　21.14　21.15

tante que a matriz apresente altura suficiente — levemente mais alta do que as cristas marginais dos dentes adjacentes — e seja levemente brunida contra as faces proximais dos dentes adjacentes, para que um bom contato seja obtido. A seguir, a cavidade é limpa com água oxigenada a 3%, lavada com jatos de ar/água e secada com jatos de ar (FIG. 21.13). A seguir, uma solução neutra de fluoreto de sódio a 2%, aplicada por 4 minutos e apenas secada (FIGS. 21.14 E 21.15).

RESTAURAÇÃO COMPLEXA COM AMÁLGAMA

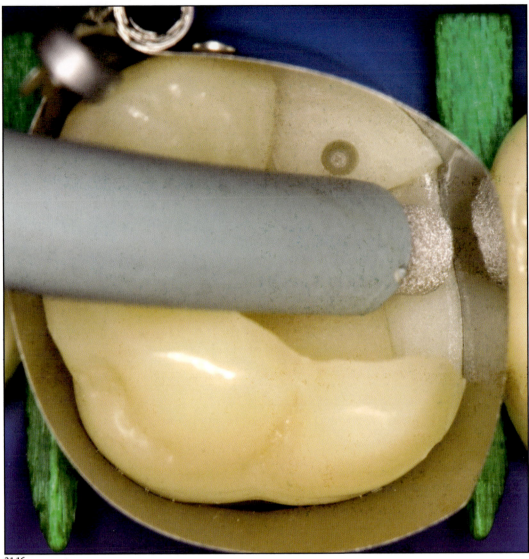

21.16

Ao restaurar cavidades complexas, que exigem um maior volume de material, é interessante selecionar uma liga com cristalização mais lenta, a fim de assegurar tempo suficiente para a inserção, condensação e escultura do amálgama. Após a amalgamação, o material é inserido e condensado na cavidade, inicialmente nas caixas proximais e na região do orifício (FIGS. 21.16 A 21.19). É importante, nessa primeira porção de amálgama, que a condensação seja realizada com instrumentos de pequeno diâmetro, capazes de

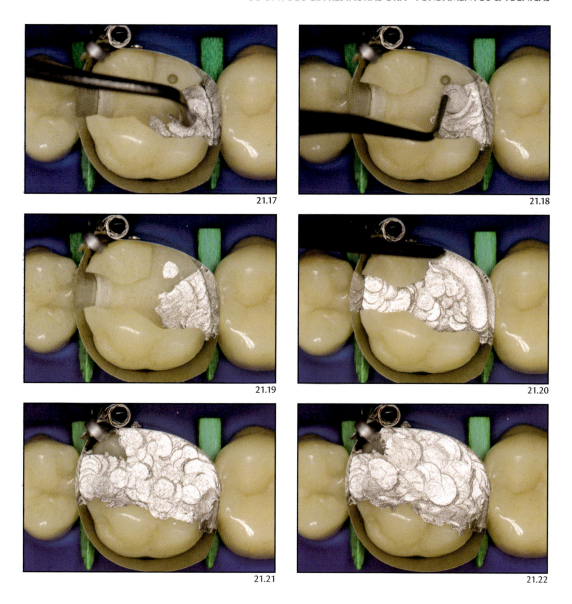

21.17　21.18　21.19　21.20　21.21　21.22

compactar o material no pequeno orifício. As porções subsequentes são inseridas e condensadas até que toda a cavidade seja preenchida. Respeitando as particularidades da liga selecionada, a condensação é realizada com instrumentos de diâmetro progressivamente maior (FIGS. 21.20 A 21.22). Lembre-se de que a escultura do amálgama é realizada por corte e, consequentemente, redução de seu volume. Assim, verifique atentamente se todas as regiões realmente apresentam amálgama em excesso.

RESTAURAÇÃO COMPLEXA COM AMÁLGAMA

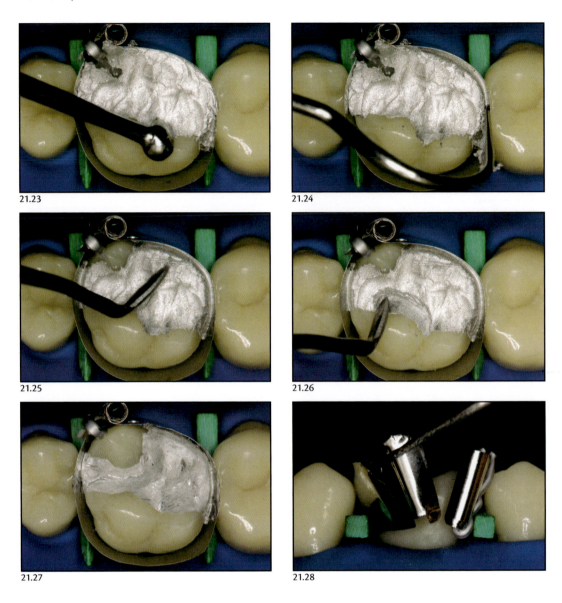

21.23
21.24
21.25
21.26
21.27
21.28

A brunidura pré-escultura é realizada pressionando-se levemente o amálgama contra as margens cavitárias, com cuidado para não deslocar o material que reconstituirá a cúspide perdida (FIG. 21.23). Na sequência, os contornos externos da restauração são definidos com uma sonda exploradora (FIG. 21.24). A espátula de Hollenback é, então, utilizada para esculpir a morfologia oclusal, iniciando-se pela definição dos sulcos principais e pelo esboço da anatomia cuspídea (FIG. 21.25).

ODONTOLOGIA RESTAURADORA · FUNDAMENTOS & TÉCNICAS

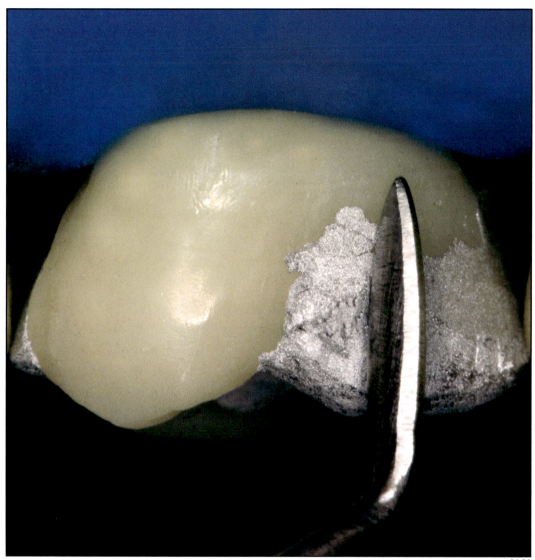

21.29

Nas regiões em que há estrutura dental remanescente para guiar a escultura, o instrumento deve ser utilizado com a lâmina de corte apoiada à superfície, para evitar a sobre-escavação anatômica (FIG. 21.26). Com a escultura concluída (FIG. 21.27), a matriz é cautelosamente removida, sem provocar tensões que possam levar à fratura das cristas marginais, recém-reconstruídas (FIG. 21.28). A seguir, as cunhas são removidas e a escultura das faces livres e ameias é ajustada (FIG. 21.29).

RESTAURAÇÃO COMPLEXA COM AMÁLGAMA

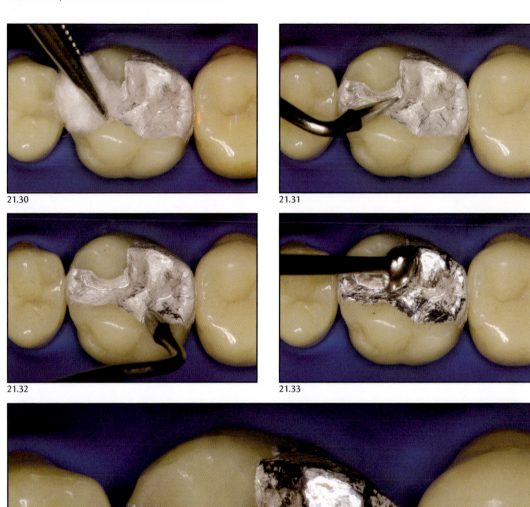

21.30
21.31
21.32
21.33

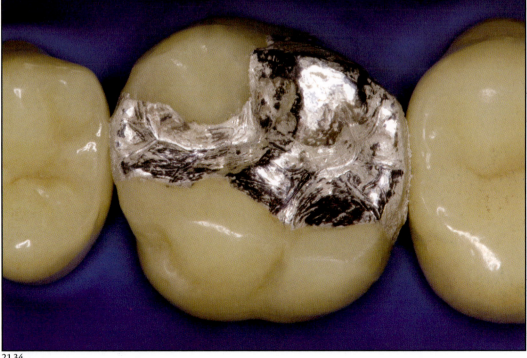

21.34

ODONTOLOGIA RESTAURADORA • FUNDAMENTOS & TÉCNICAS

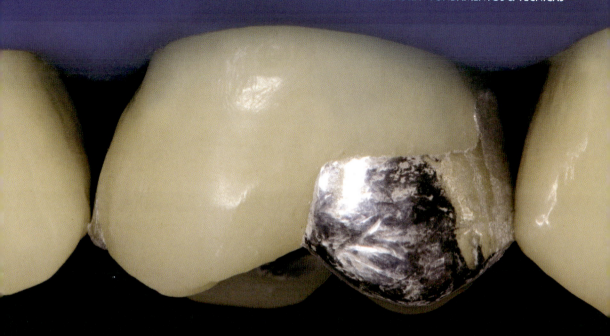

O ato de esculpir produz pequenas "raspas" de amálgama, que permanecem soltas sobre a restauração e prejudicam a visualização dos detalhes. Felizmente, esses detritos são facilmente removidos com uma bolinha de algodão (FIG. 21.30). Embora alguns profissionais utilizem breves jatos de ar para executar essa limpeza, há risco de lançar as partículas de amálgama para fora dos limites do isolamento. Isso é preocupante devido aos problemas que podem ser causados pela contaminação pelo mercúrio. Com a escultura finalizada, é iniciada a etapa de brunimento pós-escultura. Para isso, de forma idêntica à já descrita nos capítulos anteriores, instrumentos com pontas ativas arredondadas ou ovoides atuam sobre a superfície do material (FIGS. 21.31 A 21.33). A brunidura pós-escultura inicia o processo de aumento da lisura superficial, que será concluído pelo acabamento e polimento (FIG. 21.34). Além disso, alguns estudos demonstram que a integridade marginal da restauração pode ser melhorada pela brunidura. Concluída tal etapa, a restauração recebe os ajustes oclusais necessários, determinados pela conferência dos contatos do paciente. Uma nova sessão clínica é marcada para a realização dos procedimentos de acabamento e polimento, demonstrados no próximo capítulo.

22

ACABAMENTO E POLIMENTO DE RESTAURAÇÕES DE AMÁLGAMA

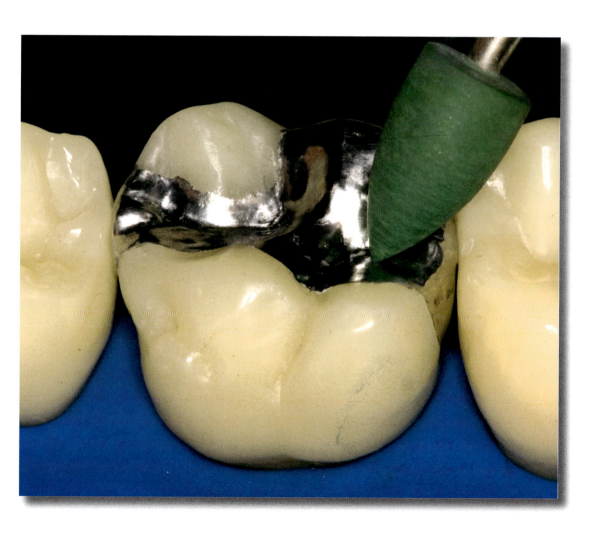

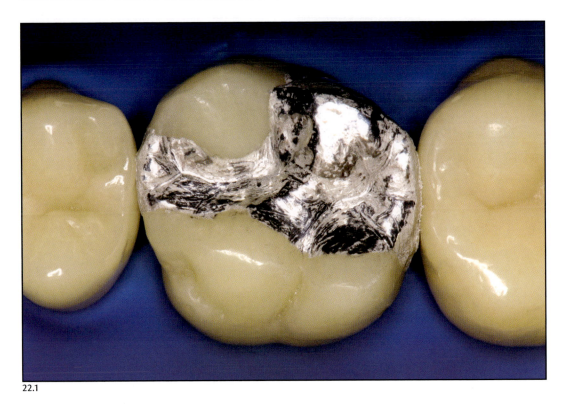

22.1

Quando o paciente retorna para o acabamento e polimento da restauração, é comum a necessidade de realizar pequenas correções oclusais. Caso estas sejam necessárias, devem ser guiadas pela demarcação dos contatos com papel articular. A seguir, os dentes devem, preferencialmente, ser isolados com dique de borracha, para minimizar o contato do paciente com o mercúrio residual que será liberado durante o procedimento (FIG. 22.1). O acabamento e o polimento de uma restauração complexa de amálgama envolvem, primeiro, a remoção de excessos e o refinamento das características anatômicas da superfície oclusal com brocas multilaminadas, a fim de restabelecer os detalhes morfológicos do dente, desde que isso não reduza demasiadamente a espessura do material e ameace a integridade estrutural da restauração (FIGS. 22.2 E 22.3). Observe que nas regiões de interface, as lâminas atuam apoiadas na superfície do esmalte — de forma análoga à maneira como a espátula de Hollenback é empregada na fase de escultura — a fim de garantir bordas regulares e contínuas (FIGS. 22.4 E 22.5). O acabamento das faces livres pode ser realizado com discos abrasivos, que complementam a ação das brocas multilaminadas e colaboram na obtenção de superfícies lisas (FIG. 22.6). Para as faces proximais, quando necessário, podem ser empregadas tiras de lixa metálicas, específicas para acabamento de amálgama.

ODONTOLOGIA RESTAURADORA · FUNDAMENTOS & TÉCNICAS

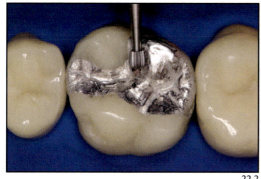

22.2

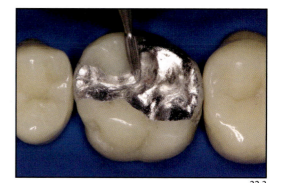

22.3

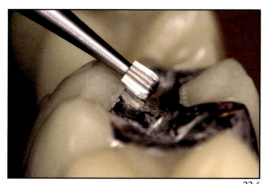

22.4

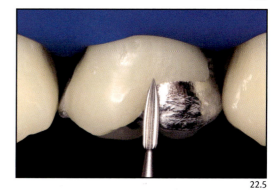

22.5

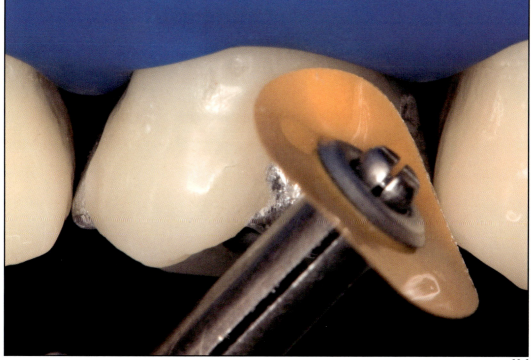

22.6

501

ACABAMENTO E POLIMENTO DE RESTAURAÇÕES DE AMÁLGAMA

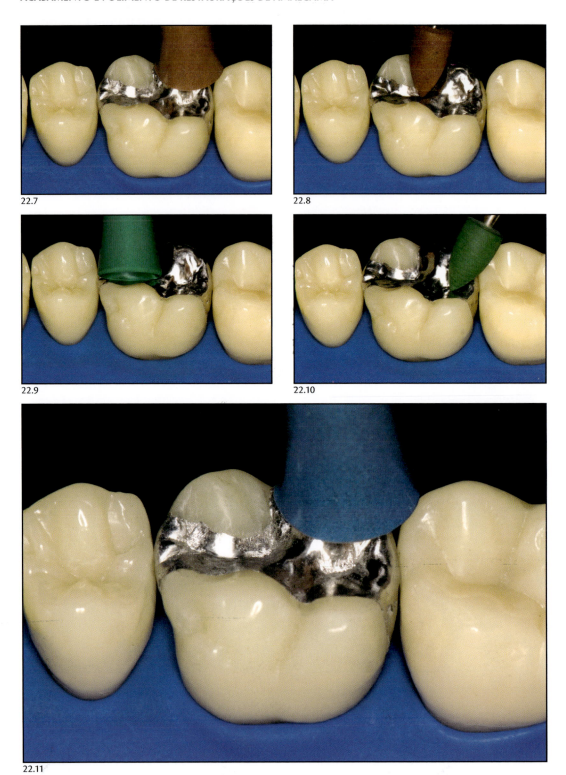

22.7

22.8

22.9

22.10

22.11

ODONTOLOGIA RESTAURADORA • FUNDAMENTOS & TÉCNICAS

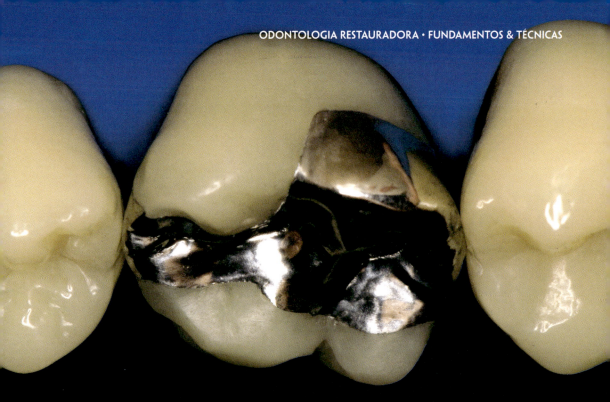

A partir do momento em que a restauração apresentar-se sem excessos e com anatomia adequada, passa-se aos procedimentos de pré-polimento e polimento, a fim de aumentar a lisura superficial do amálgama. Essas etapas são executadas com pontas de borracha abrasivas, específicas para amálgama, disponibilizadas em forma ogival e de taça, que se adaptam às diferentes áreas a serem polidas. Os kits de polimento de amálgama mais utilizados oferecem três diferentes graus de abrasividade, em ordem decrescente, marrom, verde e azul (FIGS. 22.7 A 22.11). O uso sequencial dessas pontas vai gradualmente aumentando a lisura do material restaurador, o que é importante para o desempenho clínico da restauração, visto que superfícies de amálgama mais lisas retêm menos placa e apresentam menos corrosão superficial. As borrachas devem ser empregadas de forma intermitente, sob pressão moderada e com baixa velocidade de rotação, uma vez que podem gerar calor e causar danos à polpa, no caso de dentes vitais. Lembre-se de que o amálgama é um metal com boa capacidade de condução térmica. Nas regiões proximais, o polimento pode ser executado com tiras de lixa de granulação fina, como aquelas utilizadas para o acabamento de resinas compostas, embora a lisura definida pela matriz metálica, durante a condensação do amálgama, seja, em geral, suficiente para prover bom desempenho clínico à restauração

ACABAMENTO E POLIMENTO DE RESTAURAÇÕES DE AMÁLGAMA

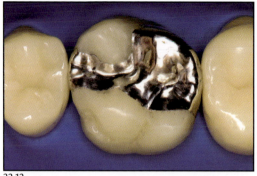

22.12

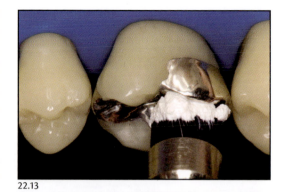

22.13

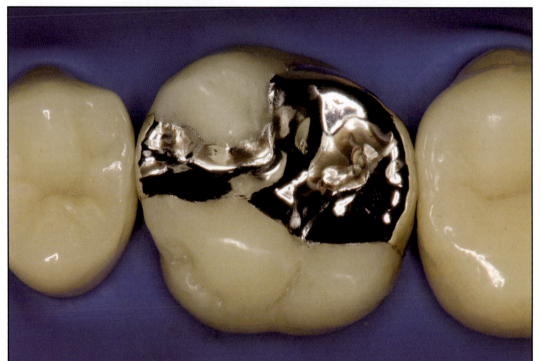

22.14

A última fase do polimento tem como objetivos potencializar a lisura e conferir alto brilho superficial à restauração. Tal etapa envolve a aplicação de uma pasta de polimento especial com escovas Robinson em baixa rotação (FIGS. 22.12 A 22.14). Além de produtos comercializados para este fim (e.g. Amalgloss), é possível, também, produzir uma pasta excelente pela simples mistura de pó de óxido de zinco com álcool. Observe que a superfície do amálgama polido apresenta uma grande reflexão da luz, atuando como

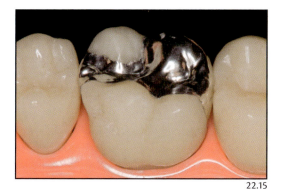
22.15

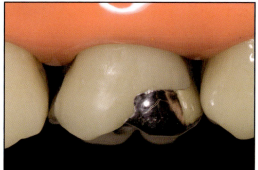
22.16

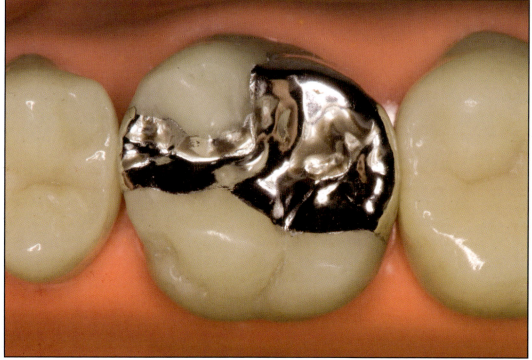
22.17

um espelho (FIGS. 22.15 A 22.17). Embora o amálgama não apresente cor similar à da estrutura dental, há quem considere belas as boas restaurações realizadas com esse material, pois o contraste entre o dente e o amálgama benfeito chama a atenção para a arte e a ciência envolvidas na reconstrução dos tecidos que foram destruídos pelas afecções dentais. Tais restaurações devem ser, para os dentistas, motivo de orgulho profissional, tanto quanto as restaurações estéticas, tão em voga nos dias atuais.

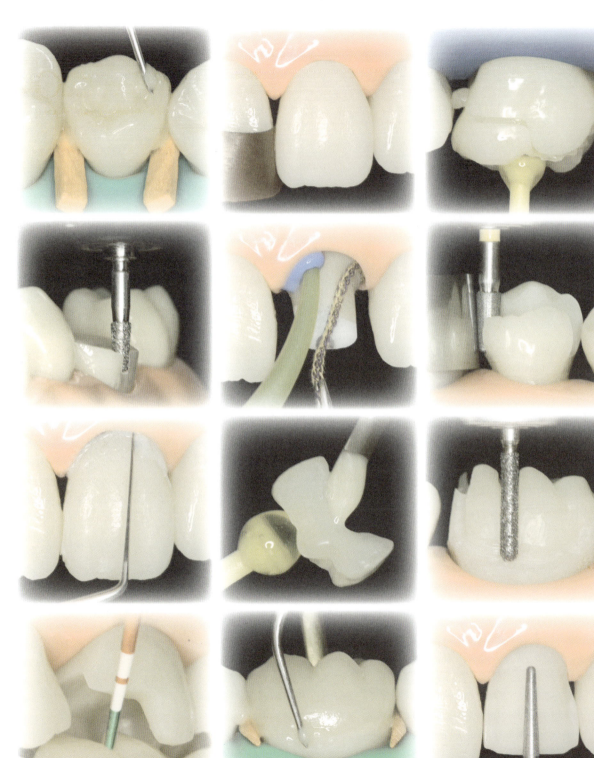

RESTAURAÇÕES INDIRETAS

RESTAURAÇÕES INDIRETAS

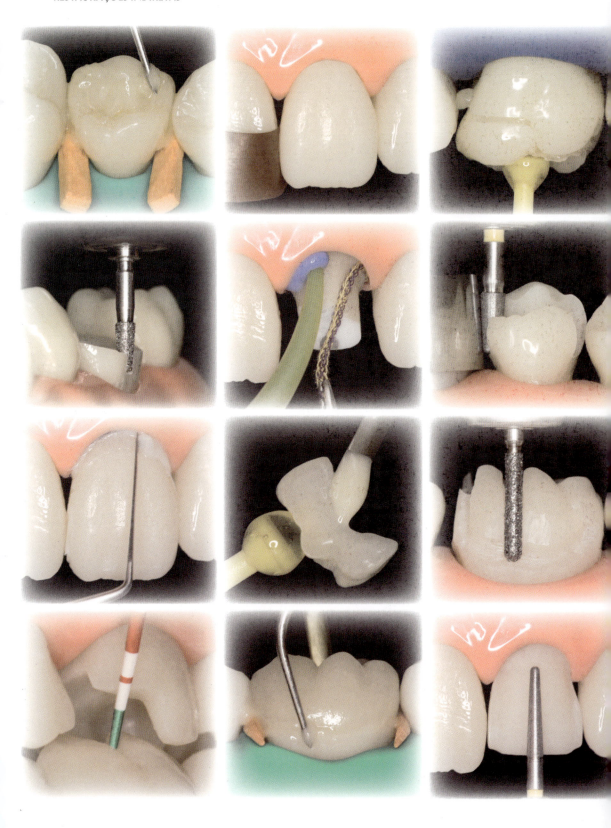

ODONTOLOGIA RESTAURADORA · FUNDAMENTOS & TÉCNICAS

Em algumas situações, geralmente relacionadas às limitações dos materiais restauradores diretos e às dificuldades técnicas relacionadas à aplicação intraoral destes, é preferível confeccionar as restaurações por meio de técnicas indiretas.

A produção extraoral de uma restauração envolve um protocolo mais extenso do que aquele apresentado para as técnicas diretas. Um novo personagem é inserido na cena restauradora: o técnico em prótese dental. Trabalhando em um modelo de gesso sobre uma bancada bem iluminada, o técnico tem mais facilidade para recriar as características anatômicas dos dentes naturais do que o dentista, que trabalha intraoralmente, em um ambiente de difícil acesso e sob pressão do tempo, uma vez que o paciente está presente.

Além disso, os materiais indiretos têm propriedades superiores aos de uso direto, o que influencia no comportamento longitudinal das restaurações. Entretanto, essas vantagens somente se manifestam quando todas as etapas do protocolo restaurador são executadas com excelência, tanto pelo técnico como, principalmente, pelo cirurgião-dentista.

Os capítulos 23 a 30 contêm informações essenciais para a execução das diferentes etapas das técnicas indiretas. São apresentados protocolos de moldagem, técnicas para confecção de restaurações provisórias, sequências de cimentação adesiva e utilização de pinos intrarradiculares, bem como o passo a passo para a confecção de coroas anteriores e posteriores, facetas indiretas, *inlays* e *onlays*.

23

MATERIAIS E TÉCNICAS DE MOLDAGEM

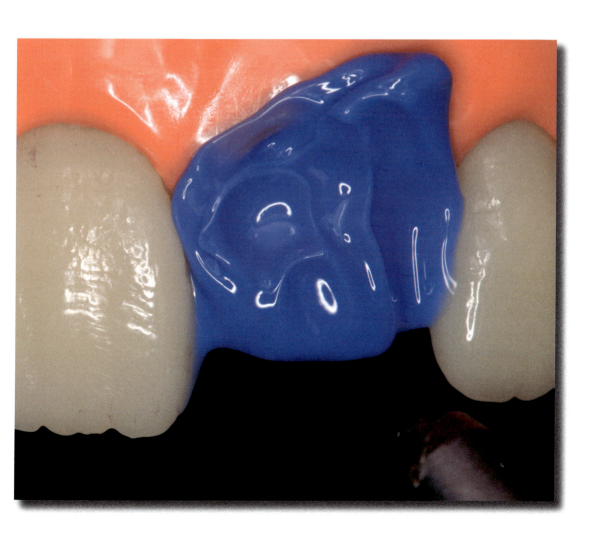

MATERIAIS E TÉCNICAS DE MOLDAGEM

A realização de restaurações indiretas exige, obrigatoriamente, a reprodução das estruturas dentoalveolares de interesse protético, sob forma de um modelo. Para isso, é fundamental contar com bons moldes, que reproduzam as características dos tecidos moles e duros, bem como as relações espaciais existentes entre estes no momento da moldagem. Embora em determinadas circunstâncias já seja possível confeccionar restaurações indiretas sobre modelos virtuais — obtidos por procedimentos de impressão óptica com uma câmera intraoral especial —, os procedimentos de moldagem convencional são, e, por um bom tempo, continuarão sendo, amplamente utilizados na odontologia restauradora. Em linhas gerais, a qualidade final de um molde depende das *características do preparo*, em especial no que diz respeito à localização das margens em relação ao sulco gengival, à qualidade da retração tecidual (quando necessária), à definição das margens e ao grau de lisura superficial; da *qualidade do material de moldagem*, uma vez que as propriedades e, consequentemente, o grau de precisão do molde variam significativamente de um tipo de material para outro; e da *execução correta da técnica de moldagem*, visto que tão importante quanto contar com bons materiais é empregá-los de forma adequada. O presente capítulo contém uma breve apresentação dos elastômeros não aquosos, bem como sequências fotográficas passo a passo das técnicas de moldagem mais utilizadas. Observe na tabela ao lado, uma comparação das propriedades mais relevantes de cada material (FIG. 23.1). Na prática clínica de nossa escola, o silicone de adição é o material mais utilizado, devido à excepcional

reprodução de detalhes, à ótima estabilidade dimensional e à compatibilidade com as técnicas de moldagem preconizadas. Por essa razão, todas as sequências fotográficas deste capítulo foram executadas com silicones de adição. Embora o custo deste material seja alto, em especial quando comparado às demais opções, acreditamos que sua relação custo/benefício seja a melhor. Certamente é possível obter bons moldes com os demais elastômeros, entretanto, a chance de ocorrerem falhas é maior, ou a técnica de moldagem exige um maior número de etapas. Os polissulfetos, por exemplo, por serem disponibilizados em uma única consistência (leve), requerem a confecção de moldeiras individuais (e.g., casquetes), dispendendo mais tempo clínico. Com os silicones de adição, essa é uma manobra desnecessária, uma vez que é possível associar materiais com viscosidades diferentes (alta, regular e baixa) em um mesmo molde. Nesse caso, o material de alta viscosidade age como uma moldeira individual, encarregando-se de ajustar as características da moldeira pré-fabricada às particularidades da área a ser moldada, enquanto o material de baixa viscosidade, mais fluído, encarrega-se de copiar os detalhes das estruturas dentogengivais. O presente capítulo apresenta duas técnicas de moldagem, ambas do tipo dupla mistura (duas viscosidades de um mesmo material): uma técnica em *tempo único* e uma técnica em *dois tempos*. Em ambas as técnicas, preconiza-se o uso de dois fios retratores para proteger o espaço biológico e para o afastamento mecânico da gengiva, em preparos com términos cervicais em nível gengival ou levemente intrassulcular.

ODONTOLOGIA RESTAURADORA · FUNDAMENTOS & TÉCNICAS

	Polissulfeto	Poliéter	Silicone de Condensação	Silicone de Adição
Fidelidade do molde	Boa	Excelente	Boa	Excelente
Estabilidade dimensional	Regular	Muito boa	Boa	Excelente
Tolerância à umidade	Aceitável	Boa	Ruim	Ruim/Boa
Facilidade de manipulação	Regular	Boa	Excelente	Excelente
Contração volumétrica	0,50%	0,15%	0,60%	0,05%
Tempo para vazamento	Até 1 hora	Até 7 dias, desde que conservado seco	Imediato	Após 1 hora e até 14 dias
Possibilidade de múltiplos vazamentos	Não	Sim	Não	Sim
Custo	Baixo	Alto	Regular	Alto
Observações adicionais		É extremamente rígido após a polimerização, o que pode dificultar a remoção do molde, especialmente em preparos múltiplos. A rigidez também aumenta a chance de fratura do gesso durante a remoção do modelo, especialmente em preparos finos e longos, comuns em incisivos inferiores.		Não pode ser manipulado com luvas de látex, uma vez que o contato com este inibe a reação de polimerização. Assim, a manipulação deve ser feita sem luvas ou, preferencialmente, com luvas plásticas ou de vinil.

23.1

MATERIAIS E TÉCNICAS DE MOLDAGEM

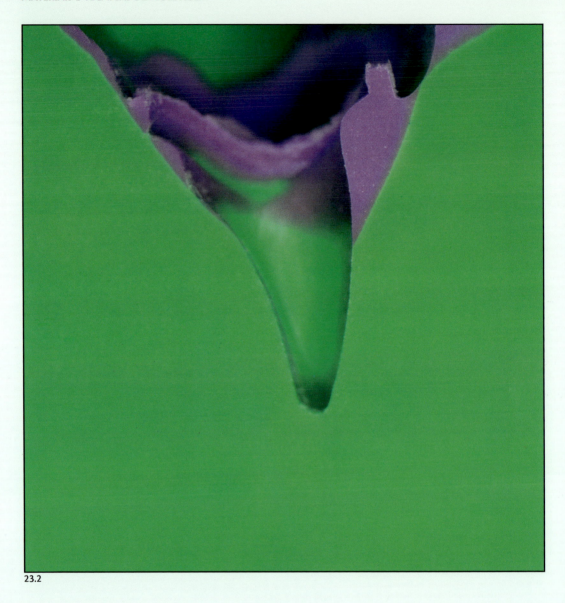

23.2

As figuras acima apresentam secções de moldes realizados pelas técnicas de dupla mistura em tempo único (FIG. 23.2) e dupla mistura em dois tempos (FIG. 23.3). As diferenças entre os dois métodos de obtenção do molde são prontamente evidentes. No primeiro molde, obtido em tempo único, o material de alta viscosidade (verde) é pressionado, durante a fase plástica, contra o material de baixa viscosidade (roxo) e ambos polimerizam simultaneamente. Na técnica de dois tempos, diferentemente, em um primeiro momento obtém-se um molde com o material de alta viscosidade e, após

ODONTOLOGIA RESTAURADORA • FUNDAMENTOS & TÉCNICAS

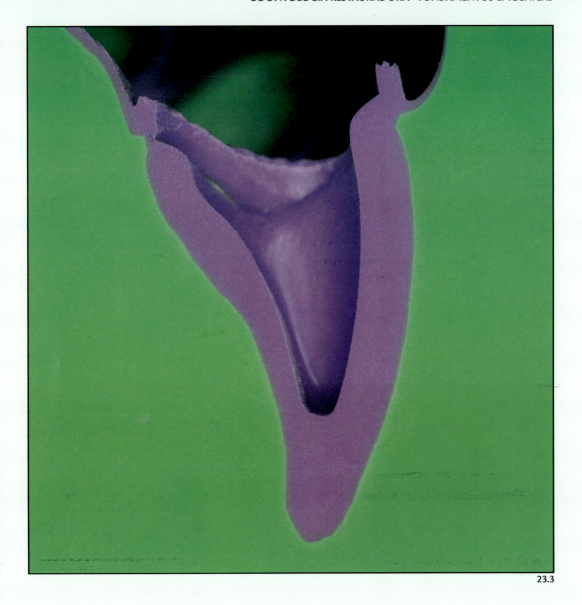

23.3

sua polimerização, procede-se ao reembasamento com o material de baixa viscosidade. Veja que, na segunda técnica, quase toda a área do preparo é copiada pelo material de baixa viscosidade, enquanto na técnica em tempo único o material de alta viscosidade é responsável pelo registro de várias áreas de interesse protético. Embora ambas as táticas apresentem resultados muito bons, alguns estudos sugerem que a técnica em dois tempos, quando bem executada, pode gerar moldes mais precisos.

MATERIAIS E TÉCNICAS DE MOLDAGEM

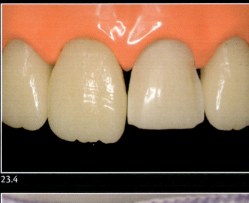

23.4

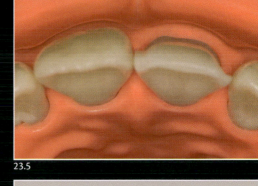

23.5

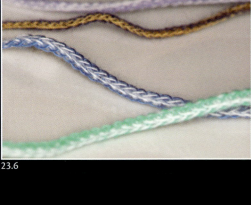

23.6

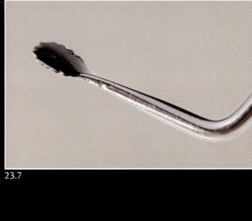

23.7

A primeira sequência apresentada demonstra a moldagem de um preparo para faceta (FIGS. 23.4 E 23.5) pela técnica de dupla mistura em tempo único. Uma vez que o término localiza-se levemente intrassulcular, é necessário utilizar fios retratores, a fim de afastar levemente o tecido gengival, permitindo a penetração intrassulcular do material de moldagem. Os fios retratores estão disponíveis em diversos calibres e sua inserção é facilitada pelo uso de uma espátula especial, com a superfície ativa serrilhada (FIGS. 23.6 E 23.7). A moldagem com fios retratores exige a utilização de dois fios. O primeiro, de pequeno calibre, é totalmente inserido no sulco gengival, onde permanece ao longo de todo o procedimento, a fim de iniciar o afastamento, proteger o espaço biológico e controlar a exsudação do fluido crevicular (FIG. 23.8). O segundo fio, mais calibroso, afasta lateralmente os tecidos gengivais que circundam o dente e é removido instantes antes da injeção do elastômero. Para que este fio desempenhe adequadamente suas funções, é importante que não seja totalmente inserido no sulco — o correto é que metade de sua espessura permaneça exposta (FIGS. 23.9 A 23.11). Em alguns casos, é interessante a aplicação de um agente hemostático para colaborar na retração tecidual e no controle de pequenos sangramentos que venham a ocorrer (FIG. 23.12).

ODONTOLOGIA RESTAURADORA • FUNDAMENTOS & TÉCNICAS

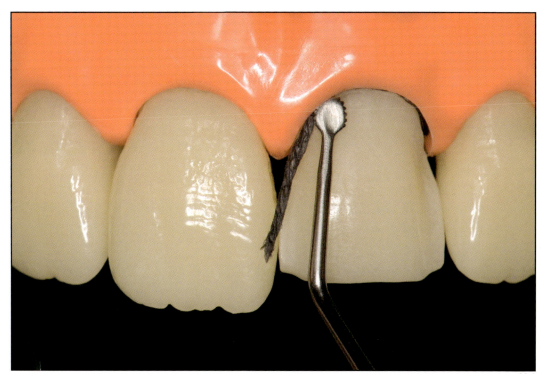
23.8

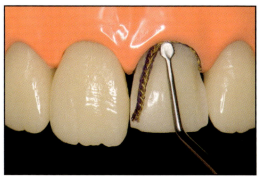
23.9

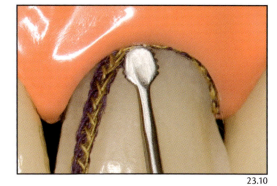
23.10

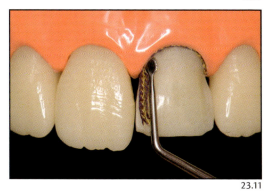
23.11

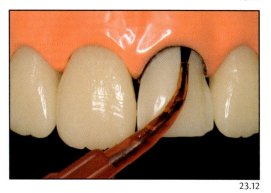
23.12

517

MATERIAIS E TÉCNICAS DE MOLDAGEM

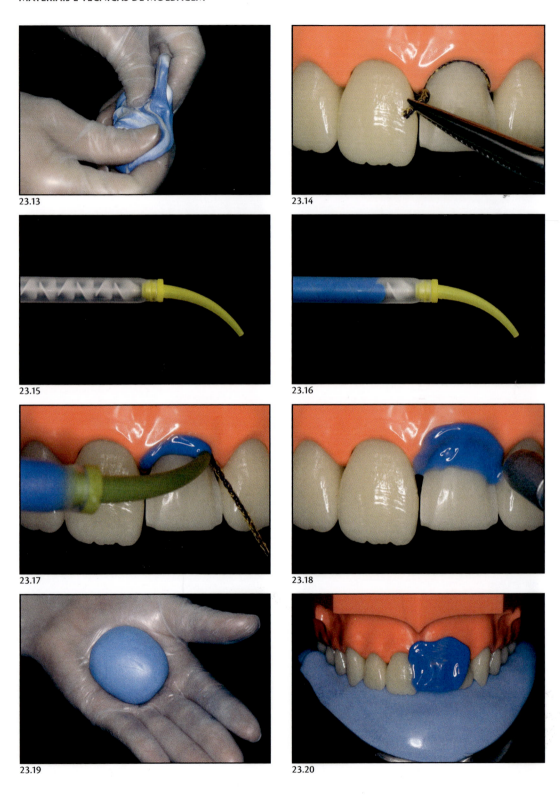

23.13

23.14

23.15

23.16

23.17

23.18

23.19

23.20

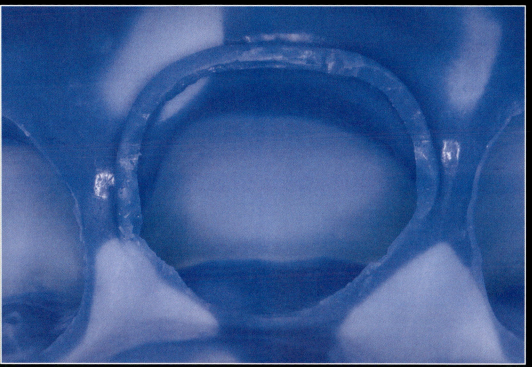

23.21

Para a obtenção de bons moldes com a técnica de tempo único, é imprescindível trabalhar a quatro mãos — a qualidade do molde é altamente dependente da sincronia entre operador e auxiliar. Assim, ao mesmo tempo em que o auxiliar, empregando luvas sem látex, inicia a mistura manual do material de alta viscosidade (FIG. 23.13), o operador inicia a remoção do segundo fio retrator, mais calibroso (FIG. 23.14). Imediatamente, o silicone de baixa viscosidade, misturado de forma automática com uma pistola de automistura acoplada a uma ponteira intraoral (FIGS. 23.15 E 23.16), é inserido no sulco gengival e leves jatos de ar são aplicados, a fim de colaborar no deslocamento do material de moldagem em direção ao interior do sulco (FIGS. 23.17 E 23.18). O material de baixa viscosidade continua sendo acrescido, até que cubra toda a extensão do dente preparado. A seguir, uma moldeira carregada com o material de alta viscosidade, que estava sendo manipulado pelo auxiliar, é levada em posição para a moldagem de toda a arcada (FIGS. 23.19 E 23.20). Após o tempo de polimerização do material, a moldeira, com o conjunto silicone de alta/baixa viscosidade, é removida e o molde avaliado. Observe que o material de baixa viscosidade é pressionado pela massa de alta viscosidade, de forma a penetrar em toda a extensão do sulco, resultando em uma excepcional reprodução das estruturas dentogengivais (FIG. 23.21).

MATERIAIS E TÉCNICAS DE MOLDAGEM

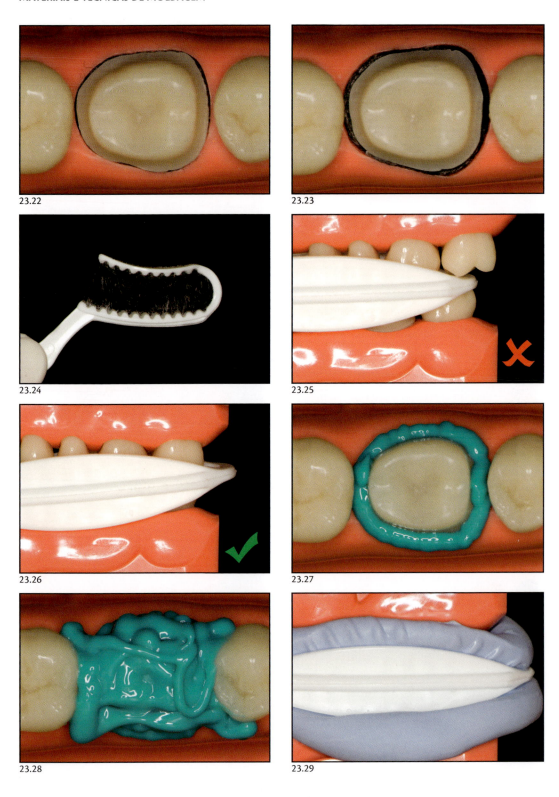

23.22

23.23

23.24

23.25

23.26

23.27

23.28

23.29

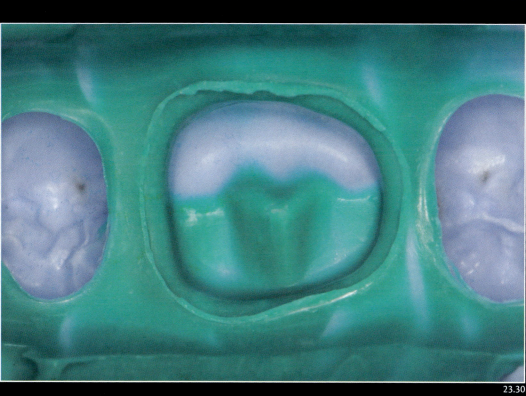

23.30

A segunda sequência apresentada demonstra uma variação da técnica de dupla mistura em tempo único. Também aqui é feita a associação de silicones de adição de alta e baixa viscosidade; novamente, dois fios retratores são empregados, primeiro um mais delgado, seguido de outro mais calibroso (FIGS. 23.22 E 23.23). O grande diferencial é o uso de uma moldeira parcial tipo *triple tray*, que permite a obtenção simultânea do molde, contramolde e registro de mordida (FIG. 23.24). O primeiro passo, ao empregar uma moldeira desse tipo, é treinar com o paciente a inserção dela, a fim de assegurar que ela seja inserida de forma a permitir o registro simultâneo da oclusão (FIGS. 23.25 E 23.26). Feito isso, o protocolo de moldagem é conduzido de forma idêntica à já descrita: o segundo fio é removido, o sulco gengival é seco com leves jatos de ar e o material de baixa viscosidade é inserido, utilizando-se a pistola de automistura acoplada a uma ponteira intraoral (FIGS. 23.27 E 23.28). A seguir, a moldeira, carregada em ambos os lados com a massa de alta viscosidade do silicone de adição, é inserida em posição e o paciente é solicitado a ocluir (FIG. 23.29). A oclusão deve ser mantida até a polimerização total do material de moldagem. Observe a qualidade do molde obtido, bem como a clara delimitação da posição do sulco gengival e, consequentemente, das margens do preparo (FIG. 23.30).

MATERIAIS E TÉCNICAS DE MOLDAGEM

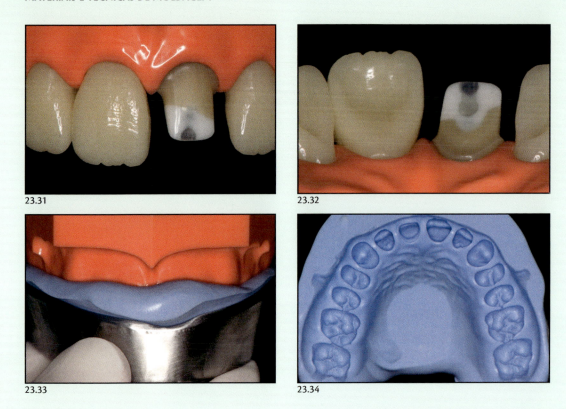

23.31　　23.32　　23.33　　23.34

A terceira sequência apresentada demonstra o protocolo para moldagem de uma coroa pela técnica de dupla mistura em dois tempos. Embora as fotografias ilustrem a moldagem de uma coroa anterior (FIGS. 23.31 E 23.32), os procedimentos são idênticos àqueles recomendados para moldagem de dentes posteriores. Na técnica de dois tempos, o primeiro passo (ou "tempo") é a moldagem prévia da região de interesse protético, com uma moldeira de estoque carregada com material de alta viscosidade (FIG. 23.33). Vale ressaltar que, ao proceder uma moldagem em dois tempos, não cabe ao material de alta viscosidade a reprodução de detalhes das estruturas dentoalveolares. O verdadeiro objetivo da moldagem prévia é customizar a moldeira de estoque, transformando-a em uma moldeira individual, perfeitamente adaptada às particularidades do caso (FIG. 23.34). O registro dos detalhes será feito na sequência, por meio do material de baixa viscosidade. Graças a essa separação dos passos, a técnica de dupla mistura em dois tempos tem execução mais fácil que a técnica de tempo único, naquelas situações em que o operador não conta com um auxiliar. Antes de passar ao segundo tempo da técnica — o reembasamento do molde com o material de baixa viscosidade —, é importante preparar a moldeira individual, a fim de *permitir fluxo adequado ao material de baixa viscosidade, e*

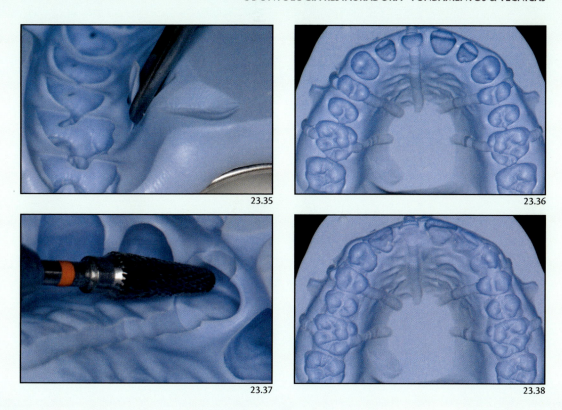

23.35 23.36 23.37 23.38

facilitar a reinserção da moldeira em boca. Assim, inicialmente, são criados sulcos de escape, para que o material de baixa viscosidade excedente do reembasamento seja capaz de escoar livremente, sem gerar pressão excessiva sobre o material de alta viscosidade, já polimerizado. Esses sulcos podem ser confeccionados com uma fresa montada em uma peça de mão ou, de preferência, com uma goiva (FIG. 23.35). Também é interessante aliviar levemente a região palatina do molde, a fim de criar um reservatório para receber o excedente de material de baixa viscosidade que flui pelos sulcos de escape e evitar que o material possa escorrer em direção à garganta do paciente (FIG. 23.36). Confeccionados os sulcos de escape, deve-se avaliar o molde para detectar as regiões retentivas, que impediriam o seu reposicionamento, na segunda etapa da técnica. As retenções, em especial nas regiões correspondentes aos espaços interdentais, são, então, removidas com o auxílio de um instrumento cortante ou mesmo de uma fresa montada em uma peça de mão (FIGS. 23.37 E 23.38). Realizados esses procedimentos, a moldeira individual está pronta para receber o material de baixa viscosidade. Uma alternativa que simplifica significativamente a técnica é o uso de um pedaço de filme plástico sobre o material de alta viscosidade durante a confecção do molde prévio. O plástico impede que a massa de alta viscosidade penetre nas regiões retentivas e facilita sobremaneira a finalização da moldeira individual.

MATERIAIS E TÉCNICAS DE MOLDAGEM

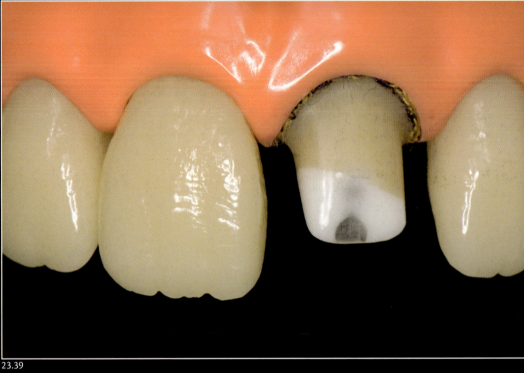

23.39

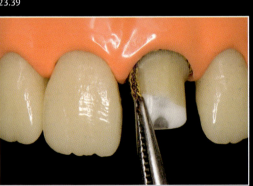

23.40

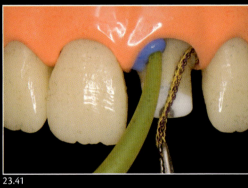

23.41

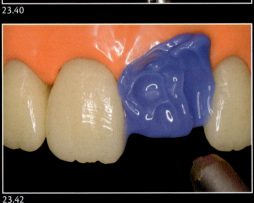

23.42

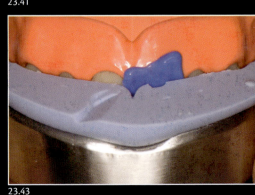

23.43

ODONTOLOGIA RESTAURADORA • FUNDAMENTOS & TÉCNICAS

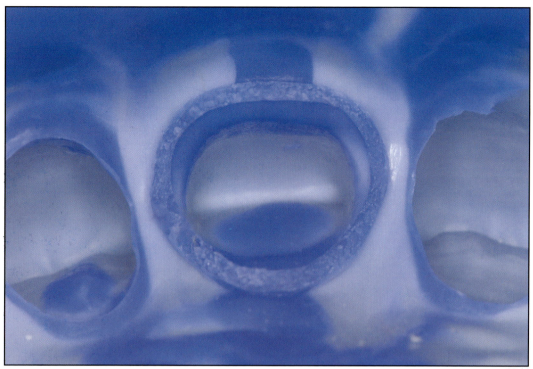

23.44

De posse da moldeira individual, as próximas etapas são a retração e o afastamento dos tecidos circundantes ao preparo. Para isso, dois fios retratores são cuidadosamente inseridos no sulco: primeiro, um mais fino, seguido de outro mais calibroso (FIG. 23.39). Após alguns minutos — tempo necessário para o afastamento mecânico do tecido gengival —, o fio mais calibroso é removido e o material de baixa viscosidade é aplicado, de modo a penetrar no espaço antes ocupado pelo fio (FIGS. 23.40 E 23.41). É importante que a aplicação seja feita com pontas intraorais adequadas. Concluída a inserção do material sobre o preparo, um jato de ar suave é aplicado, a fim de colaborar em seu deslocamento em direção ao sulco gengival (FIG. 23.42). A seguir, uma pequena quantidade de material de baixa viscosidade é aplicada dentro da moldeira individual, a fim de preencher as regiões previamente aliviadas, e esta é inserida em boca até seu total reposicionamento, em geral confirmado pela sensação de "encaixe" à arcada (FIG. 23.43). Após o tempo de presa, o molde é removido e sua qualidade é atentamente observada (FIG. 23.44). Caso o fio retrator mais delgado ainda esteja em posição, deve-se, evidentemente, removê-lo. Entretanto, caso o fio seja deslocado junto com o molde, deixe-o em posição até que o modelo seja vazado, a fim de assegurar a reprodução correta das regiões de margem.

24

RESTAURAÇÕES PROVISÓRIAS

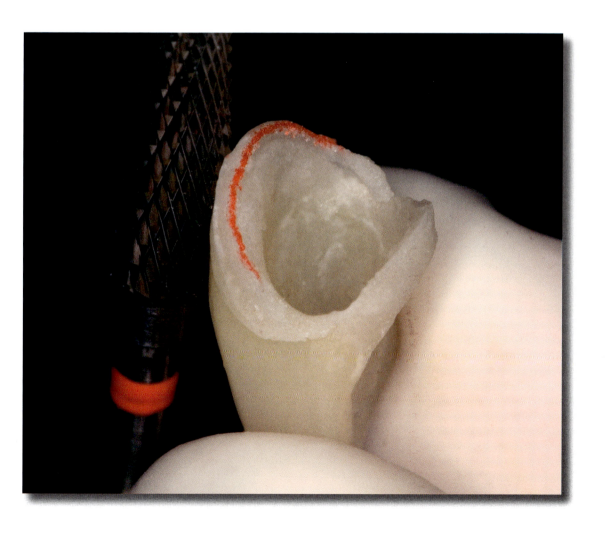

RESTAURAÇÕES PROVISÓRIAS

Contar com boas restaurações provisórias é fundamental para o sucesso dos tratamentos restauradores indiretos. Além de ocupar temporariamente o espaço destinado à peça protética definitiva, os provisórios são capazes de restabelecer, de forma rápida, a função, a saúde e a estética que se planeja alcançar com o tratamento definitivo. Com restaurações provisórias de alta qualidade, com características de cor, forma e textura semelhantes às das restaurações definitivas, é possível prever o sucesso que será alcançado com o procedimento, bem como detectar possíveis problemas que podem requerer modificações no planejamento. Quando isso ocorre, os problemas podem ser corrigidos antes da execução das restaurações definitivas, que evidentemente envolvem materiais mais nobres e de custo mais alto. Para alcançar todos esses benefícios, entretanto, é fundamental que os provisórios sejam vistos não como restaurações temporárias — que se limitam a ocupar o espaço deixado pelo preparo dental —, mas sim como verdadeiras próteses de transição, de um estágio (inicial) para outro (final). Mais do que uma diferença semântica, essa é uma diferença filosófica e que reflete a forma como o profissional explora as restaurações provisórias. Usados adequadamente, os provisórios permitem um verdadeiro *test drive* do resultado planejado, aspecto especialmente importante na região anterior, que representa, sem dúvida, o principal desafio à perfeita integração estética de uma restauração (FIG. 24.1). O presente capítulo apresenta diversas técnicas para produção de provisórios pelo próprio cirurgião-dentista — isto é, sem o apoio de um laboratório. Entretanto, deve ficar claro que, em muitas situações (e.g., restaurações múltiplas na região anterior), as restaurações provisórias confeccionadas em laboratório apresentam melhor qualidade. Elas certamente têm custo mais alto, porém levam à economia de tempo clínico. Cabe ao profissional, com o auxílio de sua experiência, julgar qual tipo de provisório é mais adequado em cada caso e quais as técnicas que melhor se encaixam em sua rotina clínica diária.

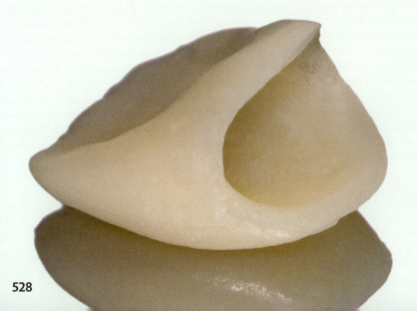

ODONTOLOGIA RESTAURADORA • FUNDAMENTOS & TÉCNICAS

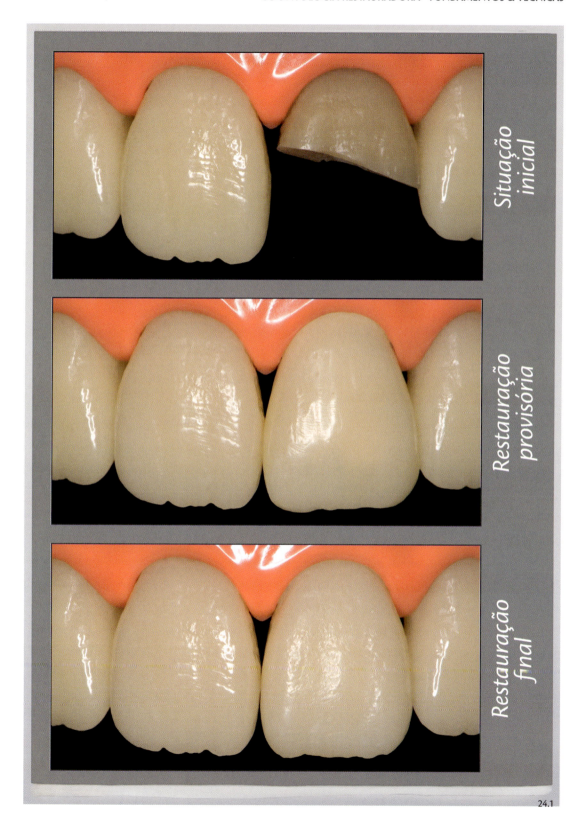

24.1

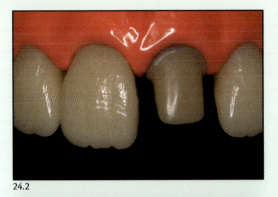
24.2

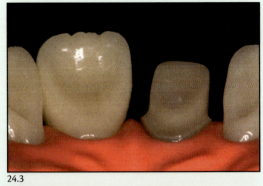
24.3

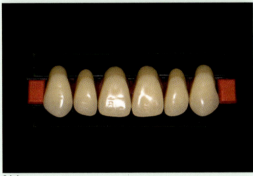
24.4

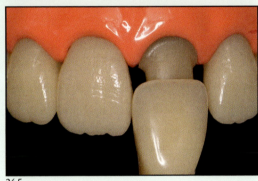
24.5

A primeira sequência apresentada neste capítulo demonstra a técnica de confecção de uma coroa anterior provisória, a partir de um dente de estoque (FIGS. 24.2 E 24.3). Essa é, sem dúvida, uma das técnicas mais populares e versáteis para a confecção de provisórios unitários na região anterior, uma vez que não envolve etapas laboratoriais prévias, permitindo que o provisório seja finalizado em uma única sessão, algo especialmente importante em situações em que o atendimento é realizado em caráter de urgência. Inicialmente, um dente de estoque adequado é escolhido, com base em seu tamanho, forma e cor (FIGS. 24.4 E 24.5). A seguir, as medidas do dente homólogo são transferidas para a faceta selecionada, com o auxílio de um compasso de ponta seca e grafite (FIGS. 24.6 E 24.7). A partir dessas demarcações, a região cervical e a face palatal da faceta são desgastadas, com uma fresa montada em uma peça de mão, a fim de permitir a adaptação do dente de estoque ao preparo (FIGS. 24.8 E 24.9). Nesse momento, é importante ser cuidadoso, para evitar desgastes exagerados, em especial em regiões visíveis, como as margens vestibulares e proximais. Assim, repetidas provas, novas demarcações com grafite e desgastes adicionais são necessários até que se alcance uma boa adaptação da faceta ao preparo (FIGS. 24.10 A 24.13).

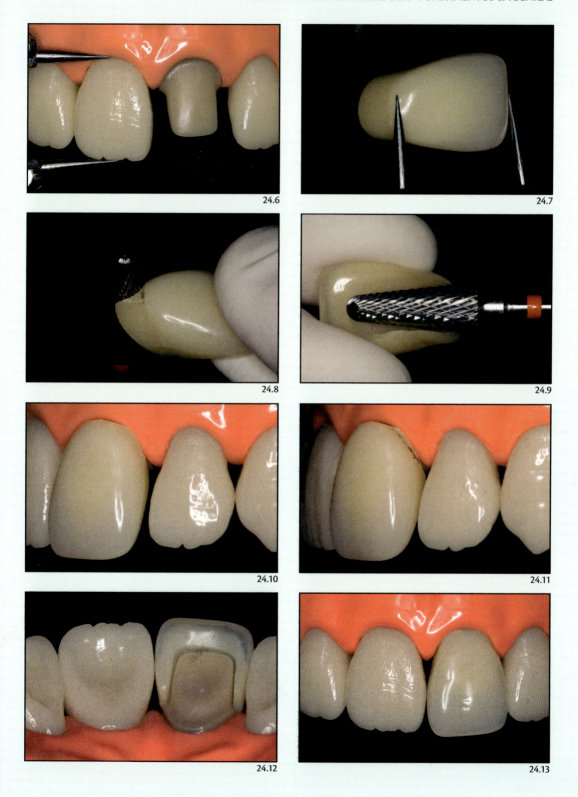

RESTAURAÇÕES PROVISÓRIAS

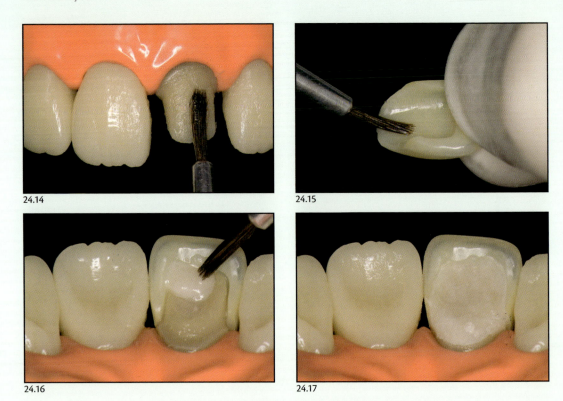

24.14   24.15
24.16   24.17

Na presente técnica, a face palatal é reconstruída por acréscimo de resina acrílica autopolimerizável. Para isso, é fundamental que o preparo, bem como os tecidos moles e os dentes adjacentes, seja adequadamente vaselinado, a fim de minimizar o risco de união ao acrílico, o que dificultaria sobremaneira a remoção do provisório (FIG. 24.14). Feito isso, a face interna do dente de estoque é saturada com monômero, para melhorar a união à resina autopolimerizável (FIG. 24.15). A seguir, uma fina camada de acrílico é aplicada à face interna da faceta, por meio da técnica do pincel, e esta é cuidadosamente posicionada sobre o dente preparado. Nesta técnica, o pincel é embebido no líquido acrílico (monômero) e levado ao pó (polímero), formando pequenas esferas de acrílico, que permanecem presas à ponta do pincel (FIG. 24.16). Observe que, após repetidos acréscimos, a face palatal encontra-se devidamente conformada (FIG. 24.17). É importante remover e recolocar a restauração em posição, repetidas vezes, durante a polimerização do material, para que a contração do acrílico não impeça a sua remoção, nem a reação exotérmica cause danos à polpa, no caso de dentes vitais. Concluída a polimerização, é momento de reembasar o provisório, a fim de melhorar a sua adaptação ao preparo, especialmente nas regiões de margem. Assim, a coroa provisória é removida e levemente

ODONTOLOGIA RESTAURADORA • FUNDAMENTOS & TÉCNICAS

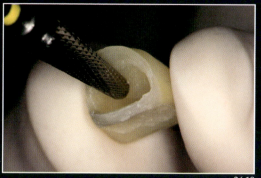
24.18

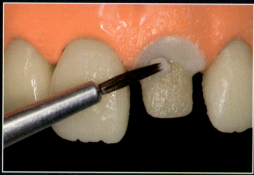
24.19

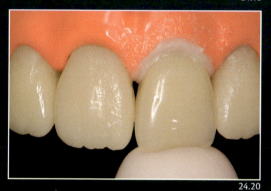
24.20

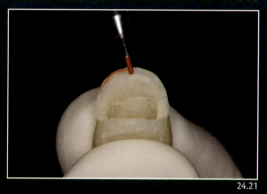
24.21

desgastada em suas faces internas, para criar espaço para o acréscimo de resina acrílica (FIG. 24.18). O remanescente dental e os dentes adjacentes são novamente vaselinados, e pequenas esferas de acrílico são aplicadas diretamente às margens do preparo (FIG. 24.19). A seguir, as margens da coroa são levemente umedecidas com o líquido do acrílico, e ela é pressionada até alçançar a sua posição original (FIG. 24.20). Essa técnica gera excessos, que devem ser delimitados com grafite e cuidadosamente removidos com fresas (FIG. 24.21). Muitas vezes, é necessário repetir o reembasamento, até que uma boa adaptação seja obtida ao longo de todas as margens da restauração.

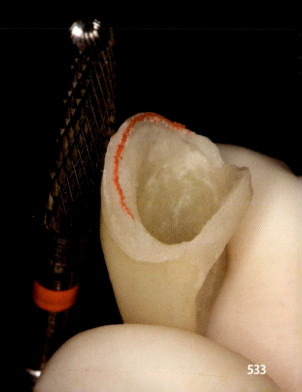

533

RESTAURAÇÕES PROVISÓRIAS

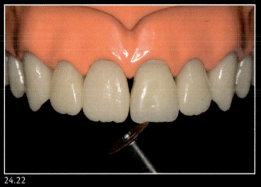
24.22

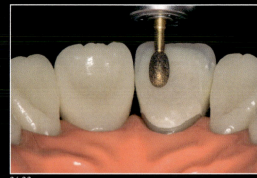
24.23

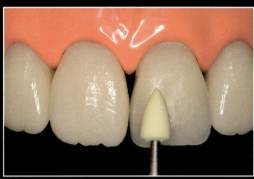
24.24

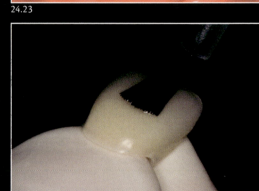
24.25

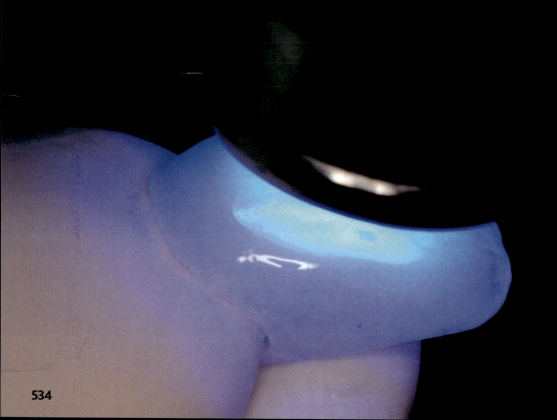

534

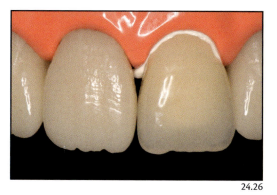
24.26

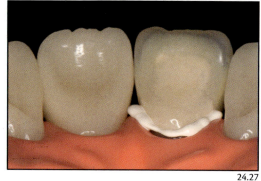
24.27

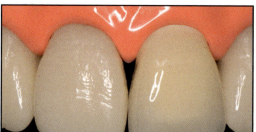
24.28

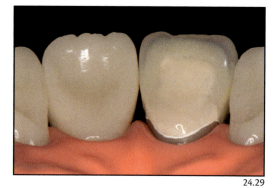
24.29

Com a restauração provisória devidamente adaptada às margens do preparo, é o momento de executar os procedimentos de acabamento e polimento. Inicialmente, realizam-se pequenas correções anatômicas, a fim de conferir à coroa provisória características estéticas e funcionais que se aproximem ao máximo do que se espera obter na restauração definitiva (FIGS. 24.22 E 24.23). Para o polimento da coroa, inúmeras técnicas proporcionam bons resultados. Uma boa alternativa é o uso de borrachas abrasivas seguidas de selantes de superfície fotopolimerizáveis (FIGS. 24.24 E 24.25). Entre estes, os mais recomendados são aqueles cuja polimerização superficial não é inibida pelo oxigênio. Concluído o polimento, a coroa provisória deve ser cimentada ao preparo, sendo os cimentos à base de óxido de zinco — com ou sem eugenol — e hidróxido de cálcio, os mais utilizados (FIGS. 24.26 E 24.27). Em determinadas circunstâncias (e.g., preparos excessivamente expulsivos), também é possível utilizar cimentos mais resistentes, como o fosfato de zinco. Observe que, após a remoção dos excessos de cimento, a restauração provisória é capaz de devolver a função e a estética ao dente, colaborando para a manutenção da saúde durante a fase diagnóstica e/ou de espera pela confecção da restauração definitiva (FIGS. 24.28 E 24.29).

RESTAURAÇÕES PROVISÓRIAS

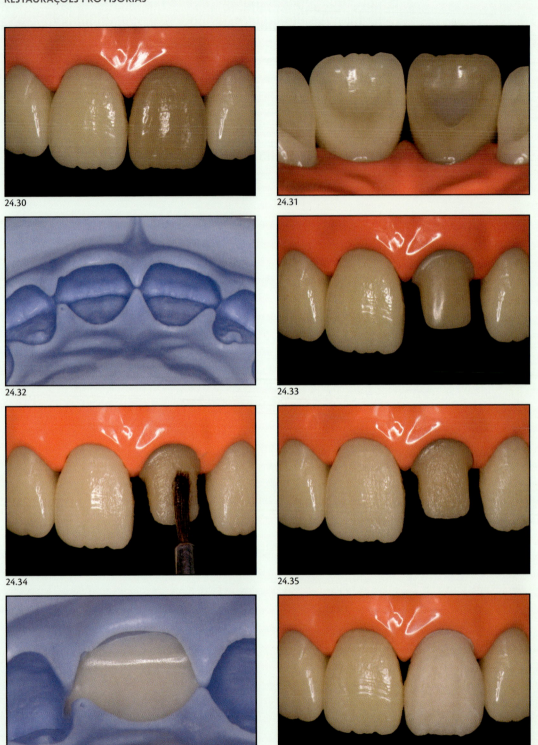

24.30

24.31

24.32

24.33

24.34

24.35

24.36

24.37

Esta segunda sequência também demonstra uma técnica de confecção de provisório anterior unitário. Entretanto, ao contrário da sequência já apresentada, nesta a restauração é confeccionada inteiramente com resina acrílica autopolimerizável, isso é, sem utilizar um dente de estoque para reproduzir a face vestibular. A chave para alcançar o sucesso com essa técnica é a confecção de uma matriz com um silicone de alta viscosidade, a fim de transferir ao provisório uma anatomia idêntica à original (quando esta está bem preservada) ou àquela que foi definida no enceramento diagnóstico (quando a anatomia original é deficiente e/ou não é desejável reproduzi-la). No presente caso, a forma e a textura do dente que será preparado estão perfeitamente preservadas (FIGS. 24.30 E 24.31), permitindo que a matriz seja confeccionada diretamente sobre os dentes (FIG. 24.32). De posse da matriz, o dente é preparado e uma fina camada de vaselina é aplicada, tanto no remanescente como nos dentes adjacentes (FIGS. 24.33 A 24.35). A seguir, uma resina acrílica (ou, alternativamente, uma resina bisacrílica) de cor adequada é selecionada, manipulada e inserida no molde, no espaço correspondente ao dente a ser restaurado (FIG. 24.36). Ao fim da fase plástica do acrílico, o molde é levado em posição e mantido sob pressão leve até a polimerização inicial do material, que já confere o contorno adequado à restauração. A partir desse momento, é necessário remover e reinserir o provisório algumas vezes, para que a contração de polimerização da resina acrílica e sua reação exotérmica não causem problemas, como impossibilidade de remoção do provisório e agressão pulpar. Completada a polimerização, os excessos mais grosseiros são removidos com fresas e a superfície interna, próxima à região das margens, é levemente desgastada, a fim de acomodar o acrílico que será utilizado no reembasamento (FIG. 24.37).

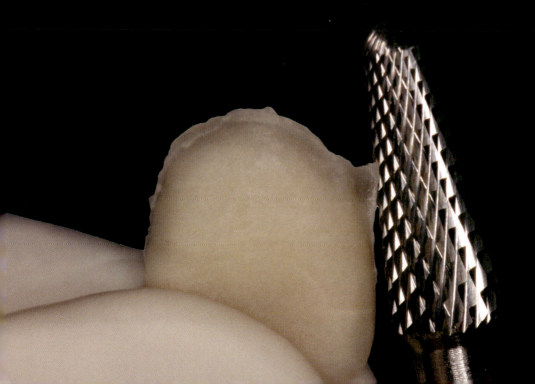

RESTAURAÇÕES PROVISÓRIAS

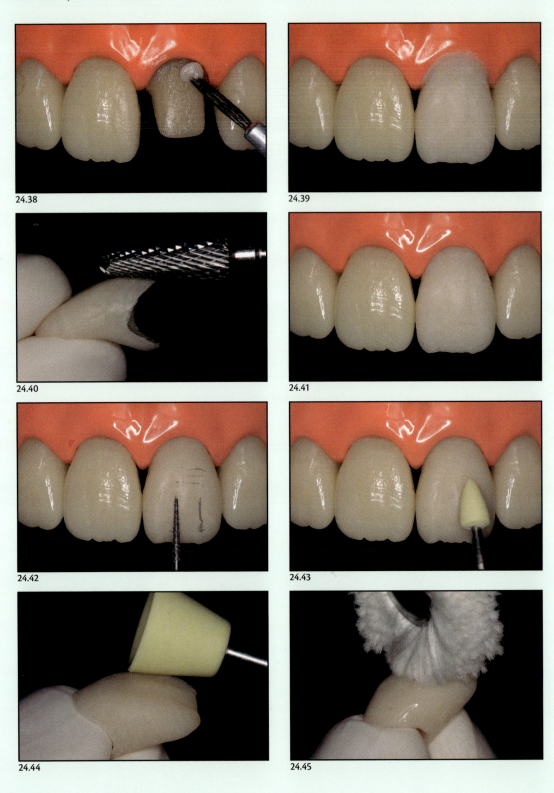

24.38　24.39
24.40　24.41
24.42　24.43
24.44　24.45

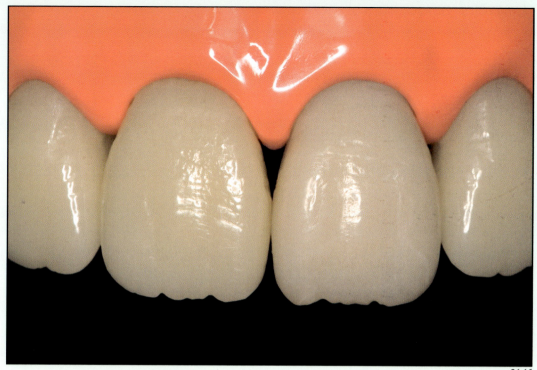

24.46

O reembasamento inicia-se com a aplicação de uma nova camada de vaselina no remanescente e nos dentes adjacentes. A seguir, pequenas esferas de resina acrílica são cuidadosamente aplicadas ao longo de todo o perímetro do preparo, por meio da técnica do pincel (FIG. 24.38). Feito isso, as margens da coroa provisória são umedecidas com o monômero acrílico e esta é posicionada sobre o preparo, sob firme pressão digital, de forma a pressionar o acrílico não polimerizado (FIG. 24.39). Após a polimerização, os excessos são removidos com uma fresa, até que uma boa adaptação e um contorno satisfatório sejam alcançados (FIGS. 24.40 E 24.41). Na sequência, os detalhes anatômicos da superfície vestibular podem ser acentuados com pontas diamantadas, visando aprimorar ao máximo a forma e a textura do provisório (FIG. 24.42). Os procedimentos de acabamento e polimento podem ser realizados intra e/ou extraoralmente, com o auxílio de discos, borrachas, pastas, escovas e feltros (FIGS. 24.43 A 24.45). A restauração provisória concluída mostra que, apesar do uso de um acrílico autopolimerizável e da sutil discrepância de cor, o resultado estético alcançado é excelente, graças à correta reprodução das características de forma e textura do dente homólogo (FIG. 24.46). Apenas como curiosidade, compare o resultado com aquele que foi alcançado na primeira sequência, com a faceta de dente de estoque.

RESTAURAÇÕES PROVISÓRIAS

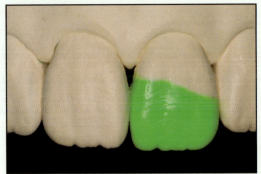
24.47

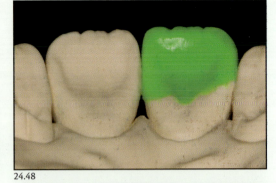
24.48

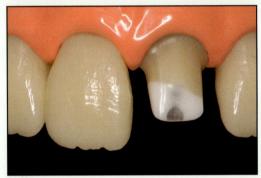
24.49

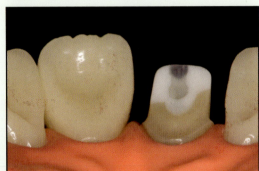
24.50

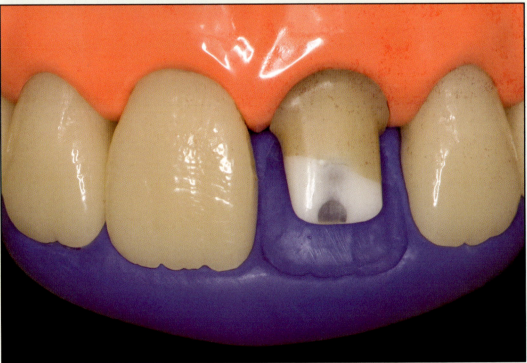
24.51

540

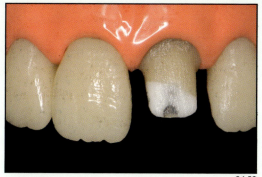
24.52

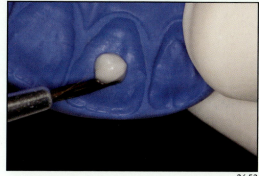
24.53

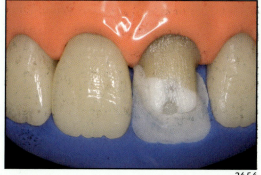
24.54

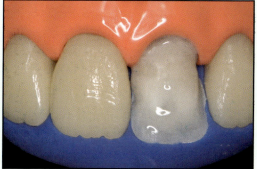
24.55

A terceira técnica inicia-se com a definição da forma planejada para a restauração final, por meio do enceramento diagnóstico, executado sobre um modelo de estudo (FIGS. 24.47 E 24.48). A partir do enceramento, confecciona-se uma matriz, de forma semelhante à demonstrada na sequência anterior, porém com recorte idêntico ao empregado para restaurações classe IV. A seguir, o dente é preparado e a matriz é levada em posição, evidenciando as dimensões e os contornos planejados para a restauração (FIGS. 24.49 A 24.51). Na sequência, o preparo protético e os dentes adjacentes são vaselinados, a fim de prevenir a adesão da resina acrílica autopolimerizável (FIG. 24.52). Feito isso, pequenas esferas de acrílico são aplicadas à matriz, por meio da técnica do pincel, até que toda a face palatal esteja devidamente recoberta (FIG. 24.53). A matriz é, então, posicionada sobre o preparo e novos incrementos de acrílico continuam sendo aplicados, a fim de definir os contornos palatal, mesial, distal e incisal, e cobrir todo o preparo, em especial nas regiões de margem (FIGS. 24.54 E 24.55). O diferencial desta técnica é que a face vestibular é confeccionada com resinas compostas fotopolimerizáveis, de modo que a resina acrílica não deve ser inserida até completar a face vestibular, mas sim de forma que permaneça espaço para a confecção de uma faceta com compósito.

RESTAURAÇÕES PROVISÓRIAS

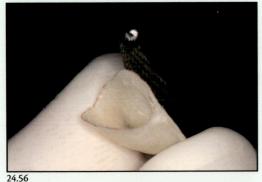
24.56

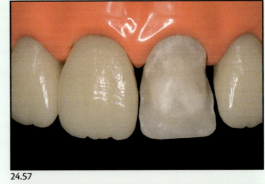
24.57

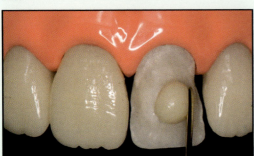
24.58

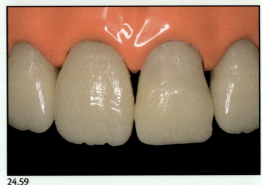
24.59

Antes de iniciar a reconstrução da face vestibular com compósitos fotopolimerizáveis, é importante que a infraestrutura acrílica seja reembasada e ajustada, até que esteja perfeitamente adaptada às margens do preparo. Esses ajustes são realizados de forma idêntica à demonstrada nas sequências anteriores, com fresas montadas em uma peça de mão (FIG. 24.56). A seguir, a região que será recoberta com resina composta recebe uma fina camada de adesivo, a fim de assegurar a união do compósito ao acrílico (FIG. 24.57). O adesivo é fotoativado e os compósitos são, então, inseridos, estratificados e fotopolimerizados de forma incremental, como em uma faceta direta, até que a restauração apresente cor, forma e textura semelhantes às do dente homólogo (FIGS. 24.58 A 24.60). Os procedimentos de acabamento e polimento seguem o protocolo sugerido no capítulo 16, com a vantagem de ser possível remover a restauração da boca, o que possibilita um melhor acesso, em especial nas regiões proximais e palatal, e permite a utilização de instrumentos de polimento extraorais, como rodas de feltro — úteis para conferir brilho final à superfície do compósito (FIGS. 24.61 A 24.65). Concluídos esses procedimentos, a restauração provisória é provada para que sua adaptação, forma, oclusão e estética sejam avaliadas e, caso necessário, modificadas (FIGS. 24.66 E 24.67).

ODONTOLOGIA RESTAURADORA · FUNDAMENTOS & TÉCNICAS

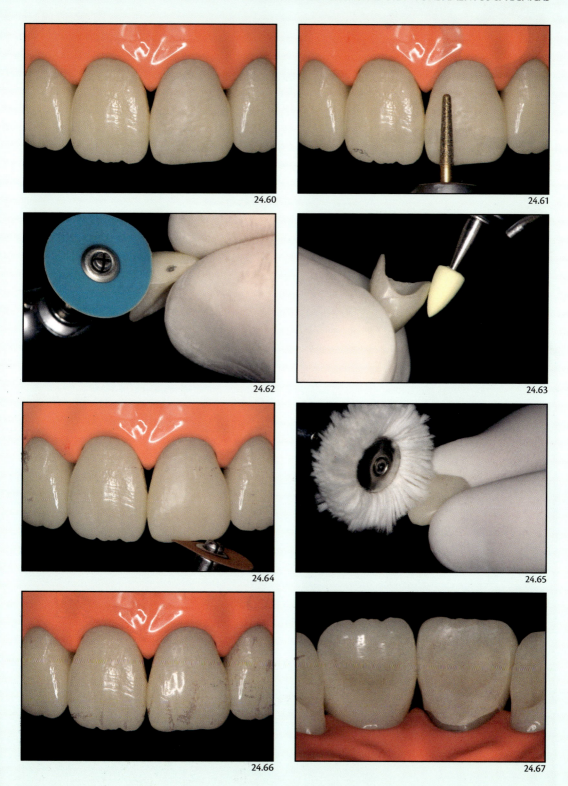

24.60 24.61
24.62 24.63
24.64 24.65
24.66 24.67

543

RESTAURAÇÕES PROVISÓRIAS

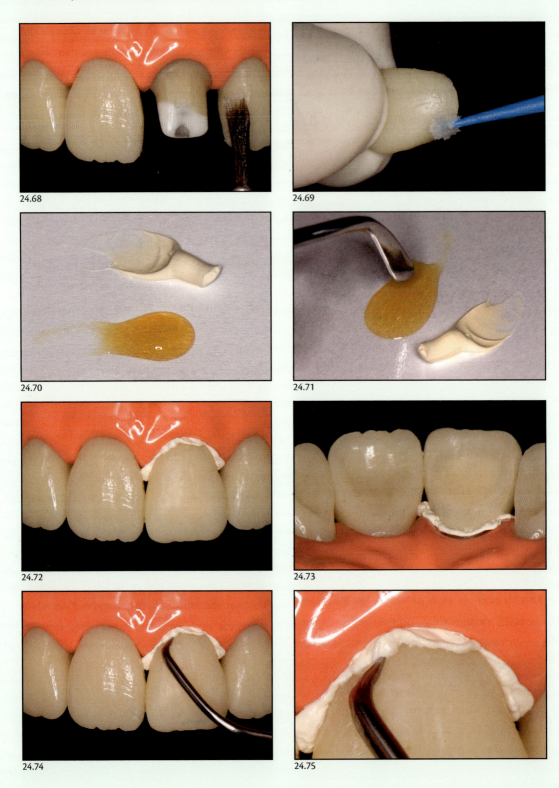

24.68 24.69
24.70 24.71
24.72 24.73
24.74 24.75

544

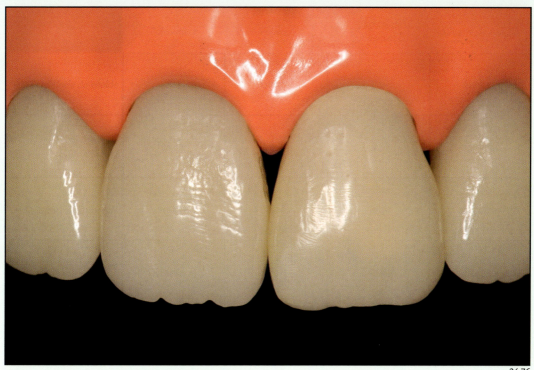

FIG. 24.76

Toda cimentação, definitiva ou provisória, deve ser acompanhada de extravasamento do cimento ao longo de toda a margem, para assegurar um perfeito vedamento do perímetro do preparo. Evidentemente, esses excessos devem ser removidos para que a saúde periodontal não seja comprometida. Uma tática interessante para simplificar a remoção dos excessos de cimento é a aplicação de uma fina camada de vaselina na superfície dos dentes adjacentes e na superfície externa do provisório (FIGS. 24.68 E 24.69). Tal procedimento facilita sobremaneira a remoção dos excessos, sem comprometer o resultado final. A cimentação propriamente dita inicia-se com o proporcionamento e a manipulação do cimento provisório, com o auxílio de uma espátula, até que este adquira uma coloração uniforme (FIGS. 24.70 E 24.71). A seguir, o cimento é aplicado às faces internas da restauração ao longo de todo o perímetro marginal. A coroa provisória é, então, posicionada sobre o preparo e mantida em posição até a presa do cimento (FIGS. 24.72 E 24.73). Esse processo deve ser ágil, pois o cimento não pode iniciar sua presa antes da coroa estar posicionada corretamente. Na sequência, os excessos do agente cimentante são cuidadosamente removidos com uma sonda exploradora (FIGS. 24.74 E 24.75). Observe que o resultado estético alcançado é bastante agradável (FIG. 24.76).

RESTAURAÇÕES PROVISÓRIAS

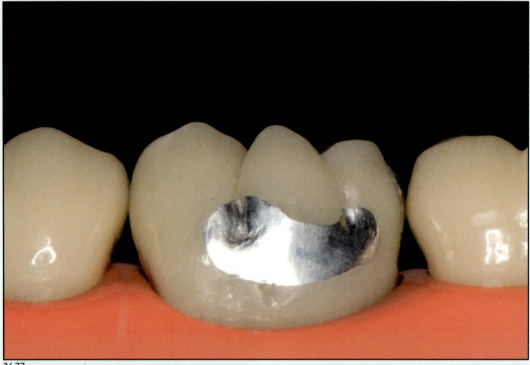
24.77

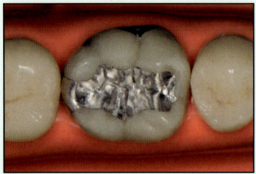
24.78

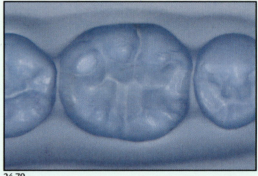
24.79

Até esse momento, todas as sequências foram executadas no segmento anterior. Isso não significa, entretanto, que não seja possível aplicar os mesmos fundamentos às restaurações provisórias posteriores. De fato, a sequência acima é virtualmente idêntica à segunda, que foi apresentada neste capítulo. A razão pela qual optamos por incluí-la é a frequência com que a técnica é empregada na produção de provisórios posteriores, seja em restaurações totais, do tipo coroa, seja parciais, como *onlays* e *overlays*. Visto que

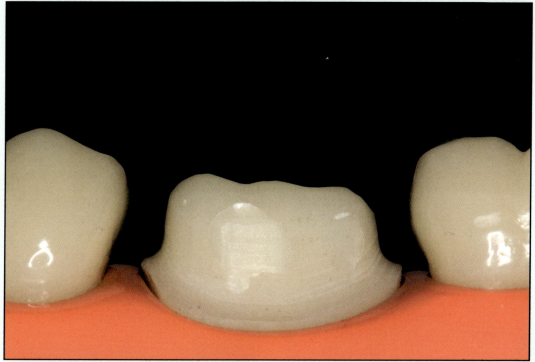

24.80

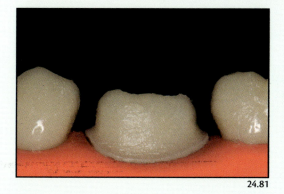

24.81

24.82

o dente apresenta suas características anatômicas perfeitamente preservadas, apesar da presença das restaurações de amálgama (FIGS. 24.77 E 24.78), o primeiro passo é a sua moldagem com um silicone de alta viscosidade — ou mesmo com alginato — a fim de transferir a anatomia original ao provisório (FIG. 24.79). A seguir, o dente é preparado, a superfície do preparo e a dos dentes adjacentes são vaselinadas, o molde é carregado com resina acrílica — ou, alternativamente, resina bisacrílica — e levado em posição (FIGS. 24.80 A 24.82).

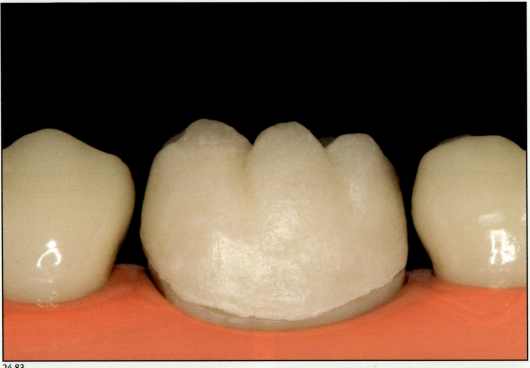
24.83

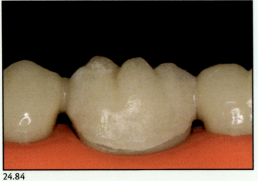
24.84

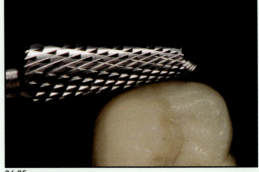
24.85

Após a polimerização inicial, o provisório é removido do molde e repetidamente reinserido sobre o preparo, de modo que a reação exotérmica e a contração de polimerização da resina acrílica não causem problemas, como agressão pulpar e impossibilidade de remoção do provisório, respectivamente. Em um primeiro momento, é comum que os contatos proximais apresentem-se deficientes, em virtude da contração volumétrica do acrílico e dos ajustes necessários para a remoção dos excessos mais gros-

ODONTOLOGIA RESTAURADORA • FUNDAMENTOS & TÉCNICAS

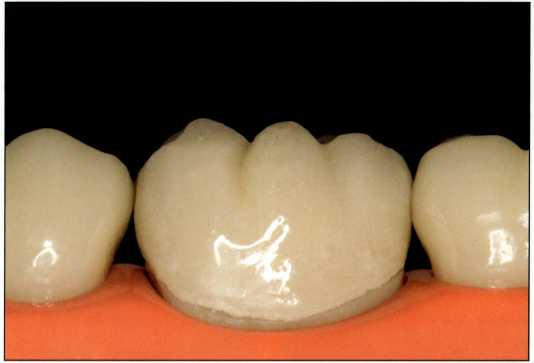

24.86

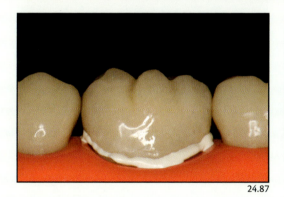

24.87

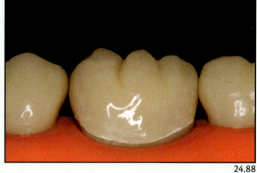

24.88

seiros (FIG. 24.83). Assim, pequenos incrementos de resina acrílica devem ser aplicados às faces proximais, de forma a restabelecer contatos e contornos mais adequados (FIGS. 24.84 E 24.85). A seguir, realizam-se o reembasamento e os procedimentos de ajuste anatômico, acabamento e polimento. Observe que a anatomia final da restauração é bastante semelhante à anatomia pré-operatória (FIG. 24.86). A cimentação segue o protocolo já descrito nas demais sequências deste capítulo (FIGS. 24.87 E 24.88).

549

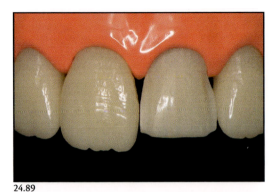
24.89

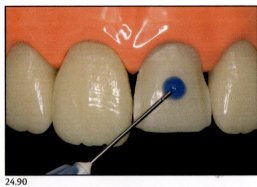
24.90

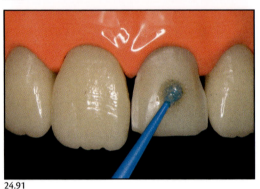
24.91

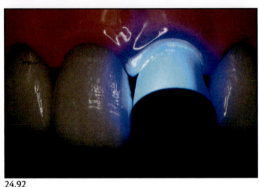
24.92

Até o momento, todas as técnicas foram demonstradas em coroas, preparos nos quais existe grande área de contato entre o substrato e a superfície interna do provisório, além de reduzida conicidade das paredes — características que contribuem sobremaneira para a retenção da restauração. Em preparos em que as características macrogeométricas não são suficientes para garantir a retenção, é possível lançar mão de técnicas adesivas modificadas, a fim de garantir um mínimo de retenção, sem comprometer a remoção da restauração provisória nas sessões de prova e cimentação da restauração definitiva. Uma situação, na qual está perfeitamente indicada tal abordagem, é a confecção de provisórios para facetas de porcelana (FIG. 24.89). Após a limpeza com pasta profilática ou jato de bicarbonato, a superfície vestibular é condicionada por 10 a 15 segundos, de forma pontual, seguida de lavagem e remoção do excesso de umidade, caso o preparo invada a dentina, ou secagem com jatos de ar, caso o substrato seja o esmalte (FIG. 24.90). A seguir, uma fina camada de adesivo é aplicada na superfície do preparo (FIG. 24.91) e procede-se à fotoativação (FIG. 24.92). Nesse momento, toda a superfície apresenta aspecto brilhante, devido ao adesivo, porém apenas a região central, na qual foi realizado o condicionamento ácido, apresenta adesão efetiva. Na sequência, uma matriz de

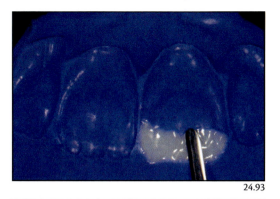
24.93

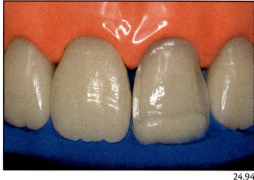
24.94

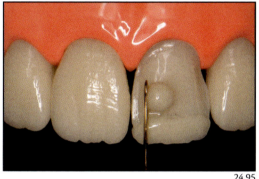
24.95

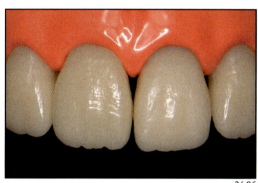
24.96

silicone, obtida a partir da anatomia pré-operatória ou de um enceramento diagnóstico, é utilizada como anteparo palatal para a aplicação incremental de compósitos (FIGS. 24.93 E 24.94). Após a reconstrução palatoincisal, novos incrementos são aplicados diretamente na superfície do preparo, como se estivesse sendo realizada uma faceta direta (FIG. 24.95). O uso de compósitos abre um grande leque de opções quanto a matizes, cromas e níveis de translucidez das massas restauradoras, o que permite a obtenção de provisórios de alta qualidade estética. Evidentemente, cabe ao profissional avaliar as necessidades particulares de cada caso, a fim de reproduzir os detalhes de cor, forma e textura que considerar necessários para alcançar um bom resultado estético. Os procedimentos de acabamento e polimento são idênticos àqueles recomendados para facetas diretas, cujo protocolo é apresentado no capítulo 16. O resultado final alcançado com essa técnica é extremamente satisfatório, desde que os procedimentos sejam conduzidos de forma diligente e com máxima atenção aos detalhes (FIG. 24.96). Na sessão de prova e cimentação definitiva, o provisório é facilmente removido, com o auxílio de um instrumento pontiagudo (e.g., bisturi, cureta ou sonda exploradora) que exerça uma força de alavanca na interface entre o preparo e a resina composta.

RESTAURAÇÕES PROVISÓRIAS

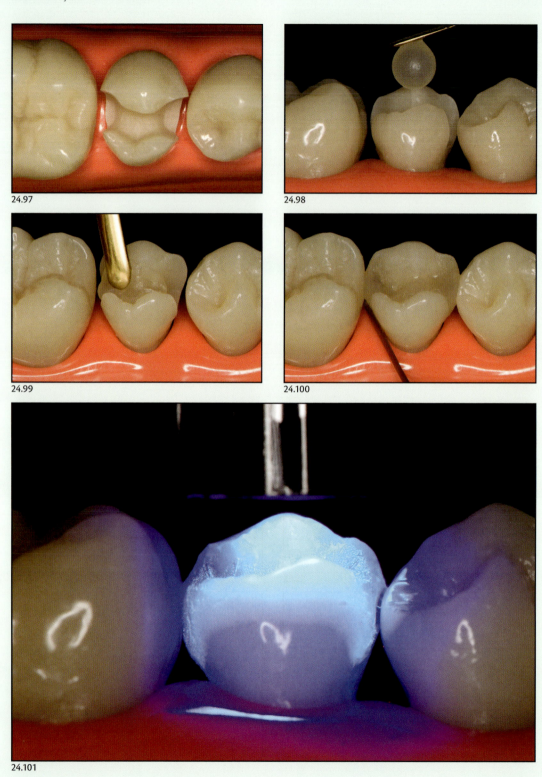

24.97
24.98
24.99
24.100
24.101

Alguns materiais restauradores provisórios, como as resinas fotopolimerizáveis à base de dimetacrilato de uretano (UDMA), podem ser empregados para execução fácil e rápida de restaurações que permanecerão em boca por pouco tempo. As indicações primárias deste material são as restaurações provisórias de *inlays* e *onlays* (FIG. 24.97). Para a confecção do provisório, a resina selecionada é aplicada diretamente no preparo e esculpida com espátulas, de forma a minimizar a quantidade de excessos na região oclusal (FIGS. 24.98 E 24.99). Na região proximal, a resina é aplicada em contato direto com os dentes adjacentes e os excessos são removidos com fio dental ou espátulas de ponta fina (FIG. 24.100). Alternativamente, pode-se optar pela instalação prévia de uma matriz e uma cunha de madeira. A seguir, efetua-se a oclusão em máxima intercuspidação habitual (MIH), e, mais uma vez, os excessos são avaliados e removidos. O material é, então, fotoativado pelo tempo recomendado pelo fabricante e a restauração provisória está concluída, uma vez que não é removida para reembasamento ou cimentação (FIG. 24.101). Embora seja uma técnica rápida e de fácil execução, esse tipo de provisório está indicado apenas para curtos períodos ($\approx$1–2 semanas), uma vez que a adaptação e a estética deixam a desejar. Além disso, o material apresenta certa elasticidade, que se por um lado facilita sua remoção subsequente, por outro lado limita sua capacidade de promover reforço estrutural. Na sessão de cimentação definitiva, caso haja dificuldade na remoção do provisório, é possível e recomendável a execução de uma canaleta nele — com cuidado para não tocar no dente — a fim de aumentar a flexibilidade da restauração e facilitar sua remoção sem danos ao remanescente. Isso é especialmente importante em restaurações tipo *inlay* MOD, para evitar a concentração de estresse nas cúspides, decorrente do movimento de alavanca.

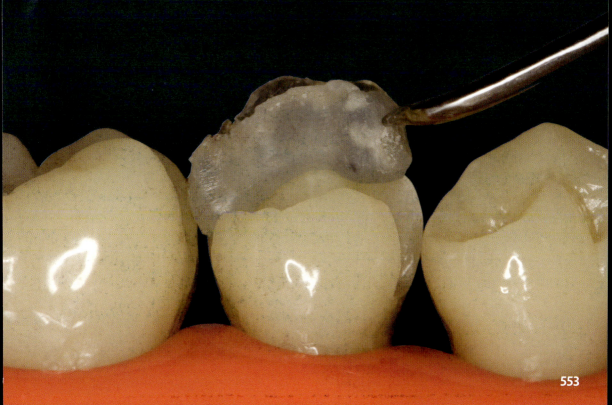

25

CIMENTAÇÃO ADESIVA

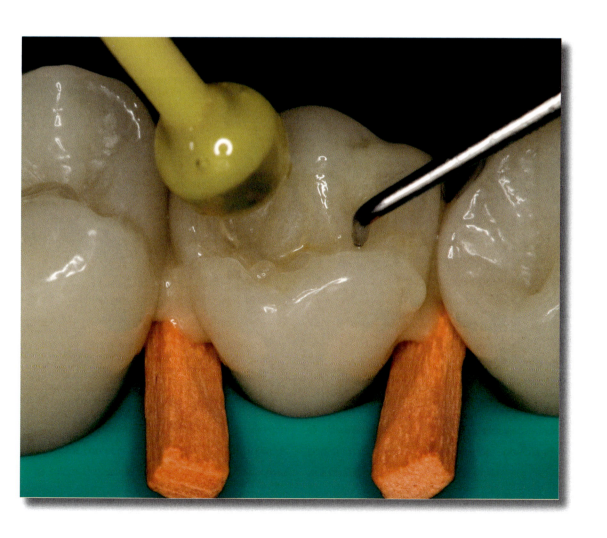

CIMENTAÇÃO ADESIVA

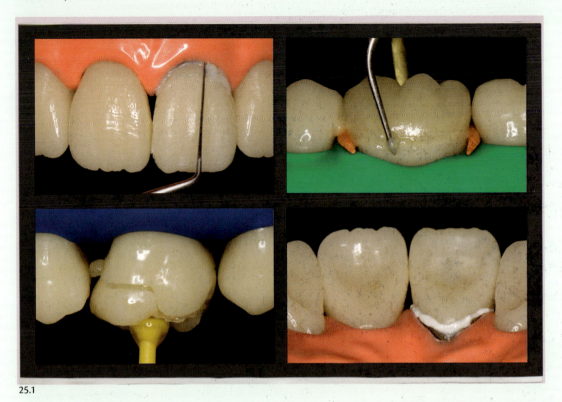

25.1

Todo procedimento restaurador indireto culmina com a cimentação da peça protética ao dente (FIG. 25.1). Embora seja incorreto atribuir ao processo de cimentação a total responsabilidade pelo sucesso restaurador, não há dúvidas de que esse é um momento crucial para a qualidade do resultado final, pois de nada adianta um planejamento cuidadoso, um preparo excelente e uma moldagem precisa, se a cimentação for realizada de forma displicente e/ou com materiais inadequados. Os cimentos contemporâneos podem ser divididos em *convencionais* e *adesivos*, de acordo com o tipo de interação que apresentam com a estrutura dental (FIG. 25.2). Os cimentos adesivos apresentam inúmeras vantagens em relação aos convencionais — razão pela qual foram empregados nas sequências deste capítulo, conforme discutido na sequência. Em linhas gerais, a cimentação de uma restauração indireta tem como principais funções: promover a *retenção* da peça protética ao remanescente dental, impedindo seu deslocamento durante a função; promover o *vedamento da interface* entre a restauração e o substrato, ocupando todo o espaço existente ao longo das margens e da superfície interna da peça; oferecer *suporte mecânico* ao material restaurador, de forma a colaborar na transmissão dos esforços oclusais e permitir a recuperação de até

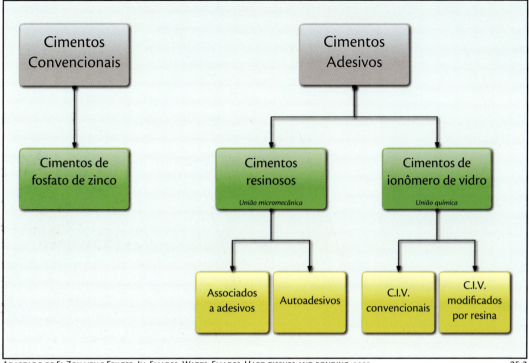

Adaptado de El-Zohairy e Feilzer. In: Eliades, Watts, Eliades. Hard tissues and bonding. 2005.

100% da resistência original do dente; realizar o *selamento dos túbulos dentinários* expostos pelos procedimentos de preparo, a fim de minimizar o risco de sensibilidade pós-operatória; e colaborar na obtenção de *estética adequada*, não deixando evidente a linha de cimentação, nem alterando a expressão cromática de materiais restauradores translúcidos. Evidentemente, o peso de cada um desses aspectos no sucesso do tratamento depende de forma direta da modalidade restauradora em questão: não há dúvida de que a capacidade retentiva do cimento é mais relevante em preparos para faceta de porcelana do que em preparos para coroa total, uma vez que os primeiros não contam com qualquer tipo de retenção friccional para impedir o deslocamento da peça protética. Da mesma maneira, as características estéticas do agente cimentante são mais críticas em restaurações anteriores do que em restaurações posteriores, visto que as primeiras são, muitas vezes, confeccionadas com materiais altamente translúcidos e suscetíveis à influência cromática do cimento. Como não existem agentes cimentantes perfeitos, que apresentem desempenho excepcional na miríade de situações clínicas existentes, é imprescindível conhecer e respeitar as limitações dos materiais, escolhendo aqueles que melhor atendam aos requisitos do caso.

CIMENTAÇÃO ADESIVA

Um aspecto que também deve ser considerado na escolha dos materiais é o grau de dificuldade técnica associado ao uso de cada um dos tipos de cimento. Os cimentos de fosfato de zinco, ionômero de vidro e os resinosos autoadesivos são de aplicação fácil e rápida, ao passo que os cimentos resinosos tradicionais — associados aos sistemas adesivos — têm um protocolo de uso significativamente mais complexo e sensível a erros. Neste capítulo, todas as sequências foram executadas com cimentos resinosos associados aos sistemas adesivos — sem dúvida os materiais mais versáteis, com maior gama de indicações e sucesso clínico longitudinal comprovado em inúmeros estudos. Os cimentos resinosos autoadesivos são materiais relativamente novos, que aliam as características dos cimentos resinosos tradicionais a uma maior rapidez e facilidade de uso, porém, apesar de apresentarem resultados iniciais promissores, ainda não têm uma história clínica de sucesso a ponto de serem considerados materiais de eleição. Outra importante consideração, ao selecionar um cimento resinoso, é o modo de polimerização deste. Existem cimentos *autopolimerizáveis*, nos quais a reação de polimerização é ativada quimicamente pela mistura de dois componentes; cimentos *fotopolimerizáveis*, nos quais a polimerização é ativada pela exposição do material à luz visível; e cimentos *duais*, nos quais a reação de polimerização combina ambos os mecanismos. Os cimentos fotopolimerizáveis apresentam, como principais vantagens, o tempo de trabalho virtualmente ilimitado, que facilita sobre-

maneira o posicionamento da peça protética e a remoção de excessos; e a melhor estabilidade de cor. Por essa razão, estão indicados para fixar restaurações translúcidas e com pequena espessura, nas quais a luz atravessa facilmente a espessura do material (e.g., facetas e alguns *inlays* e *onlays*). Os cimentos autopolimerizáveis e duais são recomendados quando a restauração é menos translúcida ou apresenta maior espessura, fatores que limitam a passagem da luz e, consequentemente, impedem o uso de materiais fotopolimerizáveis. Nessas situações, os cimentos duais apresentam a vantagem, em comparação com os autopolimerizáveis, de seu tempo de trabalho ser controlado pela fotoativação. Entretanto, sua capacidade de polimerização química não é tão boa quanto a dos materiais autopolimerizáveis, de forma que a fotoativação com luz visível deve sempre respeitar o tempo recomendado pelo fabricante. Outra medida interessante, ao empregar cimentos duais, é efetuar a fotoativação a partir de múltiplas faces (vestibular, oclusal, lingual/palatal), para assegurar que o material receba a melhor exposição possível à luz visível. Antes de passar à demonstração das sequências de cimentação, é importante discutir e fazer algumas considerações referentes à interação do cimento com as interfaces adesivas. Uma vez que o cimento é o elo de ligação entre o substrato dental e o material restaurador, cada cimentação envolve duas interações — ou interfaces — adesivas: a interação entre o cimento e o substrato e a interação entre o cimento e o material restaurador.

INTERFACE CIMENTO / SUBSTRATO

Adesão às estruturas dentais: os cimentos convencionais contam apenas com a fricção mecânica que ocorre entre o preparo e a restauração. Os cimentos adesivos, por outro lado, unem-se ao remanescente dental por processos químicos (cimento de ionômero de vidro) ou micromecânicos (cimentos resinosos).

Selamento marginal e dos túbulos dentinários: os cimentos adesivos apresentam melhor selamento que os convencionais, desde que empregados corretamente. Além disso, o selamento adesivo é mais duradouro, pois a solubilidade do fosfato de zinco é a maior entre os cimentos contemporâneos.

INTERFACE CIMENTO / MATERIAL RESTAURADOR

Adesão aos materiais restauradores: o cimento de fosfato de zinco não apresenta união aos materiais restauradores. Os cimentos de ionômero de vidro podem apresentar alguma união às ligas metálicas. No caso de restaurações livres de metal, apenas os cimentos resinosos apresentam algum tipo de união, dependendo da superfície do material restaurador e de seu tratamento prévio. *Resistência*: em restaurações confeccionadas com infraestruturas metálicas ou com cerâmicas óxidas, que não necessitam de um cimento que aumente sua resistência, a cimentação pode ser realizada com fosfato de zinco ou ionômero de vidro, embora sem adesão ao material restaurador. Já no caso de restaurações indiretas confeccionadas com compósitos ou com cerâmicas vítreas (feldspáticas, feldspáticas reforçadas por leucita ou dissilicato de lítio), materiais altamente friáveis, é essencial contar com a cimentação adesiva, visto que, nessa situação, o cimento resinoso oferece suporte ao material, aumentando consideravelmente a longevidade das restaurações. Para uma boa adesão entre a cerâmica e os cimentos resinosos, é importante que a superfície cerâmica receba um tratamento especial, que varia de um tipo de cerâmica para outro. Nas cerâmicas vítreas, o tratamento de superfície envolve o condicionamento com ácido fluorídrico, para criar microrretenções e expor a sílica de sua superfície. Um agente silano é aplicado, na sequência, para servir de elo de ligação entre a superfície cerâmica e os cimentos resinosos. Vale lembrar que tal procedimento só é possível e bem-sucedido em cerâmicas ricas em sílica. As cerâmicas óxidas — ricas em alumina ou zircônia, por exemplo — não têm superfície rica em sílica e não são sensíveis ao ácido fluorídrico, necessitando de um tratamento de superfície diferenciado. Assim, elas podem ter sua superfície recoberta por sílica, em um processo conhecido como silicatização seguido da aplicação de um agente silano e de um cimento resinoso tradicional, ou podem ser jateadas com óxido de alumínio, a fim de criar microrretenções na superfície, seguido da aplicação de *primers* e cimentos adesivos especiais, que contêm monômeros fosfatados, capazes de realizar uma união química à superfície dessas cerâmicas.

CIMENTAÇÃO ADESIVA

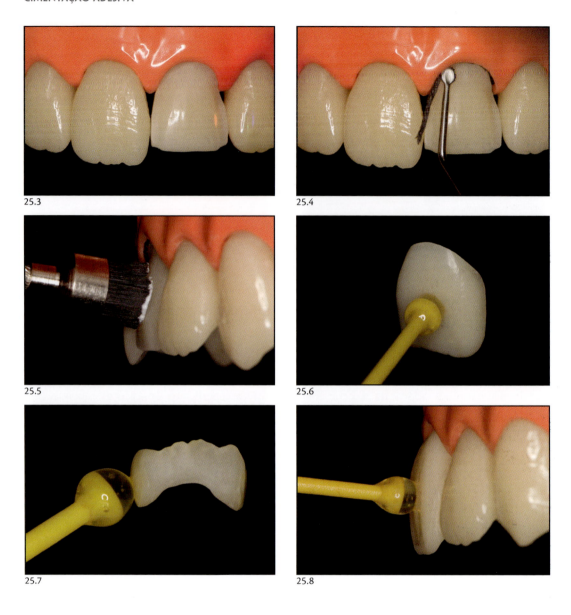

25.3   25.4
25.5   25.6
25.7   25.8

A primeira sequência deste capítulo demonstra os passos envolvidos na cimentação adesiva de uma faceta cerâmica (FIG. 25.3). Inicialmente, o campo operatório é isolado, seja com dique de borracha, seja, alternativamente, com fios retratores, roletes de algodão e sugadores de alta potência (FIG. 25.4). A seguir, o remanescente é limpo com uma escova Robinson ou um jato de bicarbonato, a fim de eliminar quaisquer resíduos dos materiais empregados na restauração provisória (FIG. 25.5). O laminado é, então, apreendido

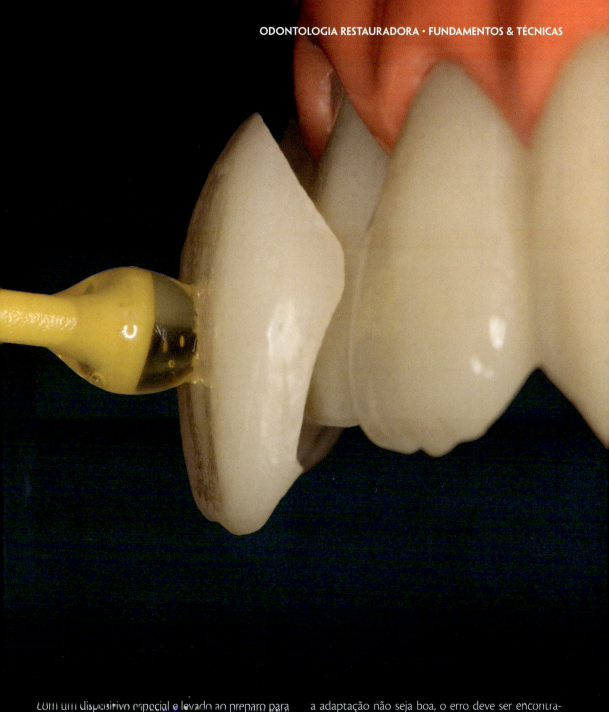

com um dispositivo especial e levado ao preparo para verificar a adaptação marginal (FIGS. 25.6 A 25.8). Um protocolo restaurador correto, com um bom preparo e um molde preciso, associado a um laboratório de qualidade, deve gerar peças cerâmicas precisas. Caso

a adaptação não seja boa, o erro deve ser encontrado — seja no preparo, na obtenção do molde, seja na fase laboratorial — e a restauração repetida. Cimentos resinosos não devem ser utilizados para ocupar o espaço de grandes desadaptações.

CIMENTAÇÃO ADESIVA

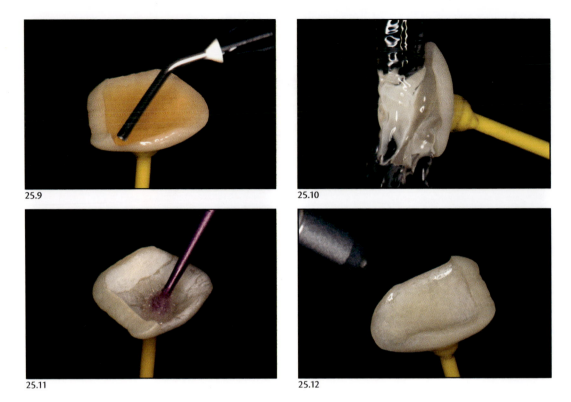

25.9　25.10
25.11　25.12

Confirmada a adaptação, inicia-se a cimentação propriamente dita. A superfície interna da cerâmica feldspática reforçada por leucita, usada neste exemplo, é condicionada com ácido fluorídrico por 60 segundos, abundantemente lavada com água e limpa com spray ar/água ou banho ultrassônico em água destilada ou álcool (FIGS. 25.9 E 25.10). A seguir, o silano é aplicado e mantido por alguns segundos sobre toda a superfície condicionada pelo ácido, de acordo com as instruções do fabricante (FIG. 25.11). A evaporação dos solventes do silano deve ser conduzida com suaves jatos de ar ou, preferencialmente, com jatos de ar quente (com um secador de cabelos), que melhoram a taxa de volatilização dos solventes e promovem resultados ainda melhores (FIG. 25.12). É importante frisar que entre os materiais restauradores disponíveis no mercado vários se destinam à mesma função, porém apresentam formulações diferentes e, consequentemente, protocolos de uso distintos. Isso vale para os ácidos empregados no condicionamento da cerâmica, para os agentes silanos, para os cimentos resinosos e, principalmente, para os sistemas adesivos. É essencial, portanto, que o profissional conheça bem os materiais que utiliza no dia a dia e adapte o protocolo restaurador aqui apresentado às peculiaridades desses materiais.

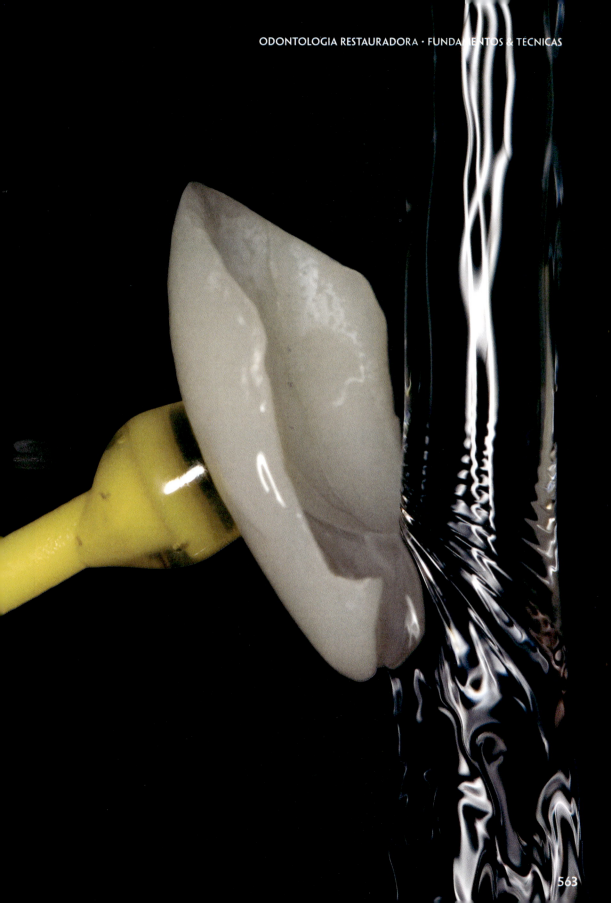

CIMENTAÇÃO ADESIVA

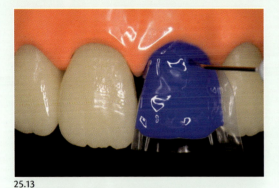

25.13

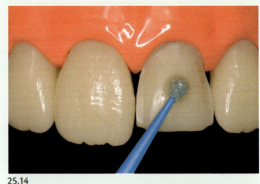

25.14

25.15

25.16

Após a proteção dos dentes adjacentes com uma matriz de poliéster, um gel de ácido fosfórico é aplicado, lavado e o excesso de umidade é removido (FIG. 25.13). Duas camadas do sistema adesivo são, então, aplicadas no preparo, bem como na superfície cerâmica silanizada, seguidas da evaporação de seus solventes com jatos de ar (FIGS. 25.14 A 25.16). Observe que o adesivo não é fotoativado nesse momento, para que não haja risco de a fina camada, já polimerizada, interferir na adaptação da restauração. A seguir, um cimento fotopolimerizável é inserido e espalhado por toda a face interna da faceta e ela é levada em posição e pressionada digitalmente (FIGS. 25.17 A 25.19). Nesse momento, é importante que ocorra extravasamento de cimento ao longo de todo o perímetro marginal, para confirmar que a interface entre o dente e a faceta foi inteiramente ocupada pelo agente cimentante (FIGS. 25.20 E 25.21). Caso sejam observadas regiões sem extravasamento de material, é preferível que a faceta seja removida, receba mais cimento e, a seguir, seja reposicionada. Na sequência, os excessos mais grosseiros são removidos da região das margens com sondas ou espátulas finas, e, somente então, realiza-se a fotoativação (FIGS. 25.22 A 25.24). Uma vez que a cerâmica da faceta é fina e translúcida, a luz é capaz de atuar perfeitamente nos agentes adesivos e cimentantes fotopolimerizáveis.

ODONTOLOGIA RESTAURADORA · FUNDAMENTOS & TÉCNICAS

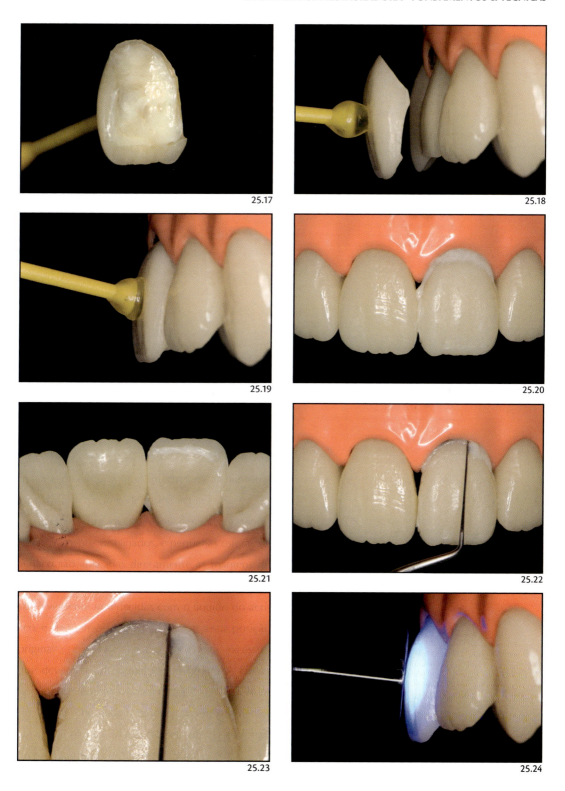

25.17 25.18
25.19 25.20
25.21 25.22
25.23 25.24

565

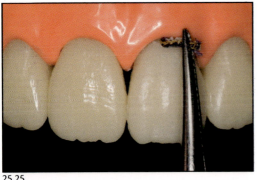
25.25

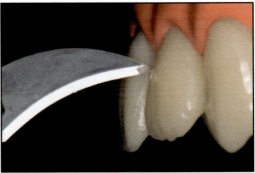
25.26

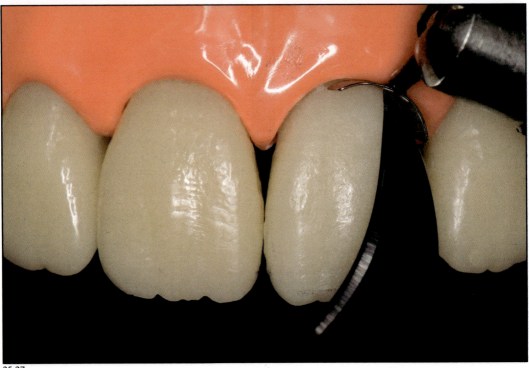
25.27

Após a fotoativação, o fio retrator é removido do sulco gengival (FIG. 25.25). Tal manobra já é, geralmente, responsável por eliminar parte dos excessos de adesivo e cimento, que ficam embricados às fibras do fio. Os demais excessos devem ser cautelosamente removidos com o auxílio de lâminas de bisturi número 12, que apresentam um formato bastante adequado para este fim (FIG. 25.26). Observe que, devido ao término intrassulcular, é necessário utilizar um instrumento que afaste a gengiva e promova

ODONTOLOGIA RESTAURADORA • FUNDAMENTOS & TÉCNICAS

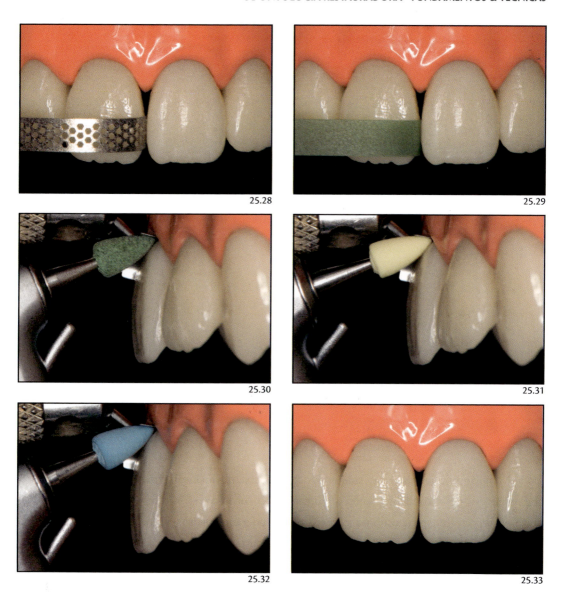

25.28 25.29 25.30 25.31 25.32 25.33

acesso adequado à margem gengival da restauração (FIG. 25.27). Nas regiões proximais, os procedimentos de remoção de excessos, bem como o acabamento e polimento da linha de cimentação, podem ser realizados com tiras de lixa (FIGS. 25.28 E 25.29). O acabamento e polimento da linha de cimentação nas faces vestibular e palatal podem ser realizados com borrachas abrasivas (FIGS. 25.30 A 25.32). O resultado final mostra a ótima integração estética alcançada com a faceta cerâmica (FIG. 25.33).

A segunda sequência demonstra o protocolo de cimentação de um *inlay* cerâmico, produzido com uma cerâmica feldspática reforçada por leucita. Após a limpeza do remanescente com uma escova Robinson ou, alternativamente, com um jato de bicarbonato, o preparo deve ser minuciosamente inspecionado, a fim de detectar possíveis resquícios de cimento provisório, que poderiam interferir no assentamento do *inlay*, dando a falsa impressão de que a restauração está mal-adaptada. Feito isso, o campo operatório é isolado, preferencialmente com lençol de borracha, e a peça protética é inserida em posição para que sua adaptação seja avaliada (FIG. 25.34). Após a verificação da qualidade de adaptação, o *inlay* é apreendido com um dispositivo adesivo especial, a fim de facilitar o manuseio durante o preparo da superfície para cimentação (FIGS. 25.35 E 25.36). Inicialmente, a superfície interna do *inlay* é condicionada com ácido fluorídrico, por 60 segundos — esse tempo varia de acordo com o tipo de cerâmica utilizada –, a fim de criar microrretenções e expor a sílica (FIG. 25.37). Após lavagem abundante com spray ar/água ou banho ultrassônico e secagem com ar, a superfície cerâmica condicionada recebe um agente silano, que deve agir por 60 segundos e receber um suave jato de ar para a evaporação dos solventes (FIGS. 25.38 E 25.39). Uma fina camada de adesivo é, então, aplicada à superfície silanizada, seguida pela evaporação dos solventes com jatos de ar (FIGS. 25.40 E 25.41).

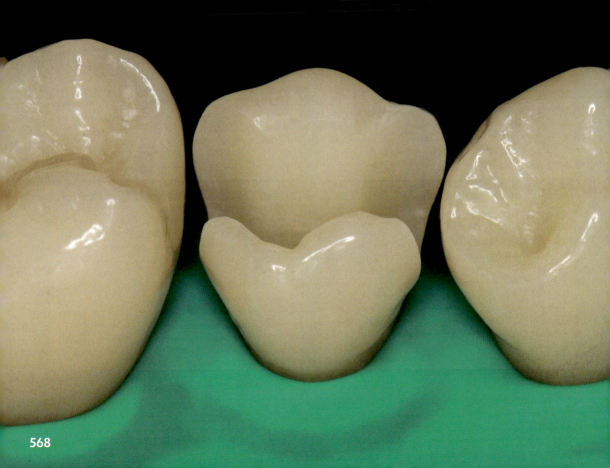

ODONTOLOGIA RESTAURADORA • FUNDAMENTOS & TÉCNICAS

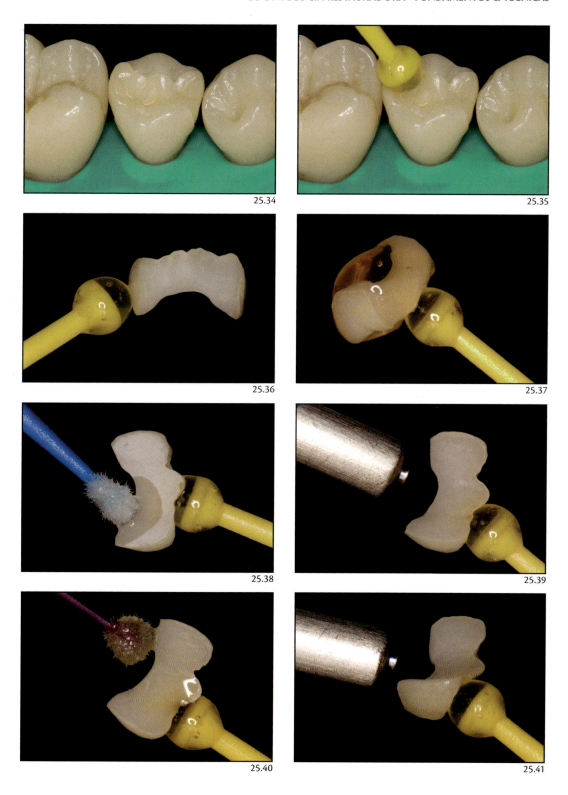

25.34
25.35
25.36
25.37
25.38
25.39
25.40
25.41

569

CIMENTAÇÃO ADESIVA

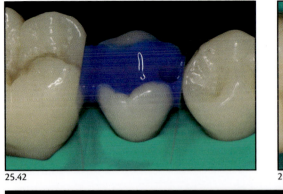
25.42

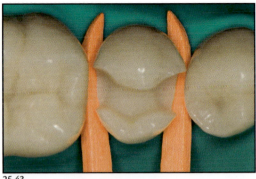
25.43

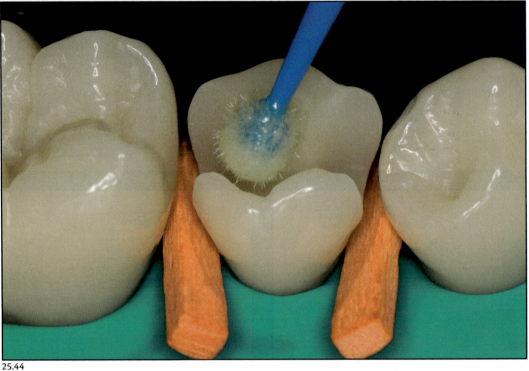
25.44

Os procedimentos adesivos referentes ao substrato dental são iniciados pela proteção dos dentes adjacentes com uma matriz de poliéster. A seguir, a superfície preparada é condicionada com ácido fosfórico por 15 segundos (FIG. 25.42). Após a lavagem e remoção do excesso de umidade, duas cunhas são inseridas de maneira invertida — para não atrapalhar a inserção do *inlay* –, impedindo que os excessos de cimento escoem em direção gengival (FIG. 25.43). A seguir, múltiplas camadas do adesivo são aplicadas,

ODONTOLOGIA RESTAURADORA • FUNDAMENTOS & TÉCNICAS

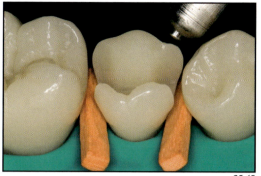
25.45

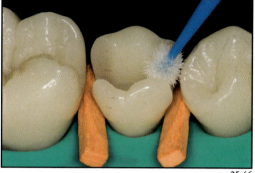
25.46

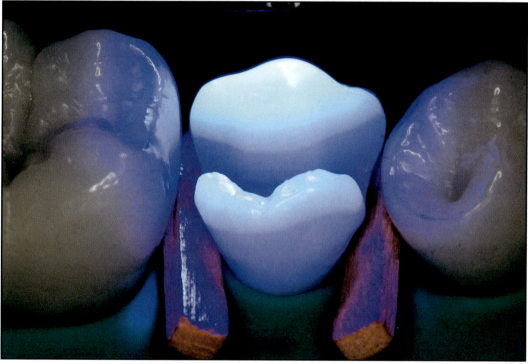
25.47

e os solventes são evaporados com leves jatos de ar (FIGS. 25.44 E 25.45). O excesso de adesivo é removido com um microaplicador seco ou, alternativamente, por aspiração com uma pequena cânula (FIG. 25.46). Deve-se ter cuidado para remover o adesivo que empoça nas regiões côncavas do preparo, uma vez que este poderia impedir o assentamento do *inlay*. Diferentemente da sequência anterior, nesta optou-se por fotoativar o adesivo previamente à inserção da peça protética (FIG. 25.47).

CIMENTAÇÃO ADESIVA

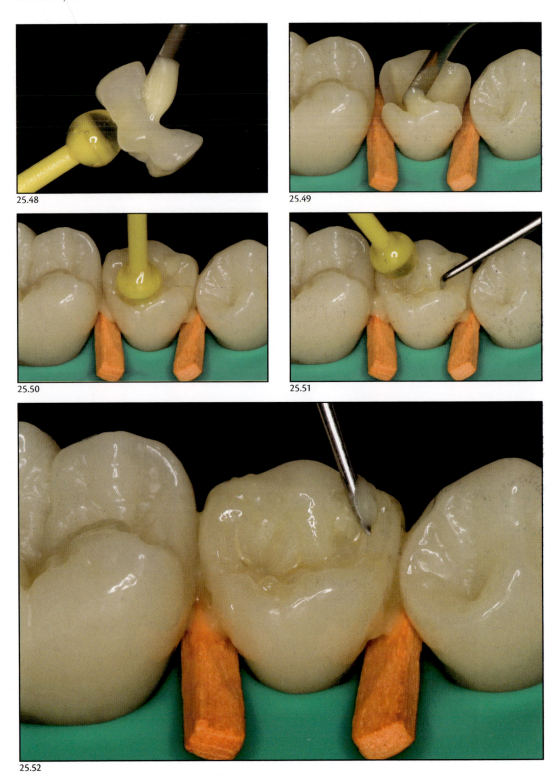

25.48

25.49

25.50

25.51

25.52

ODONTOLOGIA RESTAURADORA · FUNDAMENTOS & TÉCNICAS

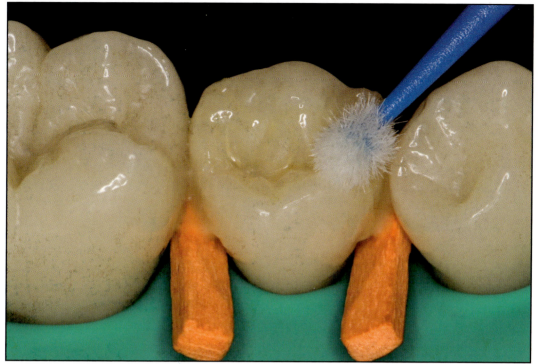

25.53

Concluídos os procedimentos adesivos referentes aos substratos dentais, realiza-se a manipulação de um cimento resinoso dual, que é aplicado tanto na superfície interna do *inlay* cerâmico (FIG. 25.48) como na superfície do preparo, com especial atenção às paredes circundantes (FIG. 25.49). Lembre-se que nos cimentos duais a reação de polimerização inicia-se no momento em que as pastas são misturadas. Assim, rapidamente, o *inlay* deve ser posicionado sobre o preparo e submetido a uma leve pressão durante o assentamento, de forma a promover o extravasamento de cimento ao longo de todo o perímetro marginal (FIG. 25.50). A seguir, uma sonda exploradora é empregada para manter pressão leve sobre a restauração, ao mesmo tempo que o dispositivo adesivo, empregado para apreensão da peça, é removido (FIG. 25.51). Nesse momento, os excessos mais grosseiros de cimento resinoso — que, vale lembrar, ainda não foi exposto à luz do fotopolimerizador — devem ser removidos com o auxílio de uma sonda exploradora e/ou microaplicadores descartáveis (FIGS. 25.52 E 25.53). Alternativamente, a cimentação pode ser executada com cimentos de alta viscosidade, desde que associados a dispositivos ultrassônicos, capazes de emitir uma vibração que aumenta temporariamente o escoamento do material. A principal vantagem de tal técnica é a facilidade de remoção dos excessos.

573

CIMENTAÇÃO ADESIVA

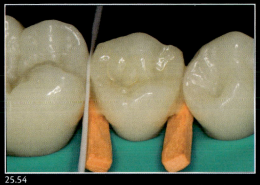
25.54

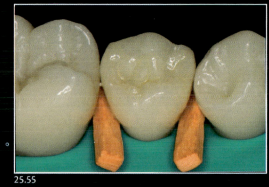
25.55

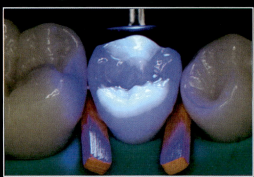
25.56

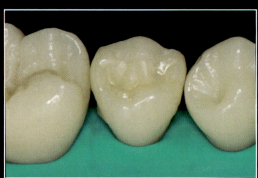
25.57

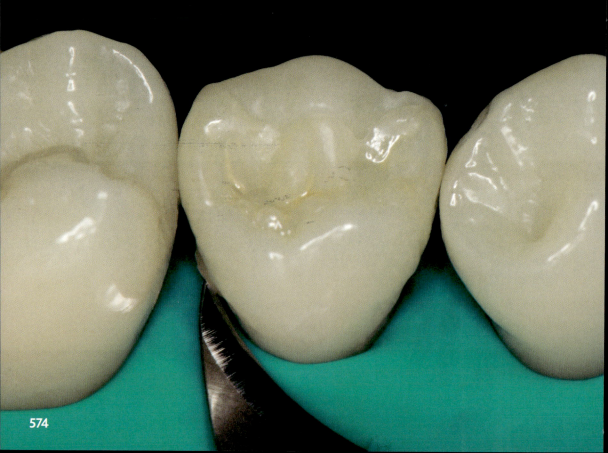

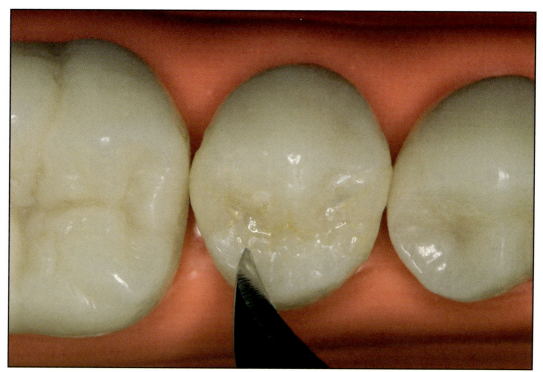

25.58

Antes de realizar a fotoativação final, é aconselhável que os excessos proximais sejam parcialmente removidos, com o auxílio de um fio dental, com cuidado para que este não penetre na interface e desloque o *inlay* e/ou promova o valamento marginal (FIGS. 25.54 E 25.55). Uma tática interessante e que facilita sobremaneira a remoção dos excessos, ao mesmo tempo que reduz a chance de deslocamento da peça, é a realização de uma rápida polimerização por oclusal — não mais que 5 segundos de exposição à luz. Essa breve exposição é suficiente para estabilizar a posição do *inlay* e permitir que o cimento, já parcialmente polimerizado, seja removido em fragmentos. Assim que se confirmar a ausência de excessos grosseiros, realiza-se a fotoativação final, em geral com 60 segundos de exposição por cada face (vestibular, oclusal, lingual/palatal), a fim de assegurar a polimerização correta do cimento (FIGS. 25.56 E 25.57). A fotopolimerização por longo tempo é essencial, tanto para cimentos fotopolimerizáveis como para os duais, uma vez que, nos últimos, o componente químico da polimerização não é suficiente para conferir um grau adequado de conversão ao material. Após a remoção do dique de borracha, os excessos de cimento que ainda restam nas margens devem ser removidos com o auxílio de lâminas de bisturi (FIG. 25.58).

CIMENTAÇÃO ADESIVA

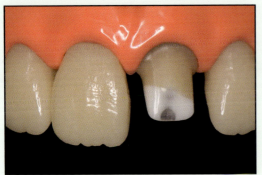
25.59

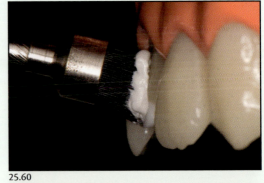
25.60

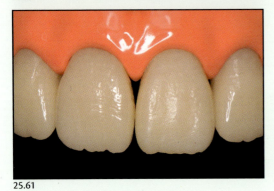
25.61

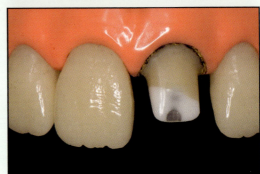
25.62

A terceira sequência apresentada simula o protocolo de cimentação adesiva de uma coroa com infraestrutura de cerâmica óxida (e.g., rica em alumina ou zircônia). Conforme mencionado anteriormente, esses materiais necessitam de uma conduta especial, para que se obtenham bons resultados com a cimentação adesiva. Relembrando, as alternativas são: ① silicatização seguida de silanização da superfície; ② jateamento com óxido de alumínio seguido da aplicação de um *primer* especial; e ③ jateamento com óxido de alumínio associado a um cimento que conte com monômeros fosfatados. No caso aqui apresentado, optou-se pela segunda alternativa. Assim, após a limpeza do preparo com escova Robinson e pasta profilática, a coroa é provada e sua boa adaptação ao remanescente é confirmada (FIGS. 25.59 A 25.61). Feito isso, o campo operatório é isolado com fios retratores, roletes de algodão e sugador de alta potência (FIG. 25.62). Para o tratamento da superfície interna da coroa, inicialmente se realiza o jateamento com óxido de alumínio (FIG. 25.63), seguido pela aplicação de um *primer* com afinidade por óxidos metálicos (FIG. 25.64) e pela volatilização dos solventes com leves jatos de ar (FIG. 25.65). Na sequência, o substrato dental é condicionado com ácido fosfórico lavado, e o excesso de umidade é removido (FIG. 25.66). Um sistema adesivo dual é, então, aplicado, de acordo com as recomendações do fabricante (FIG. 25.67).

ODONTOLOGIA RESTAURADORA • FUNDAMENTOS & TÉCNICAS

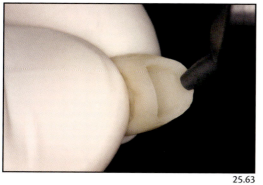
25.63

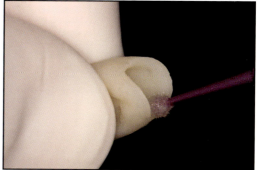
25.64

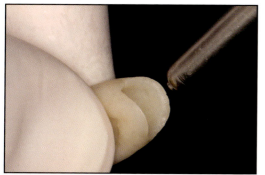
25.65

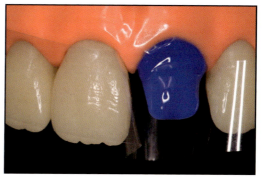
25.66

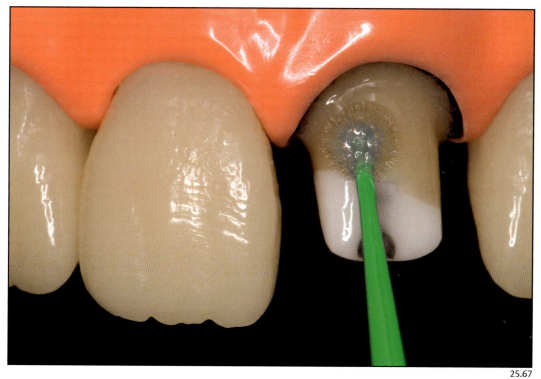
25.67

577

CIMENTAÇÃO ADESIVA

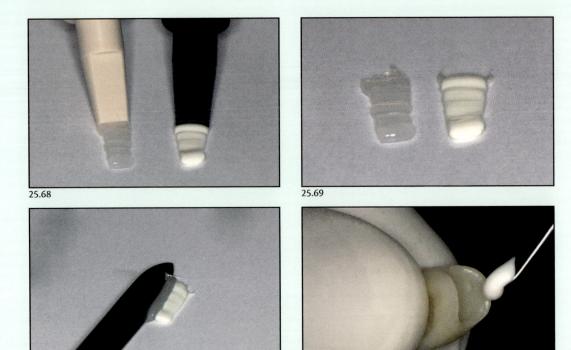

25.68 25.69
25.70 25.71

Para servir de elo entre o substrato dental e a coroa cerâmica, seleciona-se um cimento adesivo autopolimerizável ou dual. Os materiais exclusivamente fotopolimerizáveis estão contraindicados, uma vez que as cerâmicas óxidas são mais opacas, não permitindo uma passagem adequada da luz da unidade fotoativadora. Sendo assim, doses iguais das pastas base e catalisadora do agente cimentante são proporcionadas sobre um bloco e espatuladas até que se obtenha uma massa homogênea (FIGS. 25.68 A 25.70). A seguir, o cimento é aplicado na face interna da coroa cerâmica, em quantidade suficiente para preencher o espaço de cimentação e gerar excessos leves em toda a extensão das margens (FIG. 25.71). A coroa é, então, colocada em posição e pressionada digitalmente até que se confirme seu completo assentamento e ocorra o extravasamento de cimento ao longo de todas as margens (FIGS. 25.72 E 25.73). Nesse momento, ao empregar cimentos duais, é interessante realizar uma breve fotoativação (3 a 5 segundos), para acelerar a reação de polimerização do cimento (FIG. 25.74), fazendo com que a coroa permaneça em posição, enquanto os excessos de cimento — apenas parcialmente polimerizados — são removidos com o auxílio de uma lâmina de bisturi (FIG. 25.75). Após a remoção dos excessos, procede-se à fotoativação final (FIG. 25.76). Observe este caso completo no capítulo 27.

ODONTOLOGIA RESTAURADORA · FUNDAMENTOS & TÉCNICAS

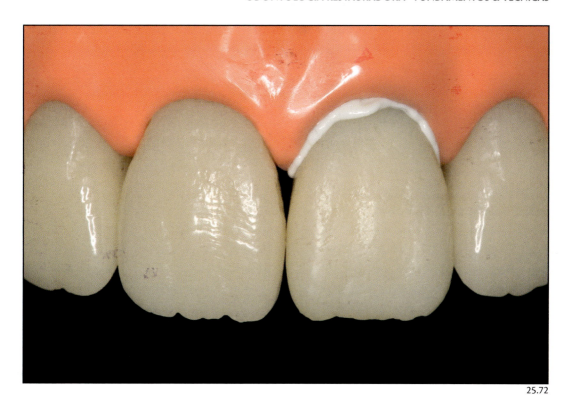

25.72

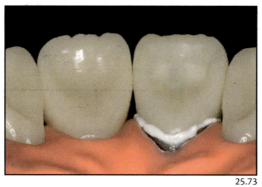

25.73

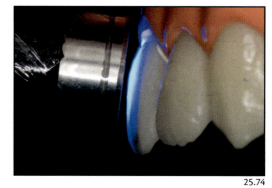

25.74

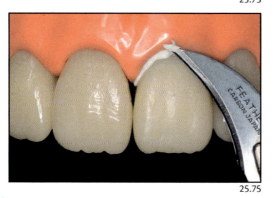

25.75

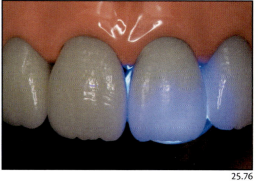

25.76

579

26

PINOS INTRARRADICULARES

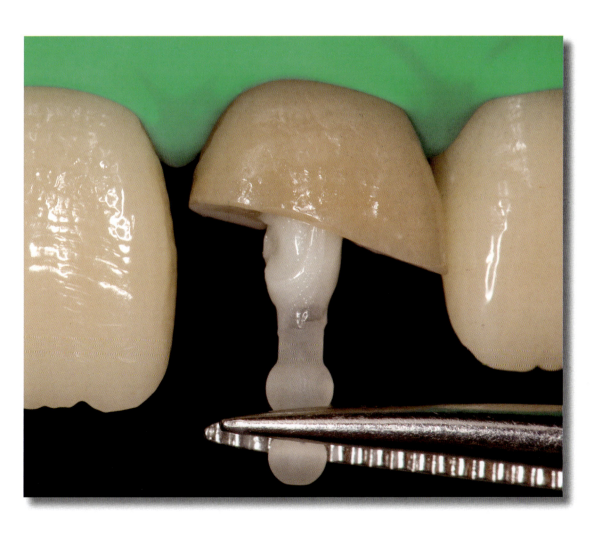

PINOS INTRARRADICULARES

Os pinos intrarradiculares são estruturas pré-fabricadas ou customizadas, que são cimentadas em dentes tratados endodonticamente, com a finalidade de aumentar a retenção das restaurações. No passado, acreditava-se que os pinos reforçavam a estrutura dos dentes que haviam sofrido tratamento endodôntico, porém diversas pesquisas já confirmaram que tal reforço não ocorre. Por essa razão, a cimentação indiscriminada de pinos intrarradiculares, tal com ocorria, não deve continuar. Pinos estão indicados em dentes tratados endodonticamente e que apresentam grande perda de estrutura coronária, ou, ainda, quando apenas uma ou nenhuma parede cavitária estiver intata. Evidentemente, o tratamento endodôntico deve ser de alta qualidade, para não comprometer o sucesso da futura restauração. Por essa razão, radiografias são absolutamente essenciais para a avaliação e documentação do caso. Além disso, elas servem para guiar a remoção de material obturador radicular durante o preparo do conduto. Nesse sentido, há algumas regras gerais que devem ser conhecidas e respeitadas (FIG. 26.1):

① pelo menos 3 a 4 mm de material obturador endodôntico devem permanecer na região apical; ② uma relação de 1:1 entre a altura da coroa e o comprimento radicular do pino deve ser respeitada; ③ o pino deve se estender ao menos por metade do comprimento da raiz suportada por tecido ósseo; ④ as paredes circundantes do canal (dentina) devem ser desgastadas ao mínimo durante o preparo para a colocação do pino, para não fragilizar ainda mais o dente; ⑤ é essencial que exista, pelo menos, 1,5 a 2,5 mm de estrutura dental coronária, o que é conhecido como "efeito férula". A literatura aponta a existência do efeito férula como um dos fatores mais importantes para o sucesso de um dente restaurado com pino intrarradicular. Por essa razão, muitas vezes, um aumento de coroa clínica e/ou um tracionamento dental estão indicados para aumentar a quantidade de estrutura dental coronária. Os pinos de eleição para a maioria dos casos são os pré-fabricados de fibra, pois apresentam módulo de elasticidade similar ao da dentina, geram menor incidência de fraturas radiculares e são utilizados sem a necesidade de etapas laboratoriais.

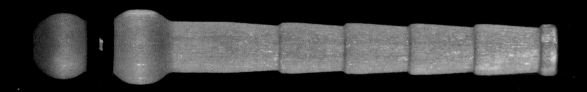

ODONTOLOGIA RESTAURADORA • FUNDAMENTOS & TÉCNICAS

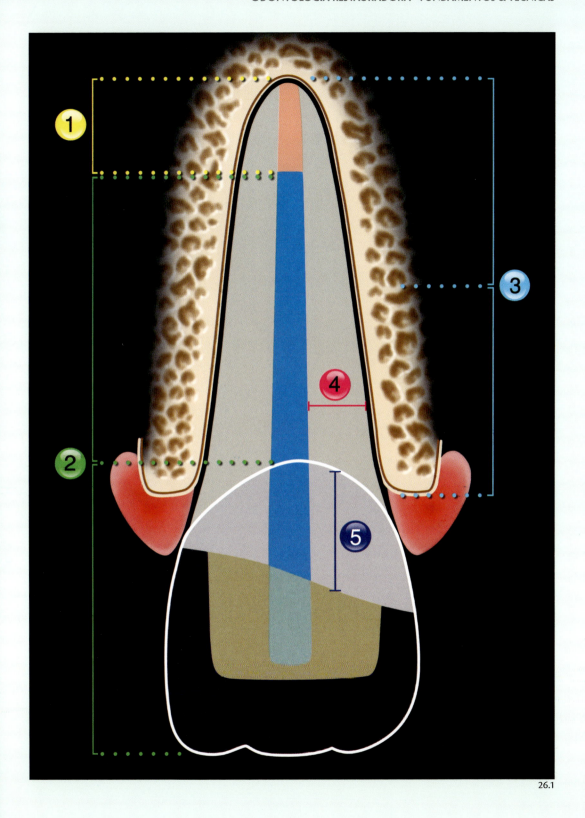

26.1

PINOS INTRARRADICULARES

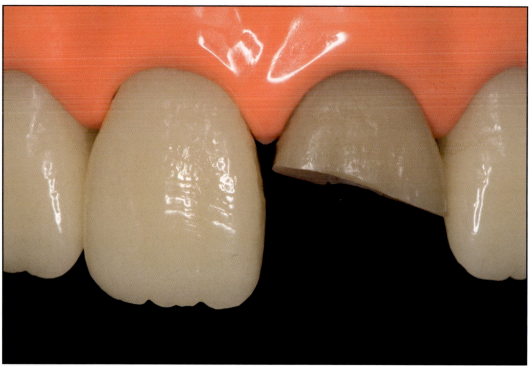

26.2

No primeiro exemplo deste capítulo, temos um incisivo central superior, com ampla destruição coronária e escurecimento severo (FIGS. 26.2 E 26.3). Uma vez que, em situações como esta, não é possível restituir as características estéticas e funcionais do dente, por meio de restaurações diretas, o tratamento aqui planejado é uma coroa cerâmica. Antes, entretanto, é imprescindível a instalação de um pino intrarradicular, associado a um núcleo de preenchimento, a fim de reconstruir parte da estrutura perdida e permitir a definição de um preparo com características geométricas bem definidas. Em virtude da considerável exigência estética do caso e da alta qualidade do remanescente dental, em especial no que diz respeito à altura coronária e à espessura das paredes, pode-se optar pelo uso de um pino de fibra e um núcleo de preenchimento confeccionado com resina composta. Assim, do estudo da radiografia inicial, calcula-se a quantidade de material obturador endodôntico que será removida, relembrando que, no mínimo, 4 mm de guta-percha devem permancer intactos para assegurar o selamento apical (FIG. 26.4). Observe, na sobreposição da guia transparente sobre a radiografia, o cumprimento das regras gerais para o uso adequado de pinos intrarradiculares, discutidas nas páginas anteriores (FIG 26.5).

ODONTOLOGIA RESTAURADORA · FUNDAMENTOS & TÉCNICAS

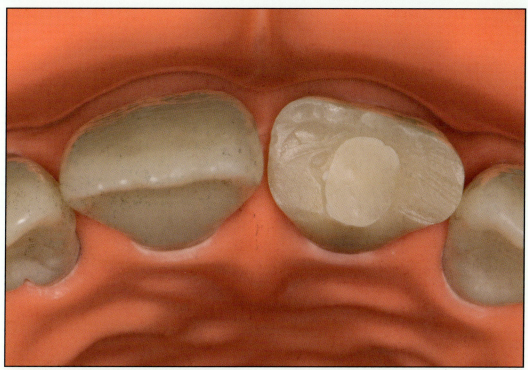

26.3

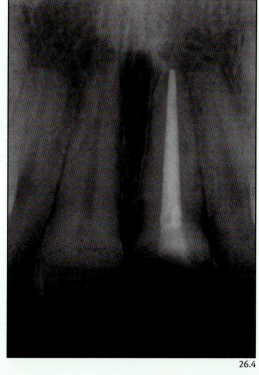

26.4

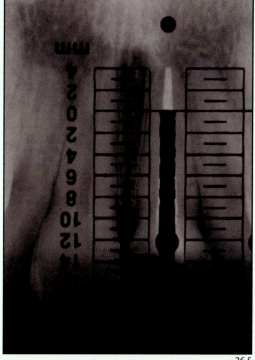

26.5

PINOS INTRARRADICULARES

Após o isolamento do campo operatório com dique de borracha, a restauração provisória é removida e procede-se ao preparo do canal radicular, realizado em baixa rotação, com brocas tipo Largo, com diâmetro compatível com o do canal ou, preferencialmente, com brocas específicas que, geralmente, acompanham os kits de pinos de fibras (FIGS. 26.6 E 26.7). A grande vantagem dessas brocas é que, simultaneamente à remoção do material obturador, elas promovem a customização das paredes do canal, adaptando-o ao formato e diâmetro do pino escolhido. No momento do preparo final do conduto radicular, é fortemente recomendada a utilização de cursores de borracha para controlar a profundidade de ação da broca (FIGS. 26.8 E 26.9). Finalizado o preparo do canal, executa-se a prova do pino, que deve ocupar completamente a altura desobturada e, preferencialmente, apresentar leve travamento apical, quando totalmente assentado (FIGS. 26.10 E 26.11). A confirmação do assentamento do pino pode ser feita com radiografias, pois, apesar de sua radiopacidade não ser tão alta, ainda é possível identificar o contorno radiográfico. Com o canal preparado e o pino corretamente assentado, uma guia de silicone, obtida de um enceramento diagnóstico, é empregada para antever a relação do pino com a forma da futura restauração (FIG. 26.12).

ODONTOLOGIA RESTAURADORA • FUNDAMENTOS & TÉCNICAS

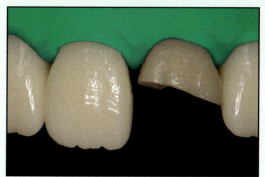
26.6

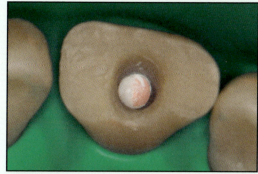
26.7

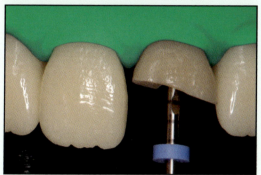
26.8

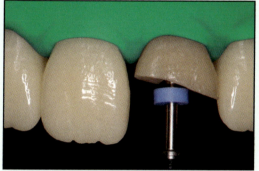
26.9

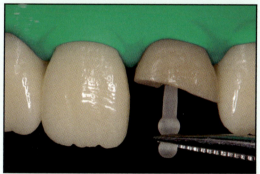
26.10

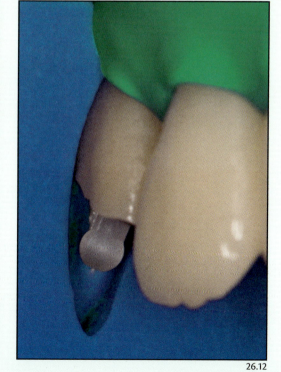
26.12

26.11

587

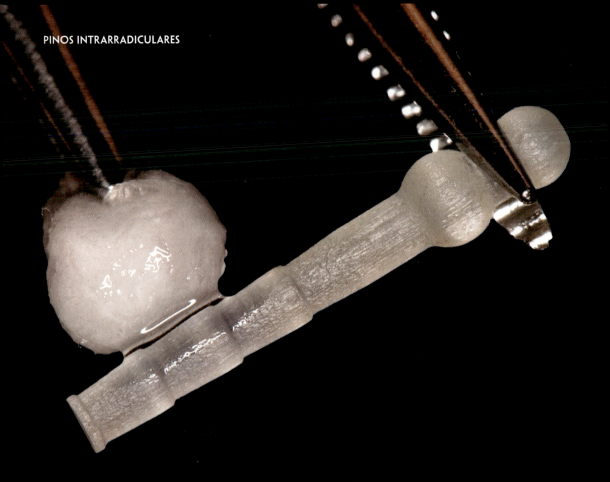

Dando início aos procedimentos de cimentação, a superfície do pino é limpa com uma bolinha de algodão embebida em álcool e, a seguir, recebe múltiplas camadas de um agente silano, seguidas de suaves jatos de ar, para evaporação dos solventes (FIGS. 26.13 E 26.14). Feito isso, passa-se à execução dos procedimentos adesivos na superfície dental — a etapa mais delicada e trabalhosa do protocolo apresentado. Inicialmente, os dentes adjacentes devem ser protegidos com uma matriz de poliéster para evitar o contato inadvertido com o ácido fosfórico. A seguir, o ácido é inserido, com a ponta aplicadora posicionada no fundo do canal radicular, para assegurar que o condicionamento será feito "de dentro para fora", minimizando a presença de bolhas, que acarretariam em condicionamento deficiente (FIG. 26.15). É importante que o condicionamento seja estendido por toda a superfície que receberá adesivo, cimento e compósito durante a construção do núcleo (FIG. 26.16). Após 15 segundos, o ácido é lavado com cânulas de irrigação — capazes de percorrer toda a extensão radicular preparada — e, simultaneamente, aspirado com cânulas suctoras acopladas a um sugador de alta potência (FIGS. 26.17 A 26.19). Após lavagem abundante, o excesso de umidade é removido com pontas de papel absorvente, específicas para procedimentos endodônticos (FIG. 26.20).

ODONTOLOGIA RESTAURADORA · FUNDAMENTOS & TÉCNICAS

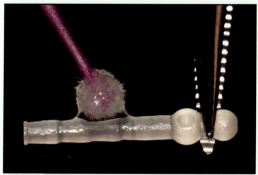

26.13

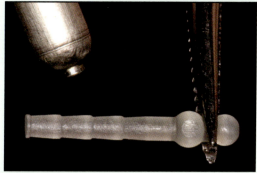

26.14

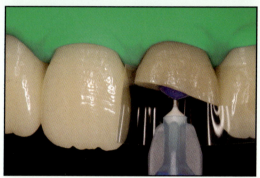

26.15

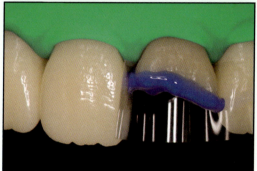

26.16

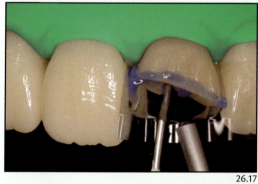

26.17

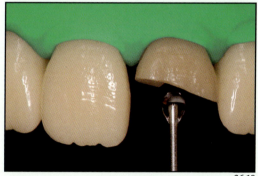

26.18

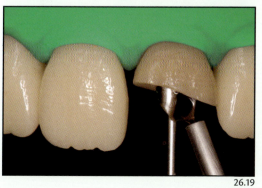

26.19

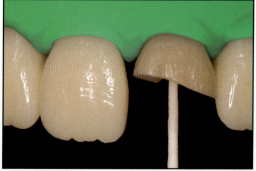

26.20

589

PINOS INTRARRADICULARES

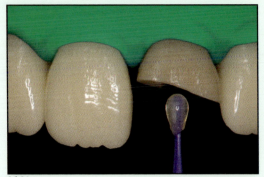
26.21

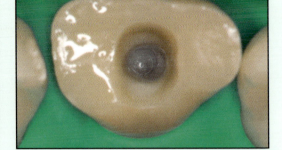
26.22

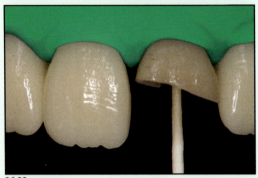
26.23

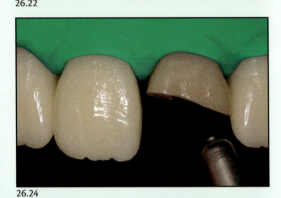
26.24

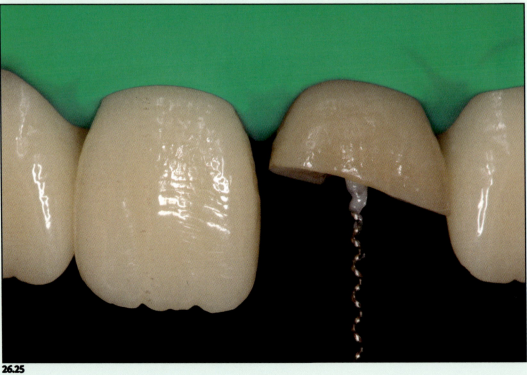
26.25

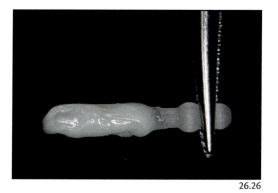
26.26

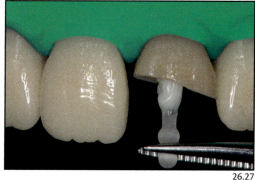
26.27

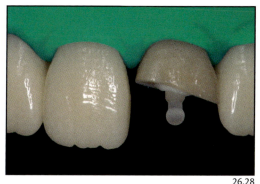
26.28

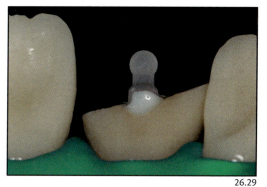
26.29

Após se certificar de que o canal radicular encontra-se totalmente sem resíduos de ácido e excessos de umidade, é momento de aplicar o sistema adesivo selecionado. Assim, um adesivo *dual* é aplicado ao substrato dental, com o auxílio de microaplicadores descartáveis de tamanho compatível com a luz do canal — existem aplicadores próprios para uso intrarradicular. Feito isso, toda a área que receberá resina composta durante a construção do núcleo, bem como toda a superfície do pino, deve ser recoberta pelo adesivo (FIGS. 26.21 E 26.22). Na sequência, os excessos de adesivo são removidos com pontas de papel absorvente e os solventes são volatilizados com suaves jatos de ar (FIGS. 26.23 E 26.24). Um cimento resinoso *dual* é, então, manipulado e aplicado à superfície do canal, por meio de seringas tipo Centrix ou brocas Lentulo (FIG. 26.25). Deve-se ter muito cuidado, entretanto, pois a rotação das brocas Lentulo pode acelerar significativamente a reação de polimerização dos cimentos químicos e duais, impedindo a inserção total do pino. Com o canal devidamente preenchido, o cimento é aplicado à superfície do pino e este é levado em posição e submetido à pressão digital, até que se alcance a mesma altura definida previamente à cimentação, durante a prova do pino (FIGS. 26.26 A 26.29).

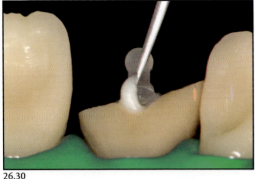
26.30

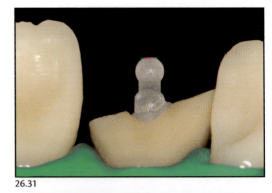
26.31

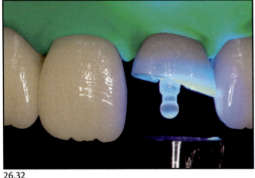
26.32

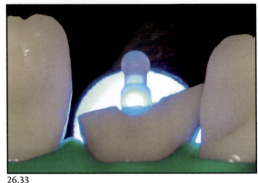
26.33

Os excessos de cimento, ainda não polimerizados, devem ser removidos com o auxílio de uma sonda exploradora (FIGS. 26.30 E 26.31). Logo após, realiza-se a fotoativação por tempo igual ou superior ao recomendado pelo fabricante do cimento (FIGS. 26.32 E 26.33). A próxima etapa é a construção do núcleo de preenchimento, seja pelo acréscimo incremental de compósito fotopolimerizável, seja, ainda, pelo uso de uma matriz pré-conformada especial, associada a um compósito autopolimerizável, específico para núcleos. Na segunda alternativa, demonstrada na página ao lado, a principal vantagem é a possibilidade de aplicar o compósito em incremento único. Assim, uma matriz plástica de tamanho adequado é selecionada e preparada, até que esteja bem adaptada ao preparo (FIGS. 26.34 E 26.35). É interessante confeccionar um escape na região incisal para escoamento do excesso de compósito (FIG. 26.36). A seguir, o material é injetado ao redor do pino e no espaço interno da matriz plástica (FIGS. 26.37 E 26.38), que é, então, levada em posição, onde permanece por tempo necessário para a polimerização do material. Observe o extravasamento do compósito, tanto pelo escape (FIG. 26.39) como na região das margens (FIG. 26.40). Por meio de um procedimento fácil e rápido, o núcleo está praticamente pronto (FIG. 26.41). Veja mais detalhes dessa sequência no capítulo 27.

ODONTOLOGIA RESTAURADORA · FUNDAMENTOS & TÉCNICAS

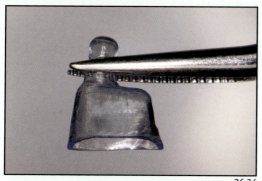
26.34

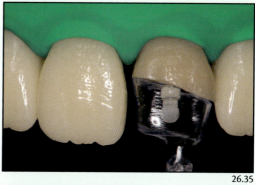
26.35

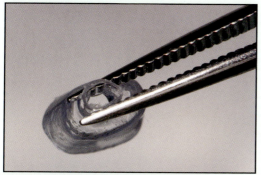
26.36

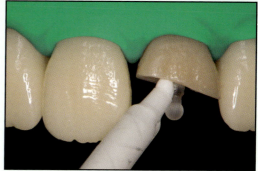
26.37

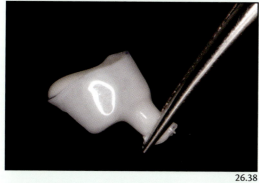
26.38

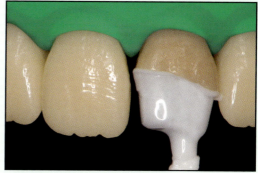
26.39

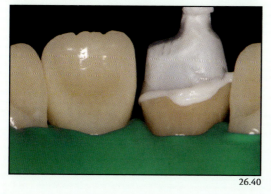
26.40

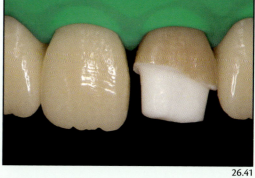
26.41

593

Na segunda sequência deste capítulo, temos um pré-molar superior tratado endodonticamente, cuja perda de estrutura coronária — superior a 50% do volume original — justifica a confecção de uma coroa cerâmica, associada à instalação prévia de um ou mais pinos intrarradiculares (FIG. 26.42). Normalmente, mesmo em dentes com múltiplos canais, apenas um recebe o pino intrarradicular. Entretanto, caso os dois canais apresentem diâmetro e acesso adequados para a inserção de pinos, ambos podem ser preenchidos, como foi feito na presente sequência. Observe que, apesar do grande volume de estrutura perdida, o remanescente coronário ainda apresenta cerca de 4 mm — altura suficiente para estabelecer uma excelente férula que, vale lembrar, aumenta significativamente a chance de sucesso do tratamento restaurador envolvendo pinos intrarradiculares (FIGS. 26.43 E 26.44). Para o planejamento do procedimento, da mesma forma que na sequência anterior, é fundamental contar com radiografias periapicais de boa qualidade, que permitem avaliar a qualidade do tratamento endodôntico e mensurar a profundidade de desobturação ideal. Assim, após o isolamento absoluto do campo operatório (FIGS. 26.45 E 26.46), procede-se à desobturação parcial dos condutos, seja com brocas Largo em baixa rotação, seja preferencialmente, com as próprias brocas do sistema de pinos, que oferecem maior precisão entre o desgaste realizado e o diâmetro do pino selecionado. É importante que as brocas sejam empregadas em associação a cursores de borracha, para garantir que a profundidade de desgaste, planejada com base nas radiografias, será respeitada (FIGS. 26.47 A 26.50).

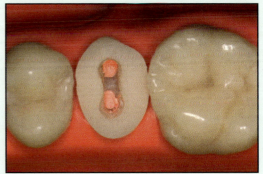

26.42

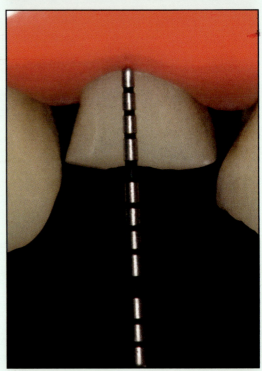

26.43

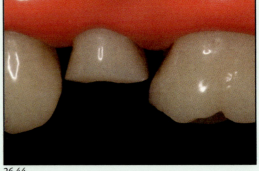

26.44

ODONTOLOGIA RESTAURADORA • FUNDAMENTOS & TÉCNICAS

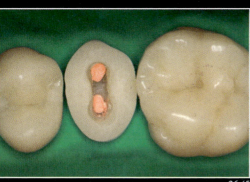
26.45

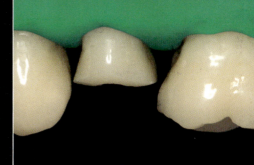
26.46

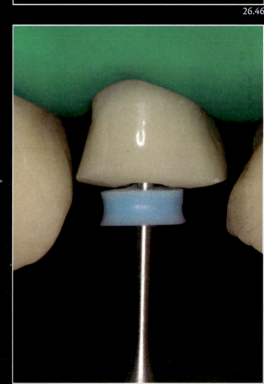
26.47

26.48

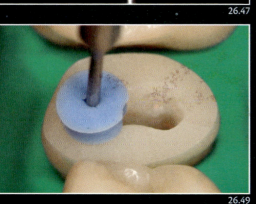
26.49

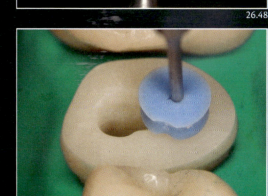
26.50

PINOS INTRARRADICULARES

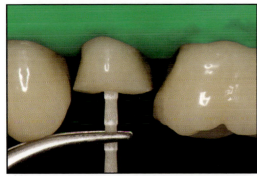
26.51

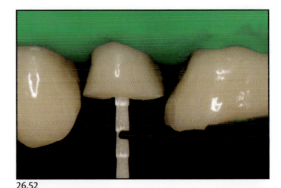
26.52

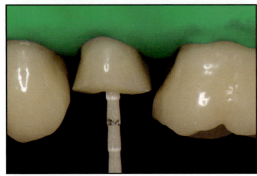
26.53

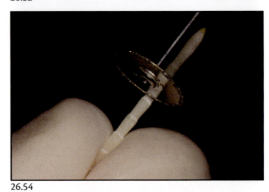
26.54

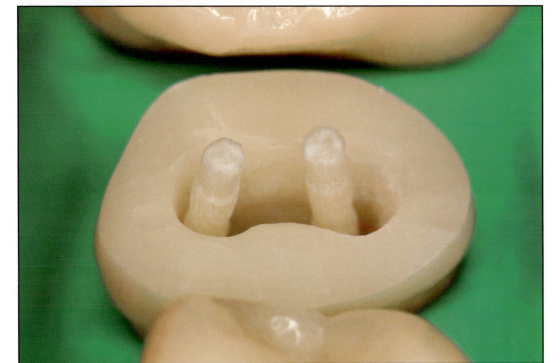
26.55

ODONTOLOGIA RESTAURADORA • FUNDAMENTOS & TÉCNICAS

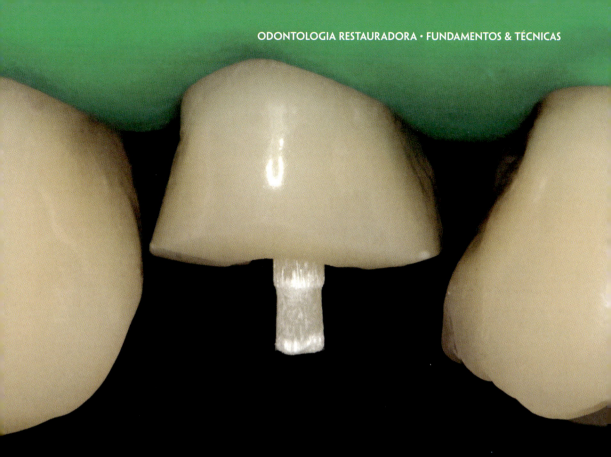

Concluído o preparo dos condutos, realiza-se a prova dos pinos (FIG. 26.51). Observe que eles possuem um comprimento muito superior àquele desejado, necessitando, por essa razão, ser cortados. O corte pode ser realizado tanto antes como após a cimentação. Sempre que possível, preferimos efetuar o corte previamente à cimentação para *minimizar o estresse* na interface, decorrente da vibração promovida pelo contato de brocas e pontas diamantadas com o pino, e para garantir o *envolvimento completo* do pino pela resina composta empregada na construção do núcleo. Assim, com o pino completamente assentado, realiza-se uma marcação com grafite, assinalando a altura

planejada para o corte (FIGS. 26.52 E 26.53). A seguir, o excedente do pino é removido, com um disco diamantado montado em peça reta ou, alternativamente, com uma ponta diamantada em alta rotação, sob refrigeração (FIG. 26.54). Observe que, após a realização do corte em ambos os pinos, a prova destes demonstra uma posição adequada e uma altura apropriada (FIG. 26.55). É interessante, também, ressaltar a inclinação dos pinos, que convergem para oclusal, aspecto que colabora com a retenção macromecânica do material de preenchimento e minimiza a chance de exposição longitudinal do pino durante os procedimentos de preparo da coroa protética.

PINOS INTRARRADICULARES

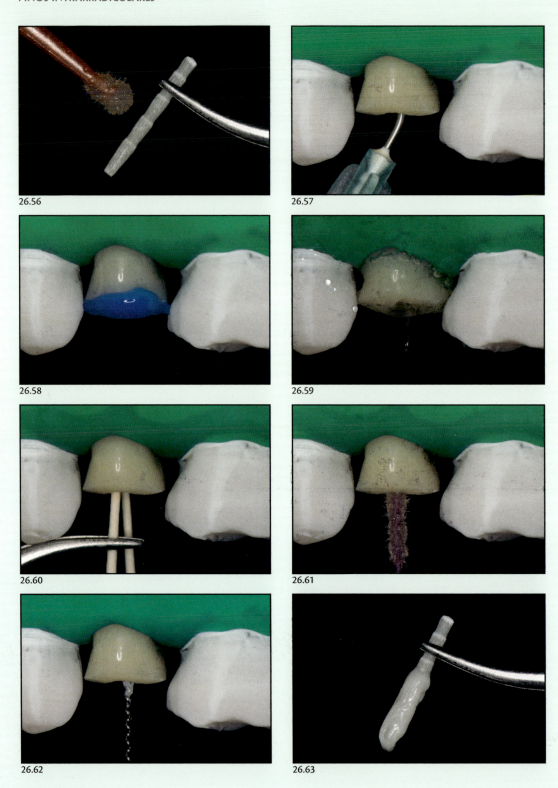

26.56
26.57
26.58
26.59
26.60
26.61
26.62
26.63

598

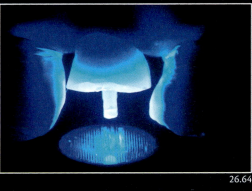

26.64

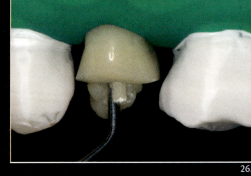

26.65

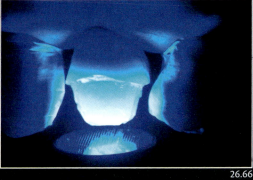

26.66

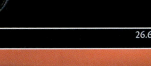

26.67

Dando início à etapa de cimentação, os pinos são limpos com álcool e recebem múltiplas camadas de um agente silano (FIG. 26.56). A seguir, os dentes adjacentes são protegidos com fita veda-rosca e um gel de ácido fosfórico é aplicado em toda a extensão dos canais, bem como nas áreas que receberão o compósito durante a construção do núcleo de preenchimento (FIGS. 26.57 E 26.58). A lavagem é feita com jatos da água e cânulas de irrigação, e o excesso de umidade é removido com pontas de papel absorvente e/ou cânulas de sucção (FIGS. 26.59 E 26.60). Um sistema adesivo de polimerização *dual* é, então, aplicado em toda a extensão da estrutura dental condicionada, bem como na superfície dos pinos (FIG. 26.61). A seguir, um cimento resinoso de polimerização *dual* é manipulado e inserido nos canais, por meio de uma broca Lentulo (FIG. 26.62). O cimento é, então, aplicado à superfície dos pinos (FIG. 26.63), estes são inseridos em posição e, após a remoção dos excessos de cimento, executa-se a fotoativação (FIG. 26.64). Na sequência, múltiplos incrementos de resina composta são adicionados e individualmente fotopolimerizados, de modo a dar forma ao núcleo (FIGS. 26.65 E 26.66). O remanescente dental e o núcleo são, então, preparados para receber uma coroa cerâmica, completando o tratamento restaurador (FIG. 26.67).

PINOS INTRARRADICULARES

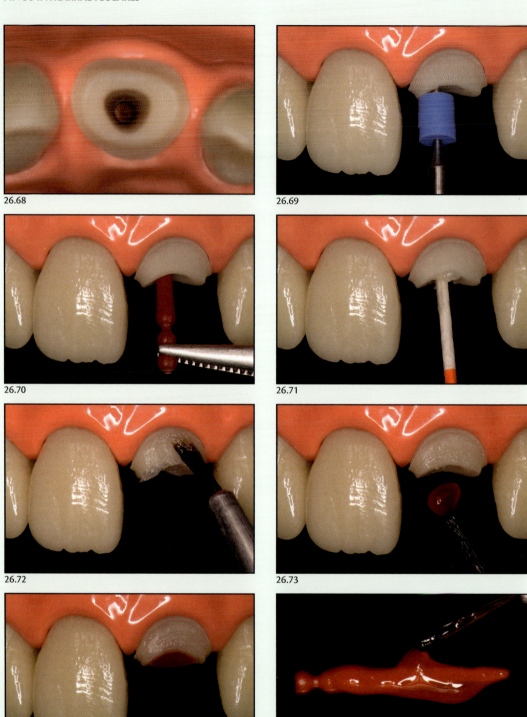

26.68
26.69
26.70
26.71
26.72
26.73
26.74
26.75

600

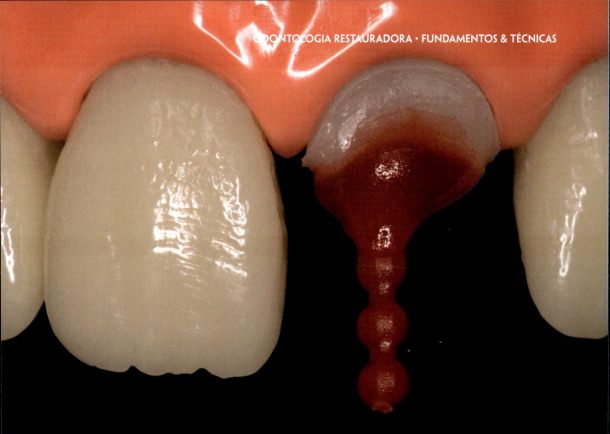

Na presente sequência, procurou-se simular um dente altamente destruído (FIG. 26.68). Em situações como esta, a despeito da versatilidade dos pinos de fibra, é preferível empregar núcleos fundidos, geralmente, de natureza metálica, embora seja possível confeccionar núcleos cerâmicos ou metalocerâmicos (pino metálico e núcleo cerâmico), em especial em regiões com alta exigência estética. A principal desvantagem dos núcleos metálicos fundidos, em relação aos pinos de fibra, é o módulo de elasticidade do metal, muito mais alto que o da dentina, o que pode levar à concentração de estresse e/ou fratura radicular. O preparo do conduto inicia-se de forma similar à recomendada para os demais tipos de pinos, com o material obturador sendo removido até a altura planejada na radiografia (FIG. 26.69). A seguir, é necessário criar um padrão de acrílico para a fundição do núcleo. Assim, um pino acrílico pré-fabricado é inserido no canal e, caso necessário, ajustado (FIG. 26.70). A superfície do remanescente é lubrificada com vaselina sólida, aplicada com pontas de papel absorvente (no conduto) e pincéis (na superfície), para minimizar a possibilidade de retenção durante a polimerização do acrílico (FIGS. 26.71 E 26.72). Pequenas esferas de resina acrílica são, então, aplicadas dentro do conduto e na superfície do pino acrílico, e este é levado em posição (FIGS. 26.73 A 26.75).

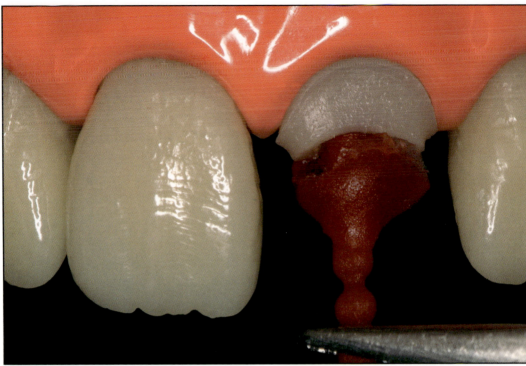

26.76

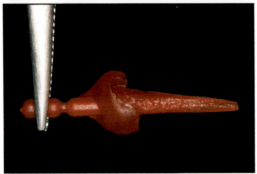

26.77

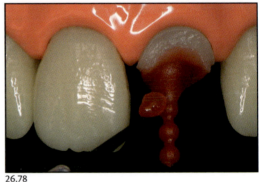

26.78

Devido à contração volumétrica que acompanha a polimerização da resina, é recomendável remover e reinserir o padrão de acrílico, repetidamente, durante a polimerização do material (FIG. 26.76). Caso contrário, é possível que este fique travado, em especial quando o conduto apresenta irregularidades ou áreas retentivas, não eliminadas durante o preparo. Após a confirmação de que a modelagem está correta (FIG. 26.77), o padrão de acrílico é cuidadosamente reposicionado sobre o remanescente

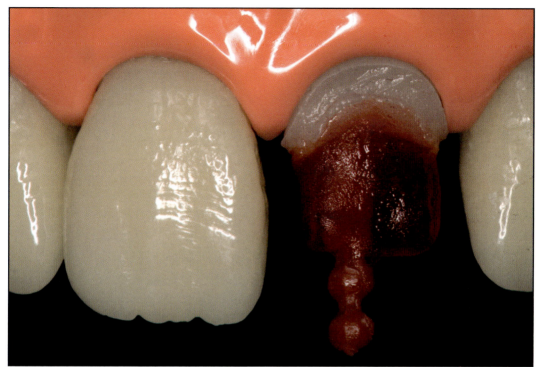

26.79

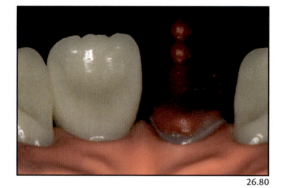

26.80

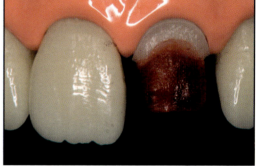

26.81

e novas esferas de acrílico são sucessivamente aplicadas, a fim de completar a conformação anatômica do núcleo (FIG. 26.78). Observe que, apenas pelo acréscimo de resina acrílica, o padrão de acrílico já assume forma bastante parecida com aquela que se deseja para o preparo final (FIGS. 26.79 E 26.80). Após a polimerização da resina, os excessos mais grosseiros são removidos com uma fresa, e o padrão é avaliado para verificar se há necessidade de novos acréscimos de material (FIG. 26.81).

Com o padrão de acrílico corretamente posicionado, realiza-se um preparo para coroa cerâmica, de acordo com as normas gerais para preparo de coroas anteriores, que serão apresentadas no capítulo 27 (FIGS. 26.82 E 26.83). Deve ficar claro que qualquer correção, seja por acréscimo, seja desgaste, deve ser feita nesse momento por para minimizar a necessidade de ajustes no núcleo após a fundição. Também é importante lembrar que o pino metálico apresenta uma coloração incompatível com as estruturas dentárias e é necessário mascará-lo pelo uso de *copings* opacos. Assim, a profundidade de desgaste do preparo deve sempre ser adaptada ao sistema restaurador empregado, uma vez que é a quantidade de desgaste que dita a espessura disponível para o *coping* e para a cerâmica de recobrimento na futura restauração. No caso de restaurações com *coping* de alumina, por exemplo, cerca de 1,5 mm de desgaste é necessário nas paredes vestibular, palatal/lingual e proximais, ao passo que 2 mm de desgaste são recomendados na região incisal, para permitir a replicação dos efeitos de translucidez e opalescência no terço incisal. *Copings* de zircônia, em virtude de sua maior resistência, podem ser utilizados em espessuras mais finas, permitindo que se realize um desgaste um pouco menor. Uma tática interessante para verificar a quantidade de espaço disponível no preparo é o uso de uma guia de silicone, confeccionada sobre o dente hígido ou sobre o enceramento diagnóstico (FIG. 26.84). Com o padrão de acrílico devidamente ajustado, tanto por vestibular como por palatal, o preparo está concluído (FIGS. 26.85 E 26.86). Após ser fundido, no laboratório, pela técnica da cera perdida, empregando, preferencialmente, ligas nobres ou seminobres, o núcleo metálico deve ser provado em boca (FIGS. 26.87 E 26.88). Caso necessite de pequenos ajustes, estes devem ser realizados antes da cimentação, para minimizar o estresse interfacial, que, inevitavelmente, ocorreria caso os ajustes fossem realizados sobre o núcleo recém-cimentado. Vale ressaltar, mais uma vez, que esses inconvenientes podem ser evitados, enviando ao laboratório um padrão de acrílico tão próximo quanto possível da forma final do preparo. Com o núcleo devidamente adaptado e ajustado, realiza-se a cimentação adesiva ou convencional, de acordo com a preferência do profissional.

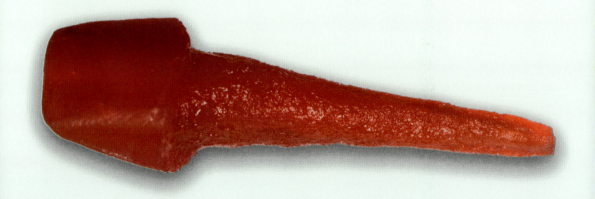

ODONTOLOGIA RESTAURADORA · FUNDAMENTOS & TÉCNICAS

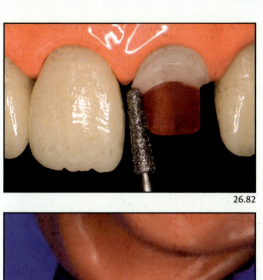

26.82

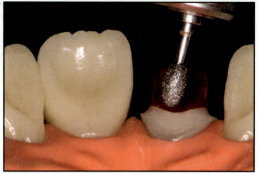

26.83

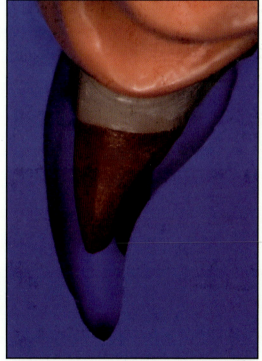

26.84

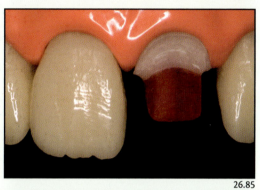

26.85

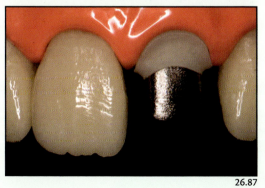

26.87

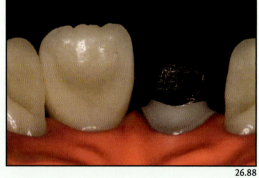

26.86

26.88

605

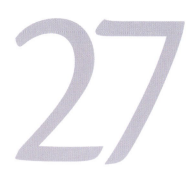

27

COROAS ANTERIORES

Dente não vital com pino de fibra e núcleo de compósito

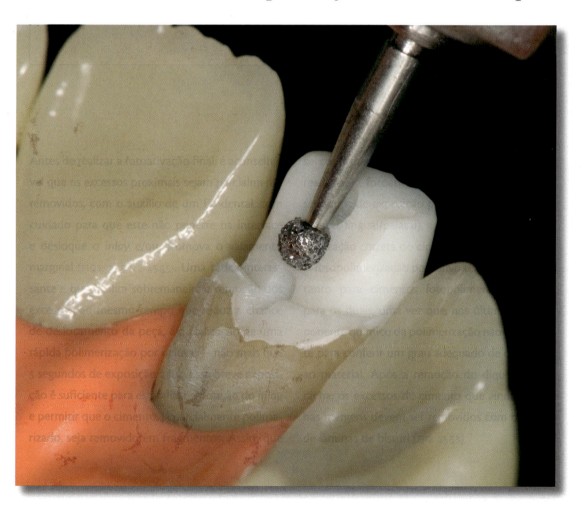

COROAS ANTERIORES | DENTE NÃO VITAL COM PINO DE FIBRA E NÚCLEO DE COMPÓSITO

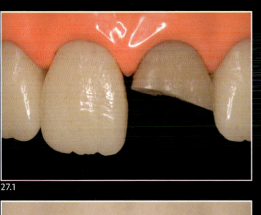

27.1

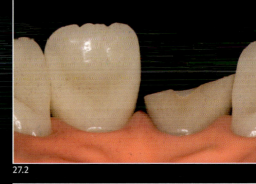

27.2

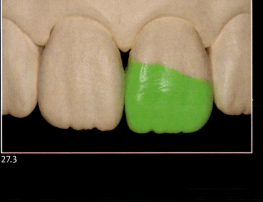

27.3

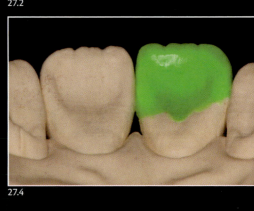

27.4

O presente capítulo apresenta um protocolo detalhado para a confecção de restaurações do tipo coroa total em dentes anteriores, visando ao uso de materiais restauradores livres de metal. Neste primeiro caso, é apresentado um incisivo central fraturado, com tratamento endodôntico e leve escurecimento do remanescente (FIGS. 27.1 E 27.2). Devido à extensa perda tecidual, foi planejada a cimentação de um pino intrarradicular e a construção de um núcleo de resina composta — procedimentos já descritos e demonstrados no capítulo 26. A primeira etapa do tratamento, à semelhança de inúmeros outros casos já descritos neste livro, é o planejamento da restauração. Nesse sentido, um dos pontos-chave, especialmente em casos em que a forma do dente será alterada, é contar com modelos de estudo, associados ao enceramento diagnóstico (FIGS. 27.3 E 27.4). Essa é uma medida simples, mas que facilita sobremaneira os procedimentos de preparo e agiliza a confecção de restaurações provisórias, além de tornar mais fácil e objetiva a comunicação com o paciente e com o ceramista. Sobre o enceramento diagnóstico, confecciona-se uma guia de silicone, que será utilizada, em especial, durante os procedimentos de preparo da coroa, para orientar o profissional em relação ao espaço necessário para a restauração (FIGS. 27.5 E 27.6).

ODONTOLOGIA RESTAURADORA · FUNDAMENTOS & TÉCNICAS

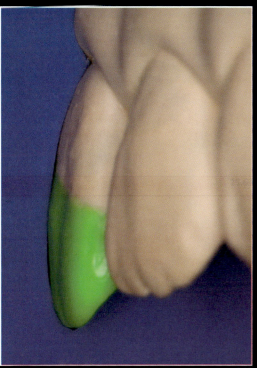

27.5

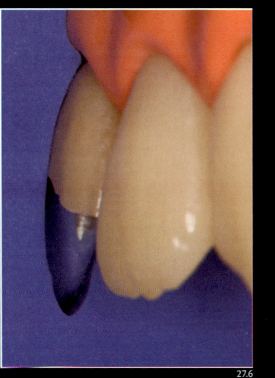

27.6

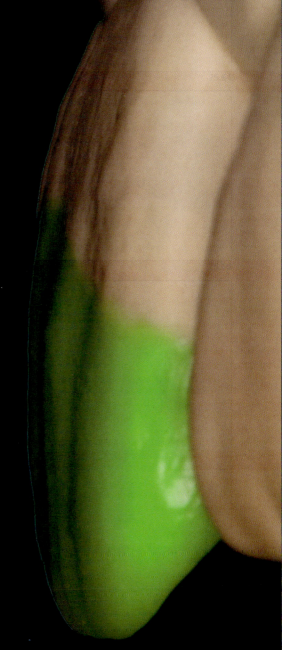

COROAS ANTERIORES | DENTE NÃO VITAL COM PINO DE FIBRA E NÚCLEO DE COMPÓSITO

Atualmente, as coroas totalmente cerâmicas apresentam-se como ótima alternativa às tradicionais restaurações metalocerâmicas, aliando alta resistência e previsibilidade clínica a resultados estéticos superiores. Para que se alcance o sucesso, entretanto, é essencial que o preparo apresente algumas características e atenda a determinados requisitos (FIG. 27.7). Primeiro, é necessário que o espaço disponível, definido por meio de desgaste com pontas diamantadas, seja compatível com o sistema restaurador empregado. As coroas cerâmicas podem ser fabricadas com apenas uma cerâmica (e.g., injetada ou usinada por CAD/CAM), ou pela combinação de um *coping* cerâmico reforçado e uma cerâmica de cobertura, com melhores características estéticas. Esses *copings* podem ser produzidos com diferentes materiais — dissilicato de lítio, alumina, dióxido de zircônio — e por diferentes sistemas, como e.max (Ivoclar Vivadent), Procera (Nobel Biocare), InCeram (VITA) e Lava (3M ESPE). Alguns desses sistemas permitem a obtenção de infraestruturas cerâmicas de alta resistência, mesmo em diminutas espessuras (0,3 mm), facilitando a obtenção de preparos menos invasivos, sem prejuízo estético. Evidentemente, o grau de translucidez/opacidade do *coping* — aspecto crítico na definição do potencial estético de cada sistema restaurador — varia significativamente de um material para outro. Deve-se ressaltar que a espessura do *coping*, bem como seu grau de translucidez/opacidade, deve ser definido de acordo com a coloração do substrato — quanto mais escurecida for a estrutura dental subjacente, menos translúcido e/ou mais espesso deve ser

o *coping*, a fim de assegurar um perfeito mascaramento da cor do remanescente dental. Como regra geral, os preparos para coroas em dentes anteriores necessitam de uma redução incisal de cerca de 2,0 mm, a fim de criar espaço suficiente para a reprodução dos efeitos de translucidez e opalescência, que caracterizam o terço incisal. A espessura de desgaste axial varia entre 1,2 mm (terço cervical) e 1,5 mm (terços médio e incisal). Além de espaço para o material restaurador, o preparo deve apresentar, sempre que possível, geometria que confira retenção e estabilidade à restauração — uma baixa conicidade das paredes confere tal geometria de maneira simples. O término cervical deve ser nítido e definido, além de propiciar espessura suficiente para o *coping* e a cerâmica de recobrimento. As melhores opções são o ombro arredondado e o chanfro profundo. Ainda em relação ao término cervical, deve-se atentar para seu posicionamento correto — em dentes sem alteração de cor, o término pode ser mantido supragengival, porém na maior parte dos casos, convém posicioná-lo levemente intrassulcular, a fim de ocultar a transição entre a coroa e o remanescente. É importante que os ângulos internos do preparo sejam arredondados, para que não existam zonas de concentração de tensões na futura restauração. O preparo deve, ainda, apresentar paredes regulares e superfície lisa, para facilitar os procedimentos de moldagem e melhorar a adaptação da coroa. Para a obtenção de todas essas características, é essencial contar com pontas diamantadas adequadas — são elas que definem a profundidade, o tipo de término cervical e a angulação final do preparo (FIG. 27.8).

ODONTOLOGIA RESTAURADORA · FUNDAMENTOS & TÉCNICAS

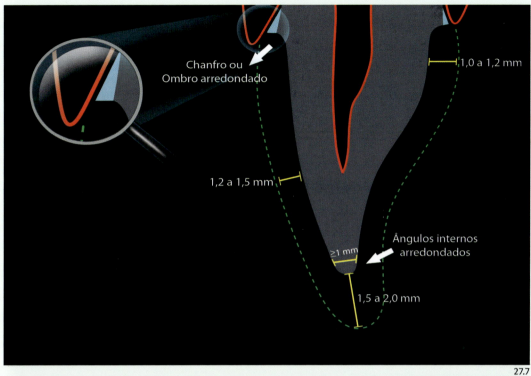

27.7

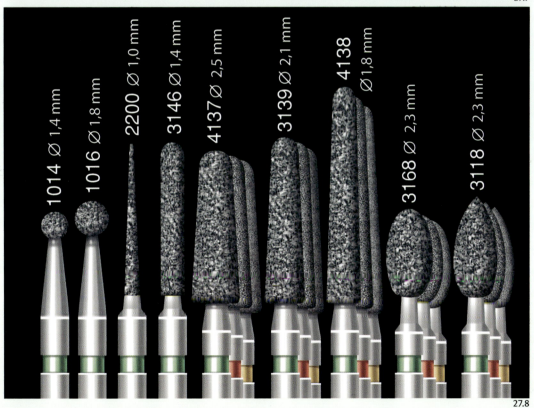

27.8

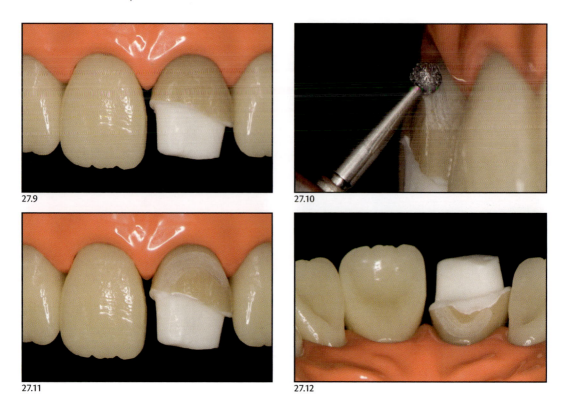

27.9 27.10 27.11 27.12

Após a cimentação do pino de fibra e a construção do núcleo de compósito — etapas já detalhadas no capítulo 26 —, inicia-se o preparo. Em um primeiro momento, é interessante criar canaletas cervicais, tanto por vestibular como por palatal, para orientar e limitar a profundidade de desgaste. Para isso, indica-se o uso de uma ponta diamantada esférica, de diâmetro médio (1.014 ou 1.016), atuando em ângulo de 45° com a superfície do dente, de tal forma que a haste metálica da ponta diamantada atue como um *stop*, limitando o desgaste à metade da espessura da ponta ativa (FIGS. 27.9 A 27.12). No exemplo acima, observe que a ponta diamantada 1016 (diâmetro: 1,8 mm) tem seu desgaste limitado a aproximadamente 0,9 mm, graças à correta angulação da ponta, claramente demonstrada na figura 27.10. Vale lembrar que esse desgaste será aumentado, no decorrer do preparo, para atingir a profundidade adequada — cerca de 1,2 mm. A seguir, uma ponta diamantada cilíndrica 3146, com término arredondado, é aprofundada até metade de sua espessura, respeitando os três eixos de inclinação da face vestibular — correspondentes aos terços cervical (FIG. 27.13), médio (FIG. 27.14) e incisal (FIG. 27.15). O objetivo desta manobra é criar uma canaleta longitudinal para orientar e limitar a profundidade do desgaste (FIG. 27.16).

ODONTOLOGIA RESTAURADORA · FUNDAMENTOS & TÉCNICAS

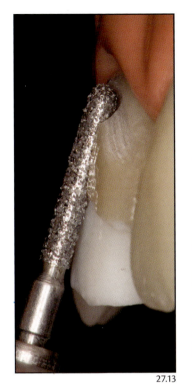
27.13

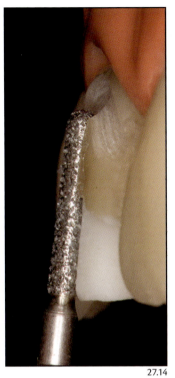
27.14

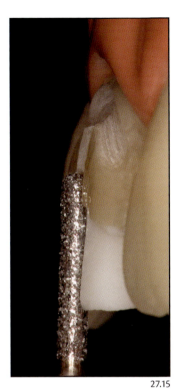
27.15

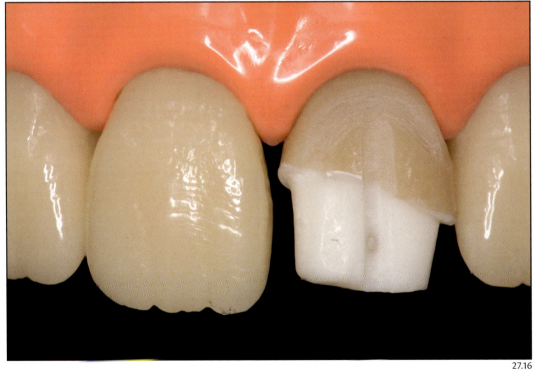
27.16

COROAS ANTERIORES | DENTE NÃO VITAL COM PINO DE FIBRA E NÚCLEO DE COMPÓSITO

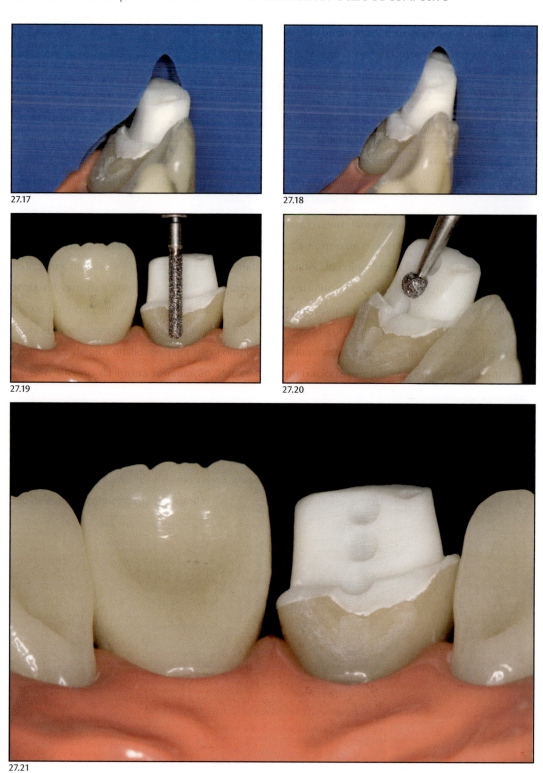

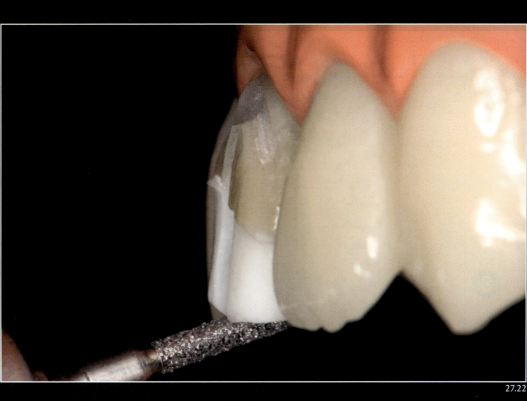

27.22

Uma vez que o núcleo de compósito foi construído sem respeitar a forma planejada para a restauração definitiva, o primeiro passo do preparo palatal é a remoção do sobrecontorno existente na região da concavidade (FIG. 27.17). Isso é feito por meio de um desgaste, realizado em alta rotação, com uma ponta diamantada 3.168, com forma ovoide, até que se consiga assentar a guia de silicone (FIG. 27.18). A seguir, pode-se realizar uma canaleta de orientação com uma ponta diamantada cilíndrica (FIG. 27.19). Entretanto, em virtude da forma côncava da face palatal, acreditamos ser mais fácil delimitar a profundidade de desgaste pela confecção de marcações pontuais com uma ponta diamantada esférica, aprofundada em metade de seu diâmetro (FIGS. 27.20 E 27.21). A próxima etapa do preparo é a definição de um sulco de orientação na região incisal, com a mesma ponta diamantada cilíndrica, já empregada. Observe que a ponta diamantada é utilizada em angulação aproximadamente paralela à borda incisal — ou seja, levemente ângulada para palatal (FIG. 27.22). Essa etapa visa assegurar espessura suficiente para que a restauração apresente resistência, ao mesmo tempo em que possibilita a reprodução das peculiaridades ópticas da região incisal. Dependendo do sistema cerâmico, a redução incisal fica em torno de 1,5 a 2,0 mm.

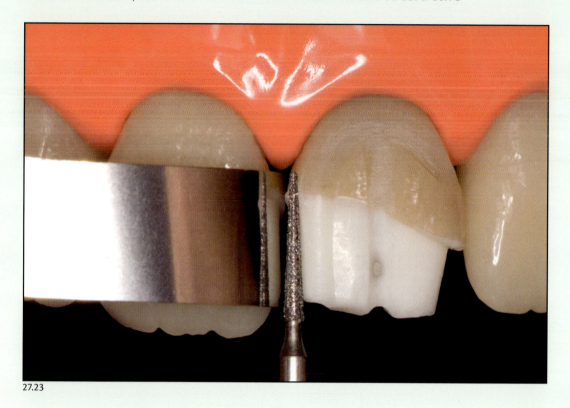

27.23

O próximo passo é o rompimento dos contatos proximais, realizado com uma ponta diamantada 2200 — com ponta ativa longa, fina e afilada — a fim de separar o dente que está sendo preparado dos dentes adjacentes. Este passo deve ser, obrigatoriamente, realizado com o auxílio de matrizes metálicas, que têm o objetivo de proteger os dentes adjacentes de desgastes acidentais (FIGS. 27.23 E 27.24). Na sequência, a metade mesial da face vestibular é desgastada, com a mesma ponta diamantada cilíndrica, já empregada, de forma a uniformizar a redução tecidual, obedecendo a profundidade definida anteriormente pela canaleta de orientação (FIG. 27.25). Feito isso, o dente adjacente é novamente protegido com uma tira de matriz metálica, e o desgaste é estendido à face mesial com a mesma ponta diamantada cilíndrica (FIG. 27.26). Observe que, para fins didáticos, o preparo foi realizado, primeiro, apenas na metade mesial do dente. Assim, é possível avaliar claramente a quantidade de estrutura removida pelo desgaste inicial. Com o uso da guia de silicone, seccionada transversalmente em diversas alturas, fica evidente a uniformidade de desgaste conseguida até este momento (FIGS. 27.27 E 27.28). É importante frisar que, em todas as etapas do preparo já apresentadas, a profundidade de desgaste ainda não deve atingir a profundidade final planejada.

ODONTOLOGIA RESTAURADORA · FUNDAMENTOS & TÉCNICAS

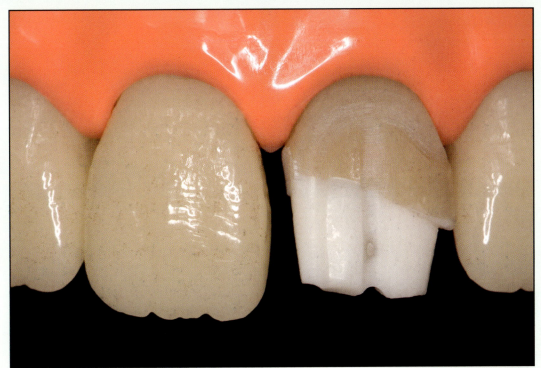

27.24

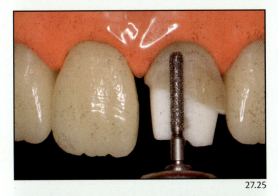

27.25

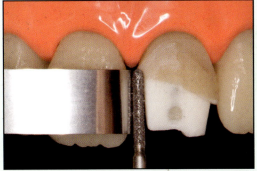

27.26

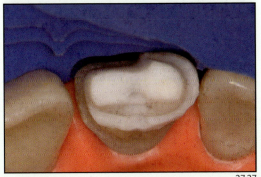

27.27

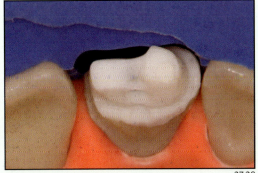

27.28

617

COROAS ANTERIORES | DENTE NÃO VITAL COM PINO DE FIBRA E NÚCLEO DE COMPOSITO

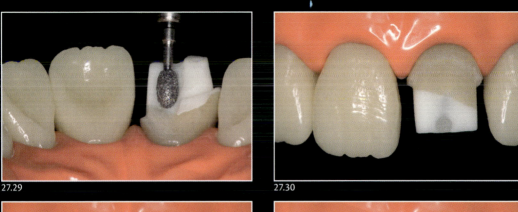

27.29

27.30

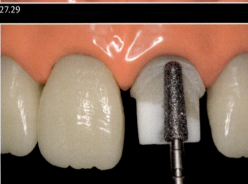

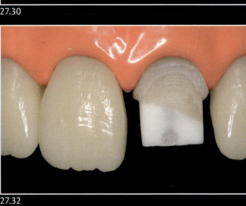

27.31

27.32

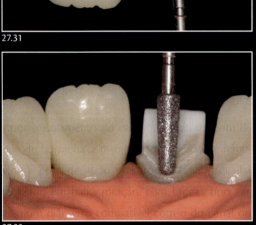

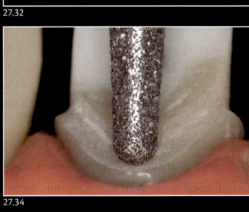

27.33

27.34

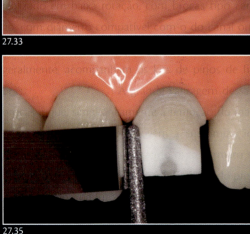

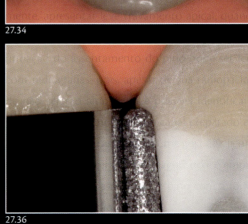

27.35

27.36

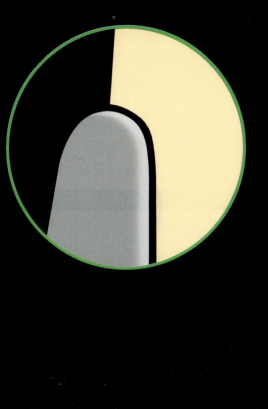
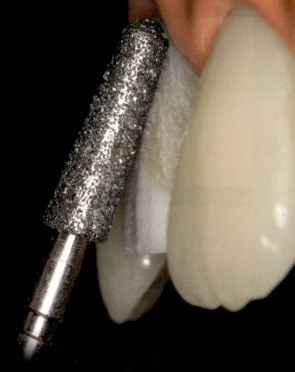

O desgaste inicial da face palatal, na região correspondente à concavidade palatina, é executado com uma ponta diamantada ovoide, procurando realizar uma redução uniforme, guiada pelas marcações pontuais feitas previamente, com a ponta diamantada esférica (FIG. 27.29). Na sequência, todos os passos realizados na metade mesial são repetidos na porção distal do dente (FIG. 27.30). O preparo é, então, regularizado com as pontas diamantadas troncocônicas de extremo arredondado, números 4.137 (faces livres) e 4.138 (faces proximais). Em virtude de sua angulação, quando utilizadas paralelas ao eixo do preparo, essas pontas conferem conicidade ideal às paredes vestibular e palatal (FIGS. 27.31 A 27.34). Na região proximal, é impossível utilizar as mesmas pontas diamantadas usadas nas faces livres, de forma que pontas menos calibrosas — porém com mesmo formato — são empregadas sempre acompanhadas da proteção dos dentes adjacentes (FIGS. 27.35 E 27.36). Uma vez que o diâmetro das pontas é aproximadamente o dobro da espessura desejada do preparo, a atuação de metade da ponta é suficiente para que se alcance um espaço adequado. Isso é verdadeiro, especialmente, na definição do término, conforme demonstra o esquema acima — caso a ponta diamantada seja aprofundada em demasia, ultrapassando metade de sua espessura, o término não será um ombro arredondado perfeito e apresentará uma pequena espícula na região marginal.

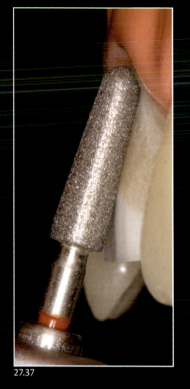
27.37

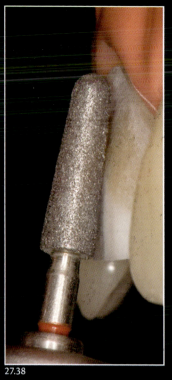
27.38

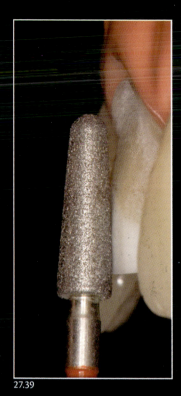
27.39

ODONTOLOGIA RESTAURADORA • FUNDAMENTOS & TÉCNICAS

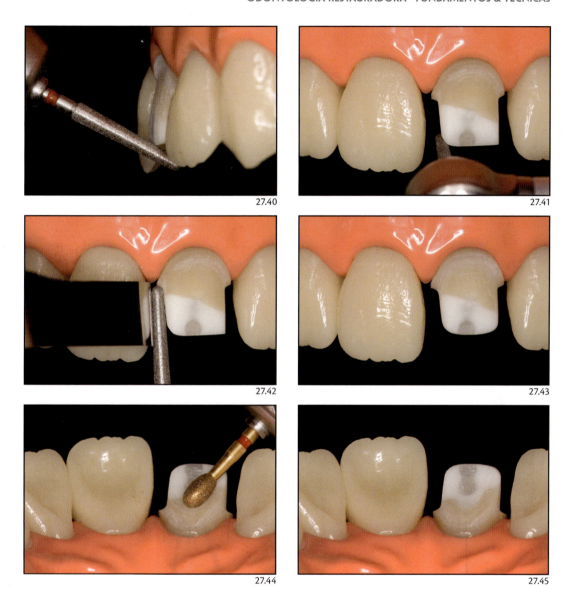

27.40 27.41 27.42 27.43 27.44 27.45

Inicia-se a fase de detalhamento das características do preparo. Os mesmos formatos de pontas diamantadas usadas anteriormente são utilizados, agora com granulação fina, para aprofundar sutilmente o desgaste, alisar as paredes e arredondar os ângulos internos do preparo (FIGS. 27.37 A 27.43). Na face palatal, uma ponta diamantada ovoide, de granulação fina, acentua o desgaste já realizado na área da concavidade, promovendo uma superfíce mais uniforme e livre de ângulos internos vivos (FIGS. 27.44 E 27.45).

COROAS ANTERIORES | DENTE NÃO VITAL COM PINO DE FIBRA E NÚCLEO DE COMPÓSITO

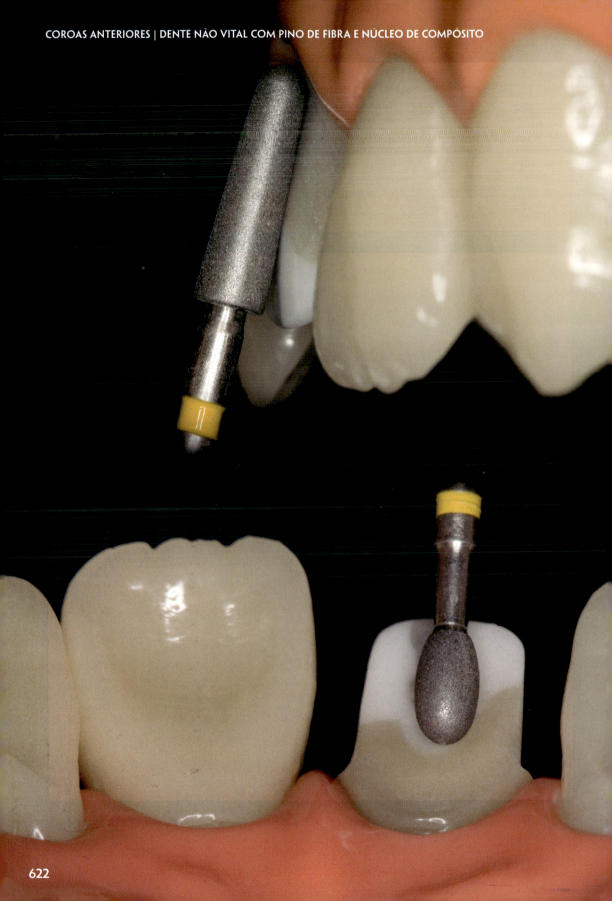

ODONTOLOGIA RESTAURADORA • FUNDAMENTOS & TÉCNICAS

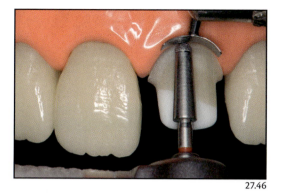

27.46

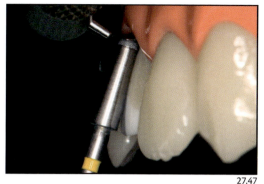

27.47

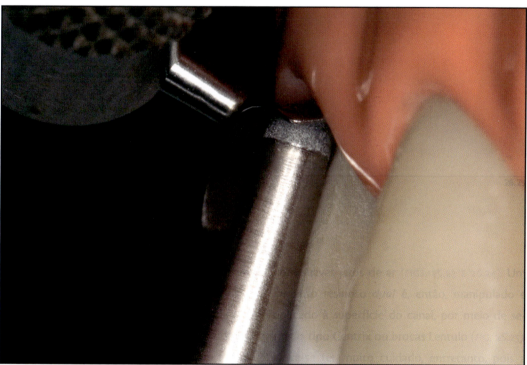

27.48

O preparo é finalizado com pontas diamantadas extrafinas. A seguir, é momento de realizar a extensão intrassulcular do término nas margens vestibular e proximais. Essa manobra pode ser executada com as mesmas pontas já empregadas, ou com pontas especiais, que possuem partículas abrasivas apenas em seu extremo. Usadas em conjunto com afastadores gengivais ou fios retratores, tais pontas são excelentes para que a margem cervical seja posicionada no nível ou levemente intrassulcular (FIGS. 27.46 A 27.48).

623

COROAS ANTERIORES | DENTE NÃO VITAL COM PINO DE FIBRA E NÚCLEO DE COMPÓSITO

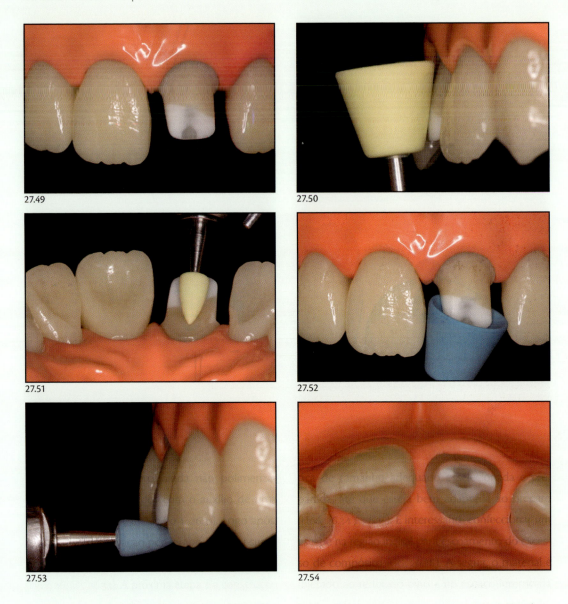

27.49   27.50   27.51   27.52   27.53   27.54

Nesse momento, a conformação geométrica do preparo já é compatível com a confecção de restaurações cerâmicas (FIG. 27.49): as paredes apresentam baixa conicidade, conferindo retenção e estabilidade à coroa; o término cervical apresenta-se nítido e definido; e a profundidade é suficiente para a estratificação da cerâmica. Nesse ponto, é interessante realizar o polimento do preparo, uma medida simples, mas que traz algumas vantagens: melhora a reprodução do preparo em gesso e, consequentemente, favorece

ODONTOLOGIA RESTAURADORA • FUNDAMENTOS & TÉCNICAS

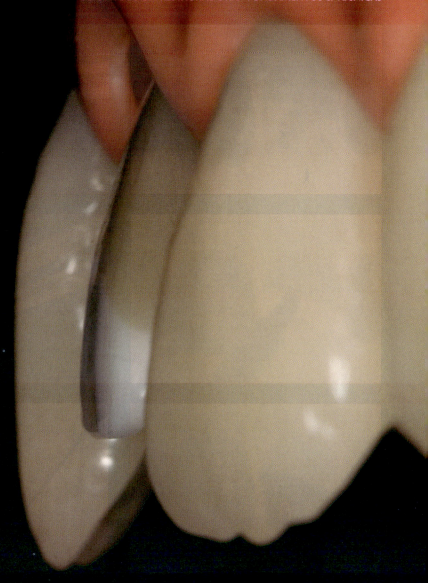

a obtenção de coroas mais precisas, além de tornar mais fáceis e rápidos os procedimentos de confecção, cimentação, remoção e recimentação dos provisórios. O polimento pode ser realizado com pontas de to de compósitos —, disponíveis em diferentes formatos e graus de abrasividade. As pontas mais abrasivas realizam o pré-polimento (FIGS 2750 e 2751), enquanto as pontas menos abrasivas conferem a

COROAS ANTERIORES | DENTE NÃO VITAL COM PINO DE FIBRA E NÚCLEO DE COMPÓSITO

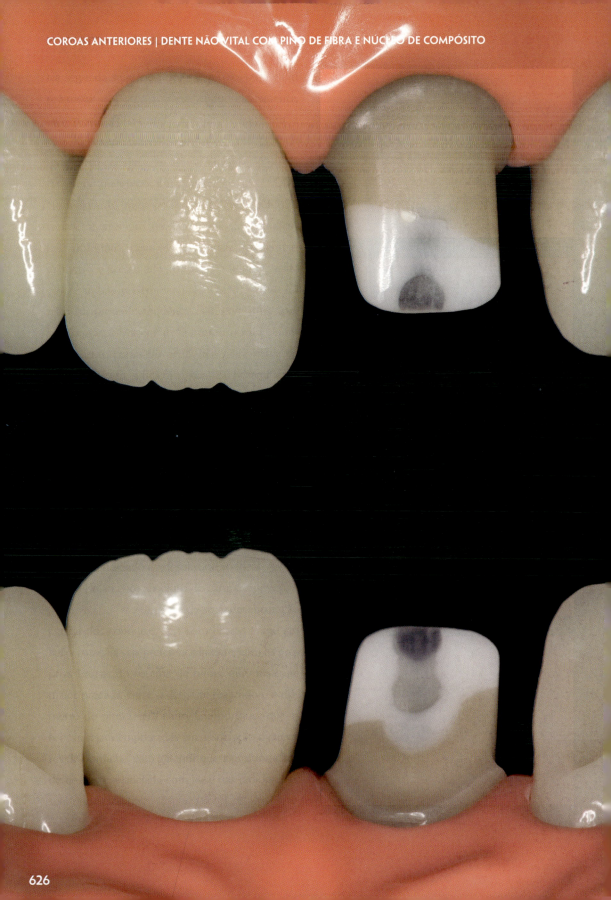

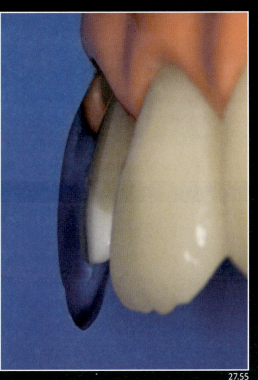
27.55

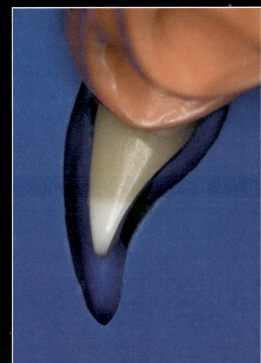
27.56

Antes de passar aos procedimentos de moldagem e confecção da coroa provisória, é essencial avaliar a qualidade do preparo, em especial, no que diz respeito ao espaço disponível para a aplicação da cerâmica. Para isso, é interessante empregar a guia de silicone, uma vez que ela permite visualisar com exatidão o espaço obtido ao longo de toda a extensão da coroa. Observe atentamente, nas figuras acima, que em toda a extensão do preparo o espaço é uniforme e suficiente para a confecção da coroa (FIGS. 27.55 E 27.56). Além disso, o preparo finalizado apresenta paredes levemente convergentes para incisal — aproximadamente 6°, que é a angulação definida pelas pontas diamantadas troncocôni-

cas — ausência de ângulos internos vivos, término cervical em ombro arredondado e estrutura remanescente com espessura adequada para servir de pilar da restauração. Uma observação em relação ao ângulo de convergência incisal do preparo: em virtude da conformação anatômica dos dentes anterossuperiores, a angulação de 6° é obtida somente às expensas das faces proximais; nas faces vestibular e palatal é necessário respeitar a forma natural do dente, de forma a conservar tanta estrutura quanto possível. O resultado é um preparo que oferece o máximo de retenção e estabilidade, porém sem comprometer a inserção da coroa e a uniformidade de espessura do material restaurador.

COROAS ANTERIORES | DENTE NÃO VITAL COM PINO DE FIBRA E NÚCLEO DE COMPÓSITO

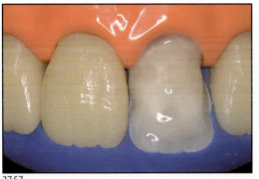
27.57

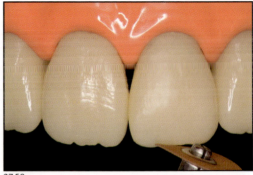
27.58

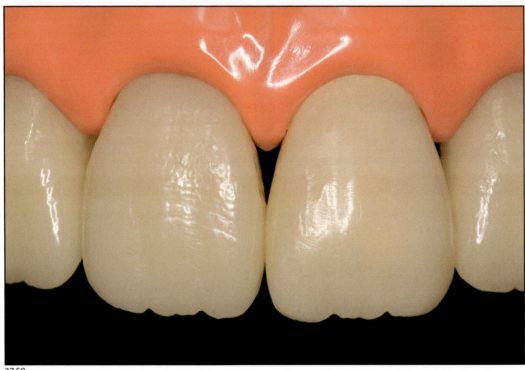
27.59

Com o preparo concluído, é momento de confeccionar a restauração provisória. No presente caso, optou-se por confeccionar uma coroa provisória com compósitos aplicados sobre uma infraestrutura de resina acrílica (FIG. 27.57). A principal vantagem dessa técnica é a possibilidade de obtenção de restaurações provisórias altamente estéticas, graças à estratificação de compósitos com múltiplos níveis de saturação e translucidez (FIGS. 27.58 E 27.59). Para uma descrição detalhada da técnica, confira o

ODONTOLOGIA RESTAURADORA • FUNDAMENTOS & TÉCNICAS

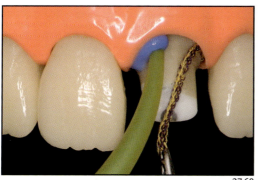

27.60

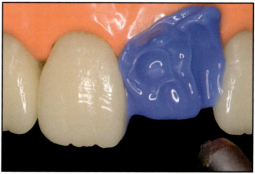

27.61

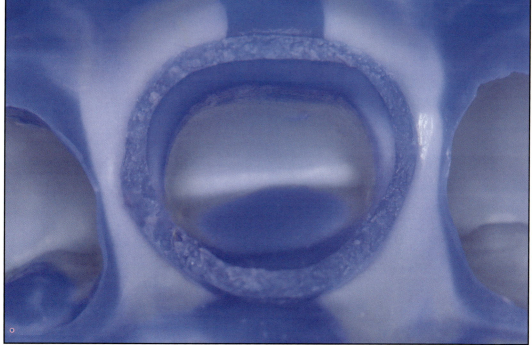

27.62

capítulo 24. No segmento anterior, os procedimentos de moldagem são, geralmente, conduzidos em uma sessão subsequente à sessão de preparo e confecção da restauração provisória. No presente caso, após a inserção de dois fios retratores, as estruturas dentoalveolares foram moldadas com silicone de adição pela técnica de dupla mistura em dois tempos (FIGS. 27.60 A 27.62). Para uma descrição bastante detalhada dos procedimentos de moldagem empregados neste caso, confira o capítulo 23.

629

Na sessão seguinte, a coroa é recebida do laboratório para os procedimentos de prova e cimentação. Essas etapas, sempre acompanhadas de grande expectativa por parte do profissional e do paciente, devem ser executadas com muita atenção para finalizar o tratamento com sucesso. Assim, após a remoção da restauração provisória e limpeza do preparo com uma pasta profilática ou jato de bicarbonato, a coroa é provada em boca. Mesmo pequenas interferências proximais podem impedir o assentamento completo da restauração, necessitando de ajustes — observe a desadaptação na margem cervical da coroa (FIG. 27.63). Uma tática interessante para detectar com precisão os pontos que precisam ser ajustados é a interposição de uma folha de papel articular entre as faces proximais da coroa e do dente adjacente (FIG. 27.64). Detectados os pontos de interferência, eles devem ser cuidadosamente desgastados com pontas diamantadas extrafinas ou com borrachas abrasivas específicas para o ajuste e polimento de cerâmica (FIGS. 27.65 E 27.66). Seja qual for a técnica empregada, é essencial que a superfície da cerâmica seja adequadamente polida antes da cimentação. Concluídos os ajustes proximais, a coroa é novamente levada em posição e, confirmado o completo assentamento da peça, a adaptação marginal é avaliada com o auxílio de uma sonda exploradora (FIGS. 27.67 E 27.68). A seguir, com a coroa devidamente assentada sobre o preparo, deve-se realizar um ajuste oclusal cauteloso. É importante que o paciente seja alertado para não exercer pressão excessiva sobre a peça — especialmente em coroas cerâmicas que não contam com *copings* reforçados — a fim de minimizar o risco de fratura da restauração. Caso sejam detectadas zonas de contato excessivo, que necessitem de ajuste, elas devem ser desgastadas com pontas diamantadas extrafinas e polidas com borrachas abrasivas especiais (FIGS. 27.69 E 27.70).

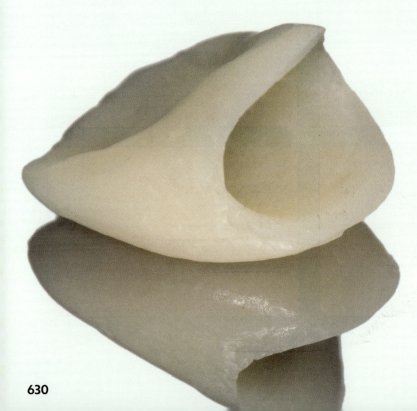

ODONTOLOGIA RESTAURADORA • FUNDAMENTOS & TÉCNICAS

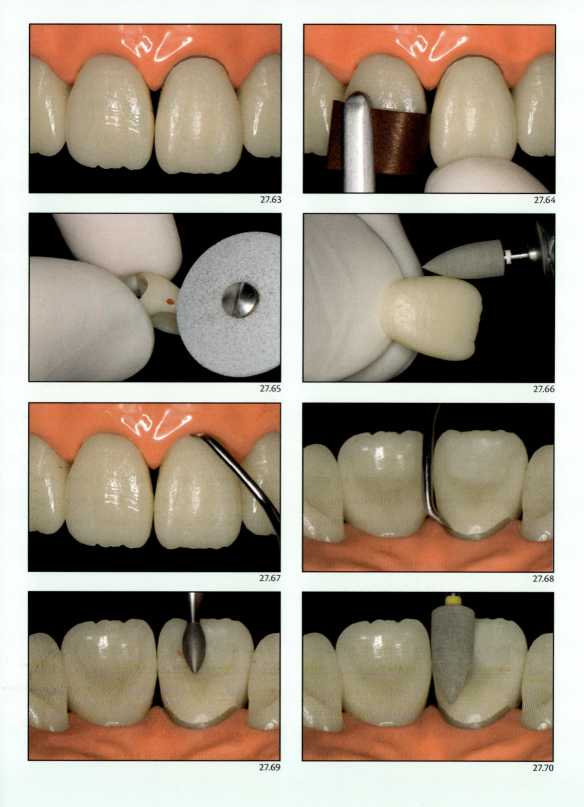

27.63
27.64
27.65
27.66
27.67
27.68
27.69
27.70

631

COROAS ANTERIORES | DENTE NÃO VITAL COM PINO DE FIBRA E NÚCLEO DE COMPÓSITO

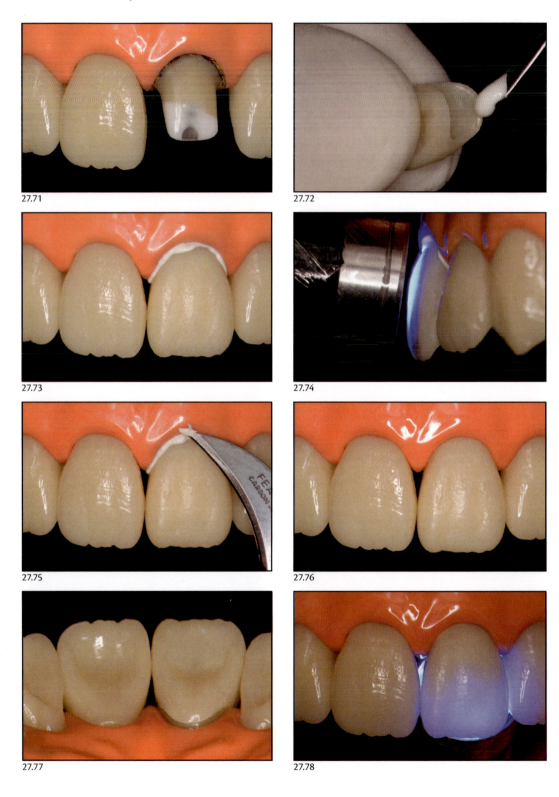

27.71　27.72
27.73　27.74
27.75　27.76
27.77　27.78

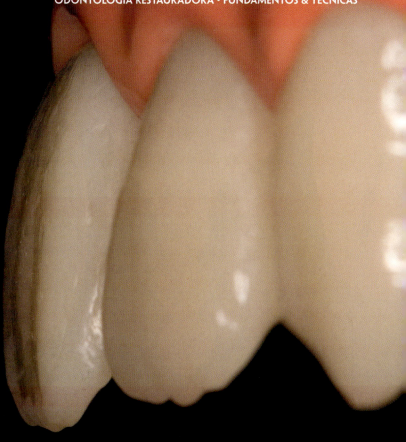

Após a aprovação estética e funcional da coroa, pelo paciente e pelo profissional, realiza-se a cimentação definitiva. As coroas cerâmicas que apresentam um *coping* reforçado podem ser cimentadas convencionalmente, desde que o preparo apresente características que promovam boa retenção e estabilidade. Entretanto, a cimentação adesiva, quando possível e bem executada, traz vantagens em termos de estética, retenção e selamento marginal, além de permitir a recuperação — parcial ou total — da rigidez estrutural da coroa. Na presente sequência, o campo operatório foi isolado de forma relativa, um fio retrator foi inserido no sulco do dente preparado, e a coroa foi cimentada adesivamente (FIGS. 27.71 A 27.73). Após uma breve fotoativação, executada para estabilizar a coroa em posição (FIG. 27.74), os excessos de cimento são removidos com o auxílio de uma lâmina de bisturi (FIG. 27.75). A seguir, o perímetro marginal é cuidadosamente avaliado para permitir a detecção de excessos de cimento (FIGS. 27.76 E 27.77) e o conjunto é submetido à fotoativação final (FIG. 27.78). Para maiores detalhes da técnica de cimentação empregada na presente sequência, consulte o capítulo 25.

27

COROAS ANTERIORES

Dente não vital com alteração de cor

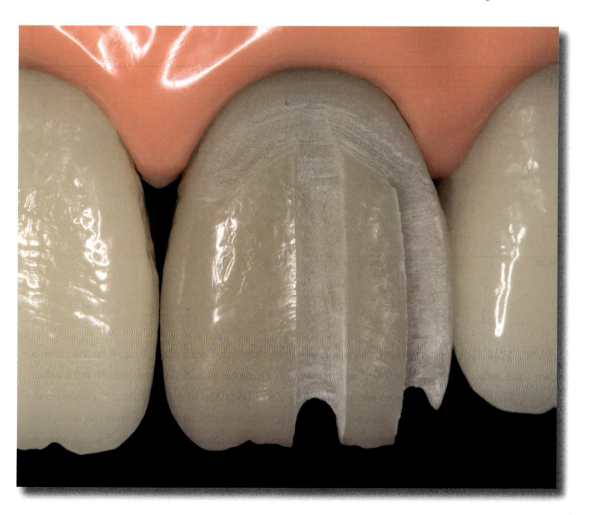

COROAS ANTERIORES | DENTE NÃO VITAL COM ALTERAÇÃO DE COR

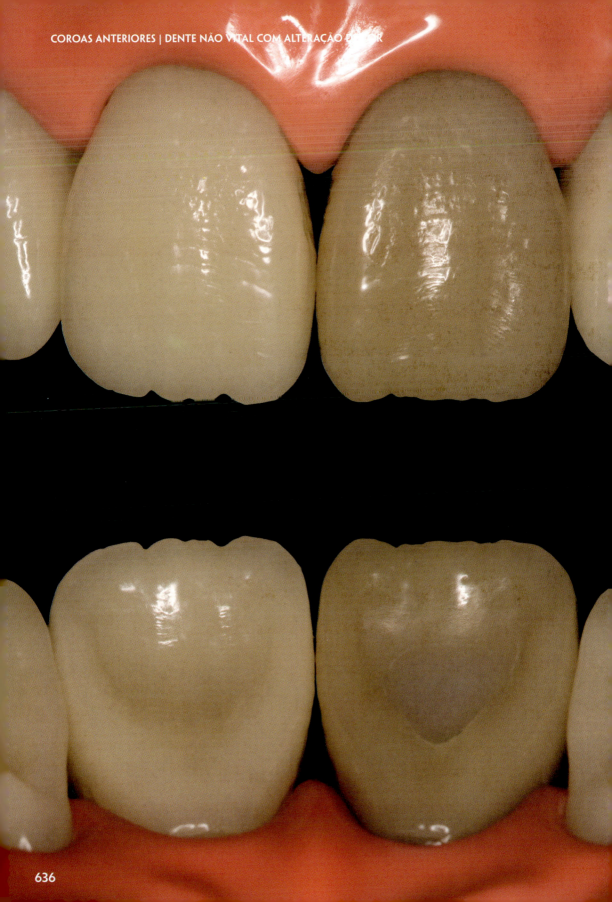

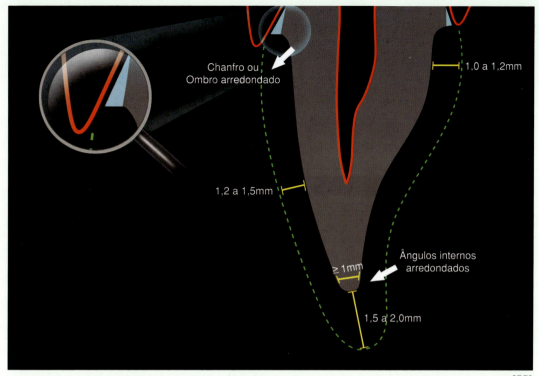

27.79

O protocolo de execução de um preparo para coroa cerâmica tem características bem definidas, apresentando apenas variações na profundidade necessária para o material restaurador, que varia de acordo com o sistema restaurador utilizado e a coloração do substrato. No passado, com os primeiros sistemas restauradores totalmente cerâmicos, um grande espaço era necessário para acomodar o *coping* e a cerâmica de recobrimento, e promover bons resultados quanto à resistência e à estética. Atualmente, já é possível realizar preparos mais conservadores graças ao uso de copings menos espessos (0,3-0,4 mm, com dióxido de zircônio) e à possibilidade de reduzir a espessura da cerâmica de recobrimento, uma vez que os *copings* atuais podem apresentar coloração similar à da dentina (FIG. 27.79). Esses são desenvolvimentos extremamente importantes que permitem ao profissonal aliar resistência, estética e conservadorismo tecidual em um único tratamento restaurador. Com esses novos materiais restauradores, em casos bem selecionados, é possível preparar coroas com mínimo desgaste axial — 0,6 mm no terço cervical e 1,0 mm no terço médio. Este capítulo revisa o protocolo de preparo para coroas anteriores de um dente com anatomia praticamente intacta, possibilitando uma melhor visualização de todas as etapas.

COROAS ANTERIORES | DENTE NÃO VITAL COM ALTERAÇÃO DE COR

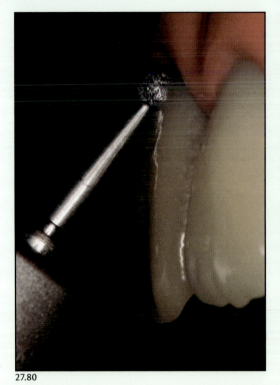
27.80

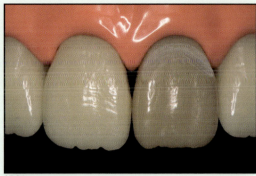
27.81

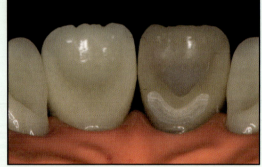
27.82

Para facilitar o entendimento da sequência de preparo, é interessante que a discussão seja feita em etapas: ① delimitação da profundidade de desgaste; ② desgaste inicial; ③ determinação da geometria do preparo; ④ arredondamento dos ângulos internos; ⑤ posicionamento da margem cervical; ⑥ acabamento e polimento. A delimitação da profundidade de desgaste, primeira etapa do preparo, baseia-se na confecção de sulcos e canaletas de orientação. Inicialmente, uma ponta diamantada esférica 1016 — diâmetro compatível com o grau de escurecimento do dente e, consequentemente, com a quantidade de desgaste desejada — é posicionada em 45° com a superfície do dente, de modo a realizar um desgaste com profundidade igual à metade de seu diâmetro (FIG. 27.80). Devido à impossibilidade de acesso para a realização dessa manobra nas faces proximais, ela só é executada nas faces livres (FIGS. 27.81 E 27.82). A seguir, uma ponta diamantada cilíndrica 3146, com extremo arredondado, é posicionada no centro da face vestibular e aprofundada em aproximadamente metade de seu diâmetro, com cuidado para respeitar as inclinações dos terços cervical (FIG. 27.83), médio (FIG. 27.84) e incisal (FIG. 27.85). O resultado dessa manobra é uma canaleta longitudinal, que vai da região cervical até a borda incisal do dente, dividindo a face vestibular em duas metades (FIG. 27.86).

ODONTOLOGIA RESTAURADORA · FUNDAMENTOS & TÉCNICAS

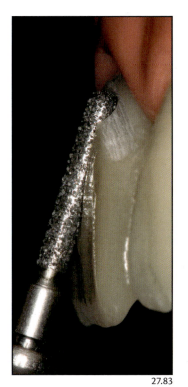
27.83

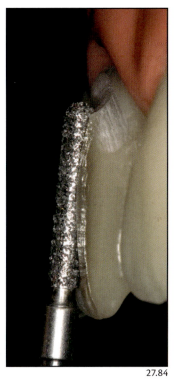
27.84

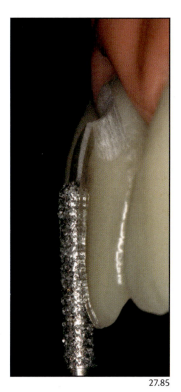
27.85

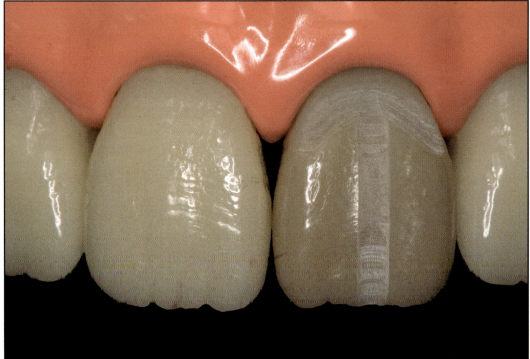
27.86

COROAS ANTERIORES | DENTE NÃO VITAL COM ALTERAÇÃO DE COR

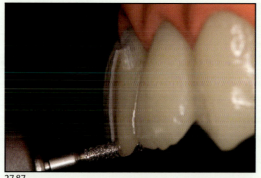
27.87

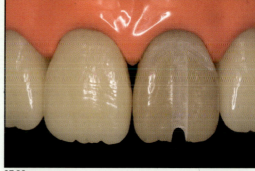
27.88

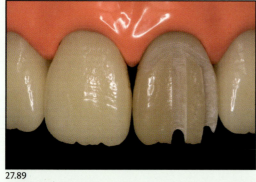
27.89

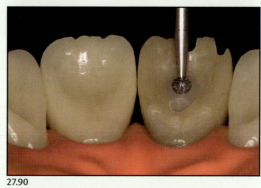
27.90

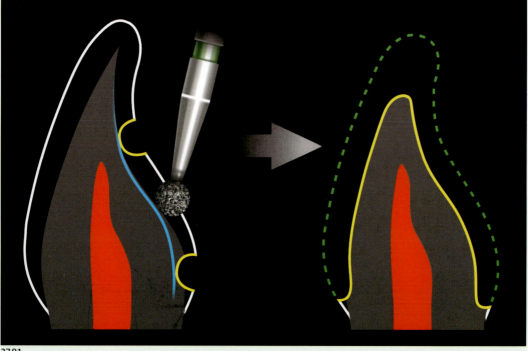
27.91

ODONTOLOGIA RESTAURADORA • FUNDAMENTOS & TÉCNICAS

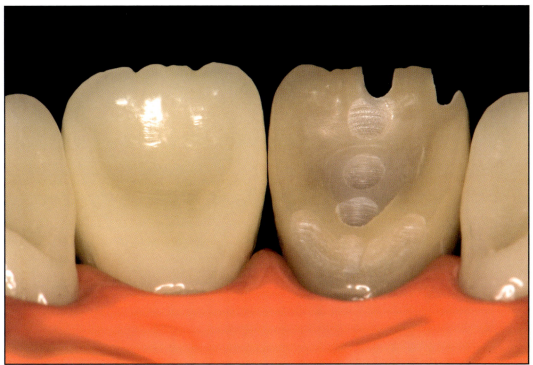

27.92

Dando continuidade aos procedimentos de delimitação da profundidade de desgaste, a mesma ponta diamantada cilíndrica 3146, já empregada, é utilizada para a confecção de um sulco de orientação da redução incisal. Para isso, a ponta diamantada é posicionada com o longo eixo paralelo ao ângulo da borda incisal — ou seja, levemente inclinada para palatal (FIG. 27.87). Uma vez que a espessura de desgaste necessária na região incisal é maior — cerca de 1,5 a 2,0 mm —, a ponta deve ser aprofundada em todo seu diâmetro (FIG. 27.88). Feito isso, é interessante repetir as etapas de confecção das canaletas longitudinal e incisal, a fim de criar pelo menos mais um sulco de referência.

Neste caso, optou-se pela criação de um sulco na metade distal do dente, mantendo íntegra a metade mesial (FIG. 27.89). Na face palatal — mais especificamente na região da concavidade palatina —, a profundidade de desgaste é delimitada por marcações pontuais, confeccionadas com uma ponta diamantada esférica 1016, posicionada em 45° com a superfície externa do dente e aprofundada em metade de seu diâmetro (FIGS. 27.90 A 27.92). Lembre-se de que a profundidade do preparo pode variar de acordo com o sistema cerâmico e com as dimensões do dente. O protocolo aqui apresentado é o mais comum e usual, passível de adaptações às particularidades de cada situação clínica.

641

COROAS ANTERIORES | DENTE NÃO VITAL COM ALTERAÇÃO DE COR

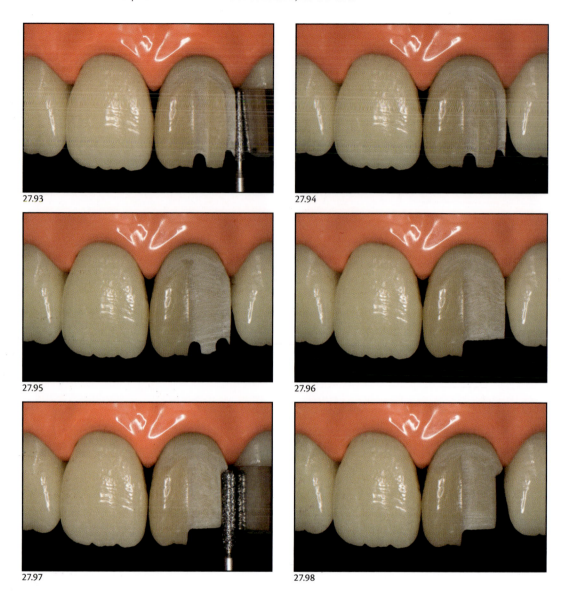

27.93

27.94

27.95

27.96

27.97

27.98

Finalizados os sulcos e as canaletas, é momento de separar o dente que está sendo preparado dos dentes adjacentes. Essa etapa é executada com uma ponta diamantada fina e afilada 2200, sempre com a proteção prévia da superfície adjacente (FIGS. 27.93 E 27.94).

Em seguida, empregando-se a mesma ponta diamantada cilíndrica 3146, realiza-se a uniformização do desgaste vestibular (FIG. 27.95) e incisal (FIG. 27.96), obedecendo as delimitações de profundidade, definidas previamente. A mesma ponta pode, ainda, ser usada

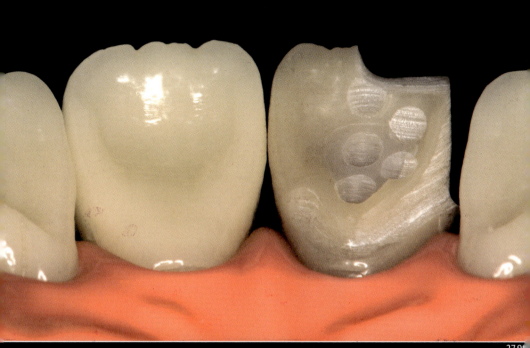

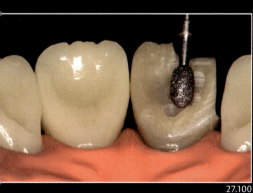

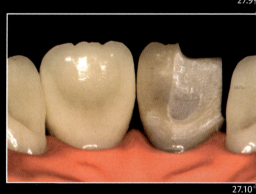

para o desgaste proximal, em associação a uma matriz metálica (FIGS. 27.97 E 27.98). Na face palatal, as marcações pontuais confeccionadas previamente podem ser unidas com uma ponta diamantada ovoide 3168 que, graças à sua forma convexa,

facilita a obtenção de profundidade de desgaste uniforme, ao longo de toda a concavidade palatina (FIGS. 27.99 E 27.100). Nesse ponto, concluído o desgaste da metade distal do dente, todos os procedimentos descritos são repetidos na metade mesial

COROAS ANTERIORES | DENTE NÃO VITAL COM ALTERAÇÃO DE COR

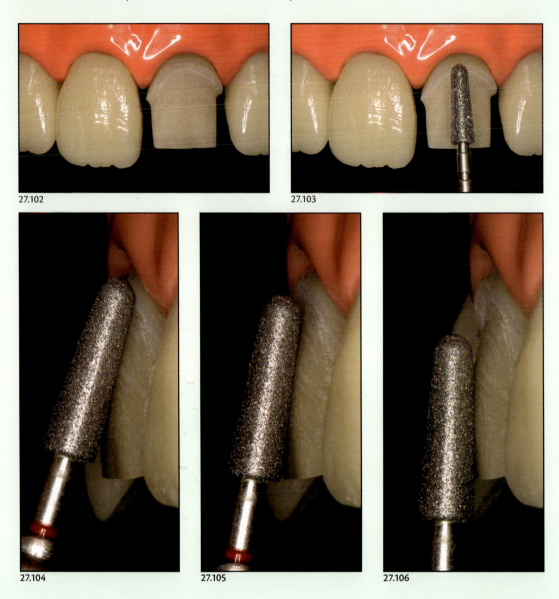

27.102   27.103   27.104   27.105   27.106

Finalizado o desgaste inicial, já é possível observar um esboço do preparo (FIG. 27.102). É momento, então, de conferir a ele uma geometria adequada, com paredes regulares e levemente convergentes para incisal (FIG. 27.103). A expulsividade, requisito para toda restauração indireta, não deve ser exagerada, pois comprometeria a retenção e estabilidade da coroa. Assim, recomenda-se uma angulação de aproximadamente 6° nas faces proximais — definida pelo uso de pontas troncocônicas, paralelas ao longo eixo do

ODONTOLOGIA RESTAURADORA · FUNDAMENTOS & TÉCNICAS

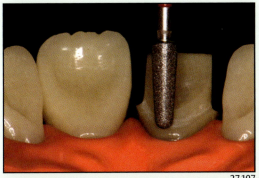

27.107

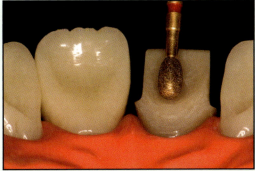

27.108

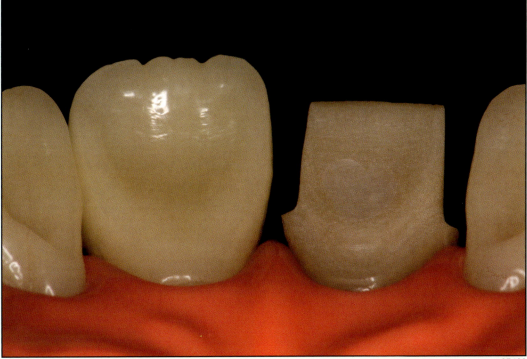

27.109

dente. Nas faces vestibular (FIGS. 27.104 A 27.106) e palatal (FIGS. 27.107 E 27.108), deve se respeitar as inclinações anatômicas, a fim de aliar máxima conservação tecidual e espessura adequada para a cerâmica. Nestas etapas, as pontas devem apenas conformar detalhes da geometria do preparo. Dessa forma, indica-se o uso de pontas de granulação fina, que permitem mais controle e promovem um desgaste mais refinado, associadas, sempre que possível, a um contra-ângulo multiplicador de velocidade (FIG. 27.109).

645

COROAS ANTERIORES | DENTE NÃO VITAL COM ALTERAÇÃO DE COR

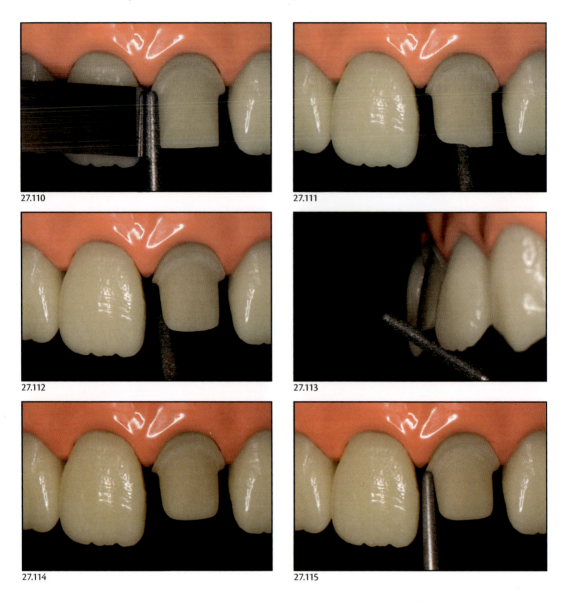

27.110

27.111

27.112

27.113

27.114

27.115

Nas faces proximais, o preparo é refinado com pontas troncocônicas 4138, com diâmetro menor que aquelas usadas nas faces livres. Observe que a ponta é utilizada paralela ao longo eixo do dente, para que a convergência incisal das paredes seja definida pela angulação da ponta ativa (FIG. 27.110). Também é importante que todos os ângulos internos do preparo sejam arredondados (FIGS. 27.111 A 27.114). A seguir, as paredes do preparo são refinadas, com pontas diamantadas de granulação extrafina (FIGS. 27.115 A 27.118).

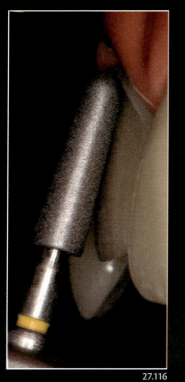
27.116

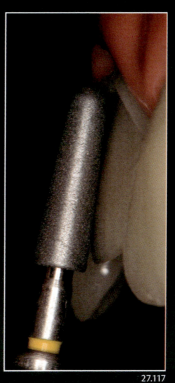
27.117

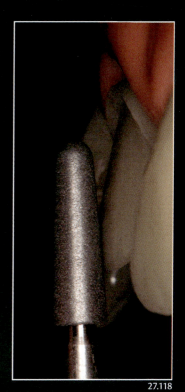
27.118

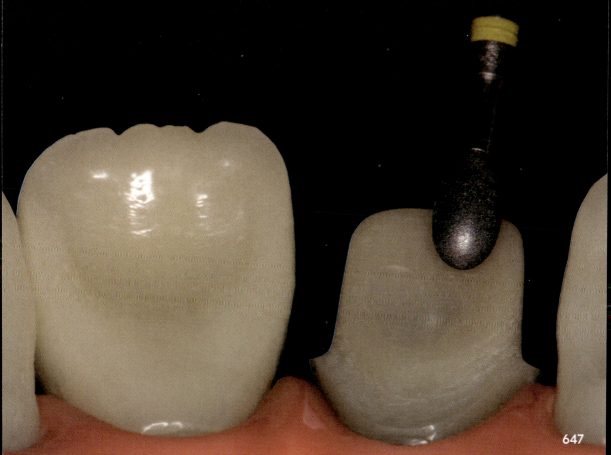

COROAS ANTERIORES | DENTE NÃO VITAL COM ALTERAÇÃO DE COR

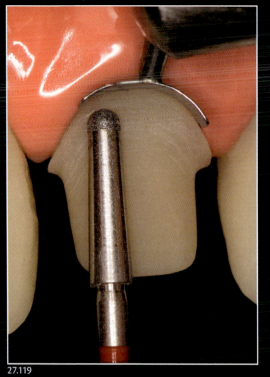

27.119

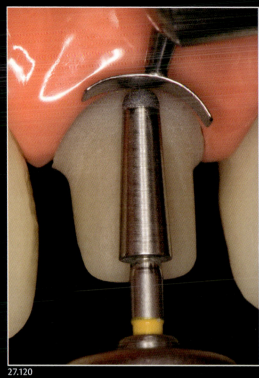

27.120

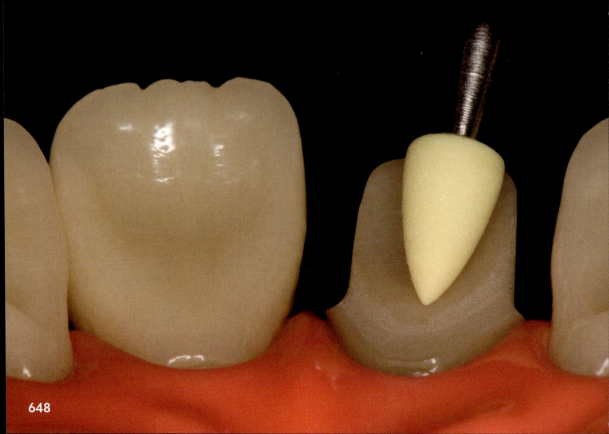

648

ODONTOLOGIA RESTAURADORA • FUNDAMENTOS & TÉCNICAS

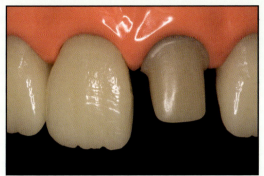

27.121

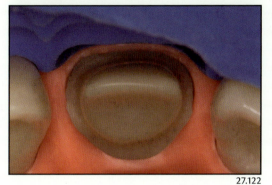

27.122

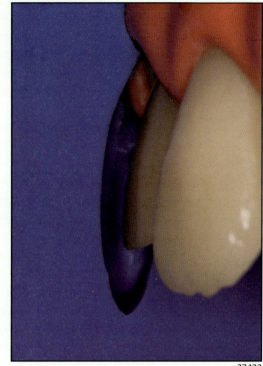

27.123

Nesse momento, o preparo está praticamente concluído, restando apenas o posicionamento final da margem e o polimento das paredes com borrachas abrasivas. Uma vez que o remanescente dental apresenta alteração de cor, é fundamental que a margem cervical seja posicionada levemente intrassulcular, para que a transição do dente para a restauração não fique em uma área visível. Essa é uma medida essencial para que o resultado estético alcançado com o tratamento mantenha-se estável a longo prazo. A extensão da margem cervical em direção ao sulco é uma etapa que exige extremo cuidado — caso seja realizada de forma displicente, é possível que a margem seja *subpreparada*, mantendo visível uma faixa de estrutura dental escurecida; ou *sobrepreparada*, comprometendo a homeostasia das estruturas periodontais. Para minimizar os riscos, é interessante utilizar afastadores gengivais e pontas diamantadas especiais, que apresentam partículas abrasivas apenas na extremidade (FIGS. 27.119 E 27.120). A seguir, o preparo é polido com uma sequência de borrachas abrasivas, até que a superfície apresente-se perfeitamente lisa e regular (FIG. 27.121). O espaço obtido é, então, avaliado com as guias de silicone em seus cortes transversal (FIG. 27.122) e longitudinal (FIG. 27.123). Lembre-se de que a quantidade de espaço necessária é dependente do sistema cerâmico empregado.

COROAS ANTERIORES | DENTE NÃO VITAL COM ALTERAÇÃO DE COR

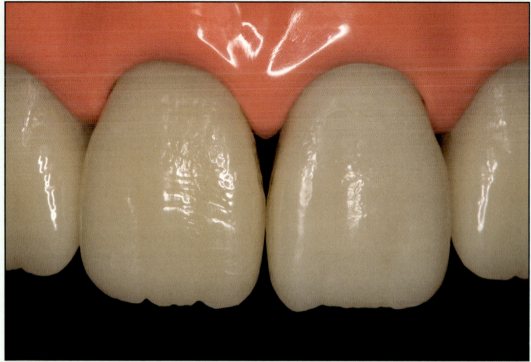

27.124

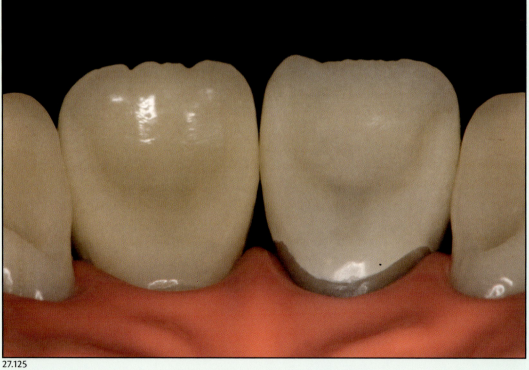

27.125

ODONTOLOGIA RESTAURADORA • FUNDAMENTOS & TÉCNICAS

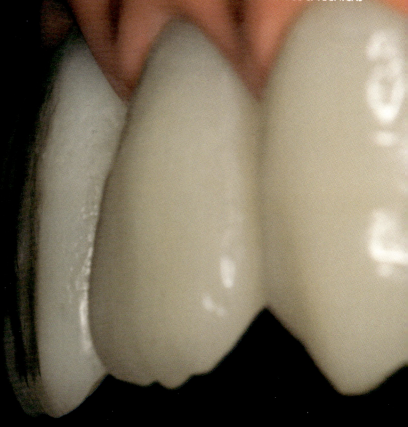

Na prática odontológica, poucos procedimentos exemplificam de forma tão precisa a máxima *"uma corrente é tão forte quanto o mais fraco de seus elos"*, quanto a confecção de uma coroa anterior. Embora um bom preparo seja essencial para a obtenção de uma coroa que atenda aos requisitos estéticos, biológicos e funcionais do caso, não se deve subestimar o papel desempenhado pela restauração provisória, pela moldagem, pelas etapas laboratoriais e, finalmente, pelos procedimentos de prova, ajuste e cimentação da restauração — falhas ou descuidos em qualquer destas etapas podem ter sérias repercussões no resultado final do tratamento. Deve ficar claro, portanto, que, embora a presente sequência tenha se focado nos procedimentos de preparo, não demonstrando as demais etapas intermediárias (provisório, moldagem, confecção laboratorial, prova, ajuste, cimentação), isso não significa que elas não sejam de extrema importância — a propósito, no capítulo 24, você pode conferir uma sequência passo a passo da confecção da coroa provisória deste caso. Observe, na página ao lado, o resultado alcançado — graças à condução diligente de todos os passos do protocolo, a restauração atende aos requisitos biológicos, estéticos e funcionais (FIGS. 27.124 E 27.125).

28

FACETAS INDIRETAS

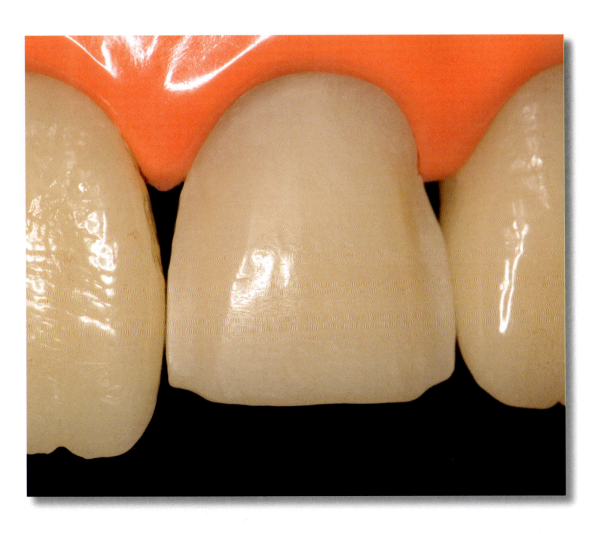

FACETAS INDIRETAS

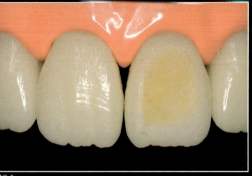

28.1

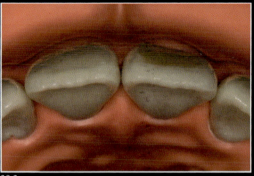

28.2

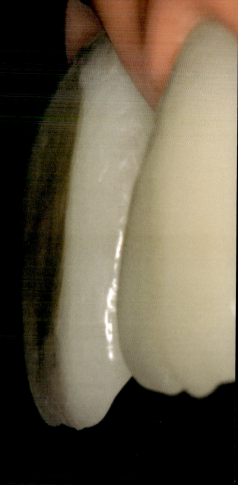

Facetas são recomendadas para alteração da forma e/ou da cor vestibular de dentes anteriores e pré-molares. Sua principal vantagem, em relação às coroas, é o preparo menos agressivo, que faz delas a alternativa ideal em casos em que o remanescente não se encontra demasiadamente comprometido. As facetas indiretas são confeccionadas com cerâmicas, materiais que necessitam de espessura adequada, para promover um resultado estético e funcional satisfatório. Tal requisito traduz-se, geralmente, na necessidade de um preparo, que sempre se inicia pela pré-visualização da forma final da restauração. Quando a forma pré-operatória difere da forma desejada, está indicado o enceramento diagnóstico, realizado em um modelo, ou a mudança intraoral da forma, pelo acréscimo de compósitos. No presente caso, o dente não apresenta alteração de cor — situação ideal para a confecção de uma faceta cerâmica –, porém possui uma restauração ampla e subcontornada na face vestibular (FIGS. 28.1 E 28.2). Assim, o primeiro passo é a restituição da anatomia original, por meio da adição de um compósito (FIGS. 28.3 E 28.4). Feito isso, é momento de confeccionar duas guias de silicone — uma cortada longitudinalmente, no centro do dente, e outra fatiada transversalmente, em diferentes alturas da coroa — que permitirão avaliar a quantidade de espaço obtido no preparo.

ODONTOLOGIA RESTAURADORA · FUNDAMENTOS & TÉCNICAS

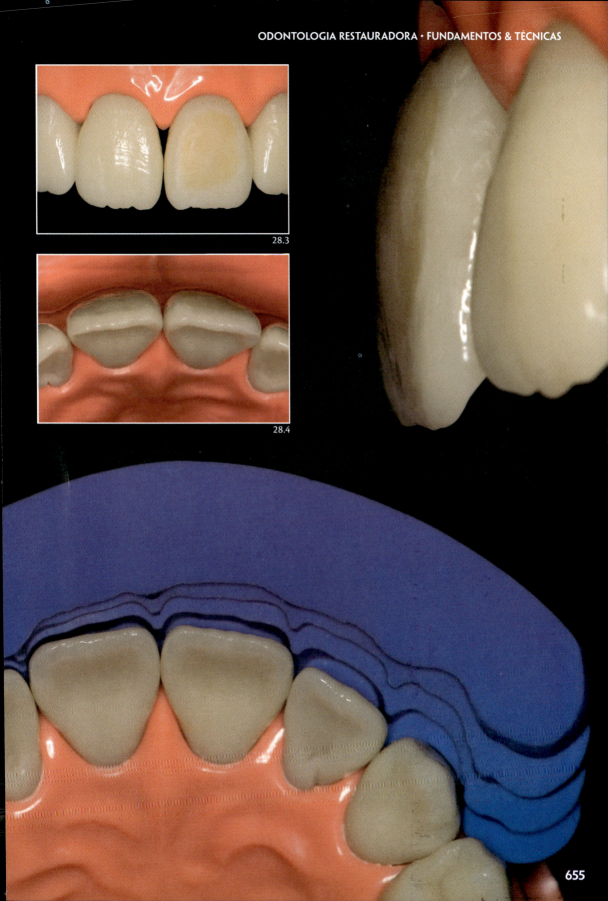

28.3

28.4

655

FACETAS INDIRETAS

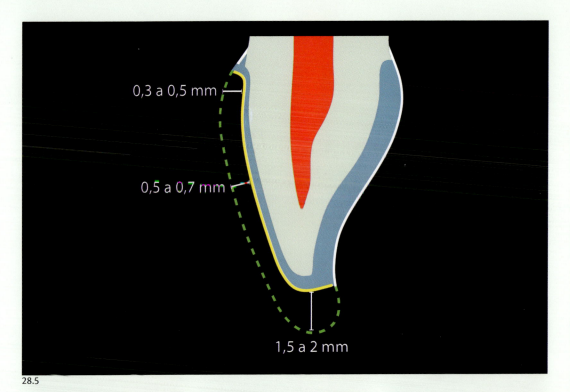

0,3 a 0,5 mm

0,5 a 0,7 mm

1,5 a 2 mm

28.5

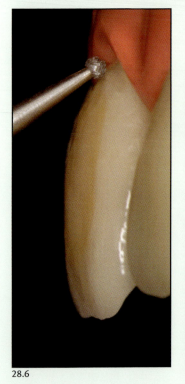

28.6

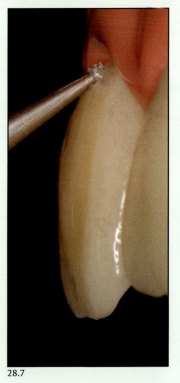

28.7

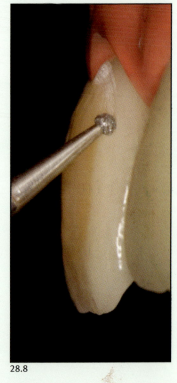

28.8

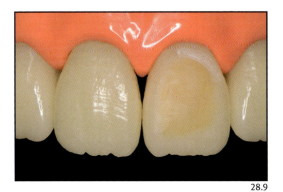
28.9

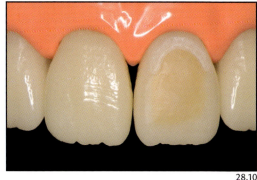
28.10

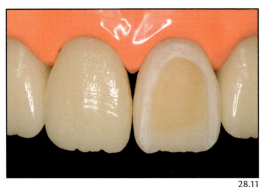
28.11

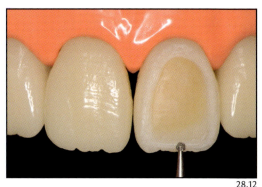
28.12

Contar com espessura adequada para a aplicação da cerâmica é a chave para o sucesso estético e funcional de uma faceta. Tal espessura é determinada pela coloração do substrato — quanto mais escurecido, maior a espessura de cerâmica necessária para mascará-lo — e influenciada pelo sistema cerâmico utilizado. Normalmente, em substratos não escurecidos, a espessura axial necessária gira em torno de 0,3 a 0,7 mm. Em dentes escurecidos, por outro lado, necessita-se de pelo menos 1,0 mm de cerâmica, para um mascaramento adequado do substrato (FIG. 28.5). Para facilitar a obtenção de espessuras adequadas e uniformes, ao longo de todo o preparo, o primeiro passo é delimitar a profundidade do desgaste planejado. De forma semelhante à descrita no capítulo de coroas, essa delimitação é feita, em um primeiro momento, com uma ponta diamantada esférica, utilizada em 45° com a superfície, de modo que apenas metade do diâmetro da ponta promova desgaste (FIGS. 28.6 A 28.10). Uma vez que o dente não apresenta alteração de cor, emprega-se uma ponta 1011, de menor diâmetro — em dentes com alteração de cor, recomendam-se pontas 1014 ou 1016, com maior diâmetro. Observe que, diferentemente do que ocorre durante o preparo de coroas, a canaleta não é restrita à região cervical, estendendo-se às faces proximais e à região da borda incisal (FIGS. 28.11 E 28.12).

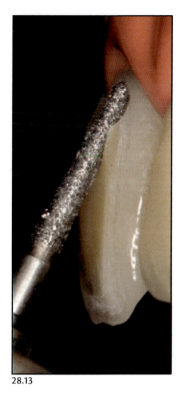
28.13

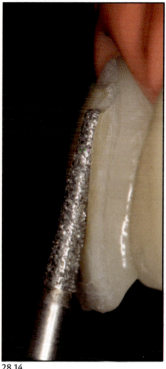
28.14

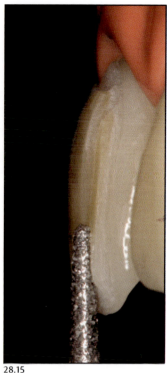
28.15

Finalizados os sulcos periféricos, com a ponta diamantada esférica, é interessante definir algumas canaletas de orientação longitudinal na face vestibular. Para isso, emprega-se uma ponta diamantada troncocônica 2135, com extremo arredondado, aprofundada em metade de sua espessura e utilizada em angulação compatível com cada um dos planos de inclinação da face vestibular — cervical (FIG. 28.13), médio (FIG. 28.14) e incisal (FIG. 28.15). Concluída a primeira canaleta, observe que, apesar do desgaste ser realizado em três planos, não há transição brusca de um plano para outro (FIG. 28.16). Dependendo da preferência do profissional e das dimensões mesiodistais do dente, é possível confeccionar duas ou três canaletas longitudinais. No presente caso, optou-se pela criação de duas canaletas, que, associadas aos sulcos periféricos, dividem a face vestibular em três "ilhas" de estrutura dental não desgastada — circundadas por zonas que demarcam a profundidade planejada para o preparo (FIGS. 28.17 E 28.18). A mesma ponta diamantada troncocônica é, então, utilizada para reduzir as áreas protuberantes, até que se obtenha uma superfície regular e com espessura uniforme, na face vestibular (FIGS. 28.19 E 28.20). Nesse momento, empregando-se as guias de silicone, cortadas transversal (FIG. 28.21) e longitudinalmente (FIG. 28.22), é possível conferir a uniformidade do desgaste vestibular.

ODONTOLOGIA RESTAURADORA • FUNDAMENTOS & TÉCNICAS

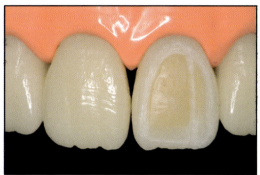
28.16

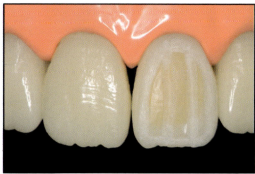
28.17

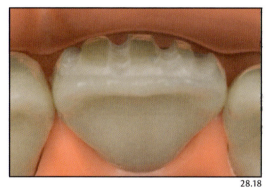
28.18

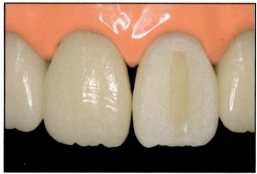
28.19

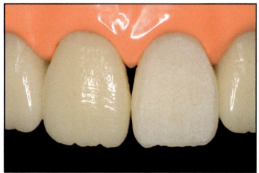
28.20

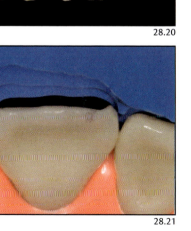
28.21

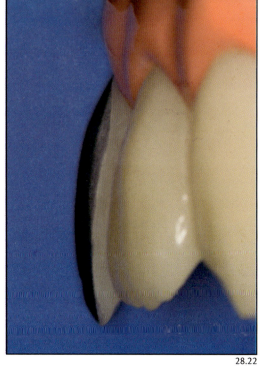
28.22

659

FACETAS INDIRETAS

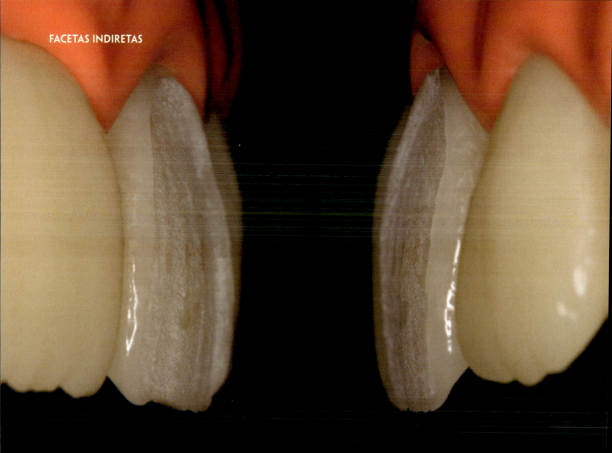

Ao final do desgaste vestibular, ainda é possível observar grandes áreas de estrutura dental não preparada, visíveis quando os dentes são observados em um ângulo lateral. São as áreas de visibilidade dinâmica, já discutidas no capítulo 14, e que devem ser englobadas no preparo, para assegurar o sucesso estético da restauração. Para minimizar o risco de desgaste acidental dos dentes adjacentes, recomenda-se sua proteção com tiras de matriz metálica (FIG. 28.23). A seguir, a mesma ponta diamantada troncocônica 2135, já utilizada, é empregada para estender as margens, tanto por mesial como por distal, até que fiquem fora da área visível, mesmo quando o dente é observado em uma angulação oblíqua (FIG. 28.24). Para o refinamento destas margens, é interessante utilizar instrumentos cortantes manuais (FIGS. 28.25 E 28.26). Nesse momento, a margem cervical do preparo deve ser cuidadosamente estendida em direção ao sulco gengival — o término pode ficar no nível da margem gengival ou, na maioria dos casos, levemente intrassulcular. Para que essa etapa seja conduzida de forma segura, é importante que se promova o afastamento gengival adequada, através de fios retratores ou de instrumentos especiais, como demonstrado neste caso (FIGS. 28.27 E 28.28). Concluídos os passos descritos até aqui, o preparo já está delineado (FIGS. 28.29 E 28.30).

ODONTOLOGIA RESTAURADORA • FUNDAMENTOS & TÉCNICAS

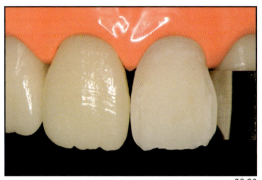
28.23

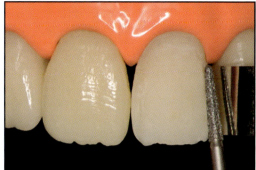
28.24

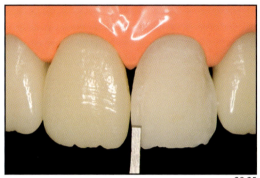
28.25

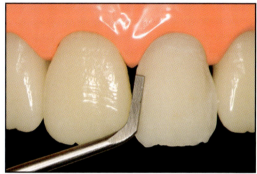
28.26

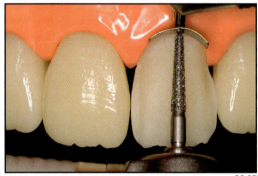
28.27

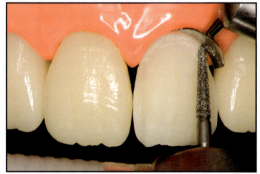
28.28

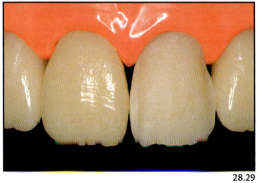
28.29

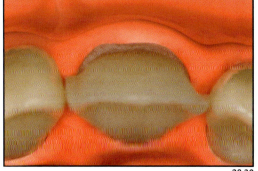
28.30

661

FACETAS INDIRETAS

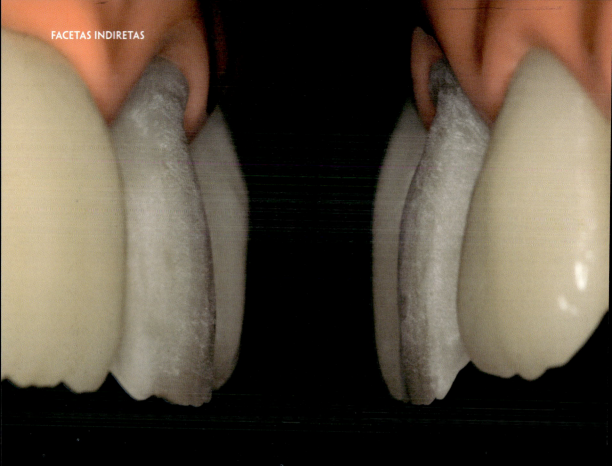

Observe, nas fotos acima, que não é mais possível visualizar as margens do preparo, confirmando que a área de visibilidade dinâmica foi adequadamente englobada. Assim, a atenção pode ser dirigida a outro ponto-chave do preparo de facetas: o término incisal. Na maioria dos casos, por motivos estéticos e funcionais, está indicada uma redução de 1,5 a 2,0 mm da borda incisal. Esse espaço permitirá, ao ceramista, replicar as peculiaridades ópticas do terço incisal na restauração. Além disso, em muitos casos, a estrutura dental incisal remanescente após o desgaste vestibular apresenta-se fragilizada, sendo indicada sua remoção. Observe no esquema da página ao lado, as características dos preparos com e sem redução incisal (FIG. 28.31). No presente caso, optou-se pelo envolvimento da borda no preparo. Assim, a mesma ponta diamantada troncocônica, já empregada, é posicionada, em angulação paralela à borda incisal (ou seja, levemente inclinada para palatal), e inserida em toda sua espessura, de modo a definir uma canaleta de orientação (FIGS. 28.32 E 28.33). Feito isso, o procedimento é repetido, a fim de criar pelo menos mais uma canaleta (FIG. 28.34). A seguir, as canaletas são unidas e o desgaste é estendido às faces proximais (FIG. 28.35). Neste momento, o preparo está praticamente concluído, restando apenas as etapas de refinamento, acabamento e polimento.

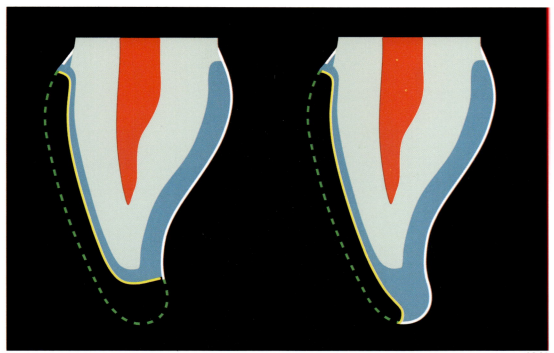

28.31

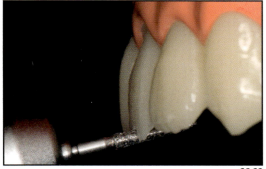

28.32

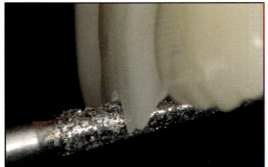
28.33

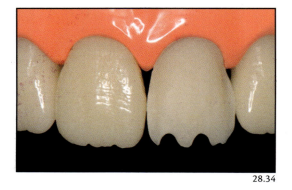
28.34

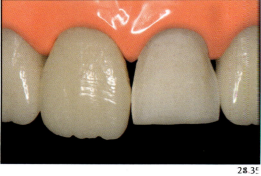
28.35

FACETAS INDIRETAS

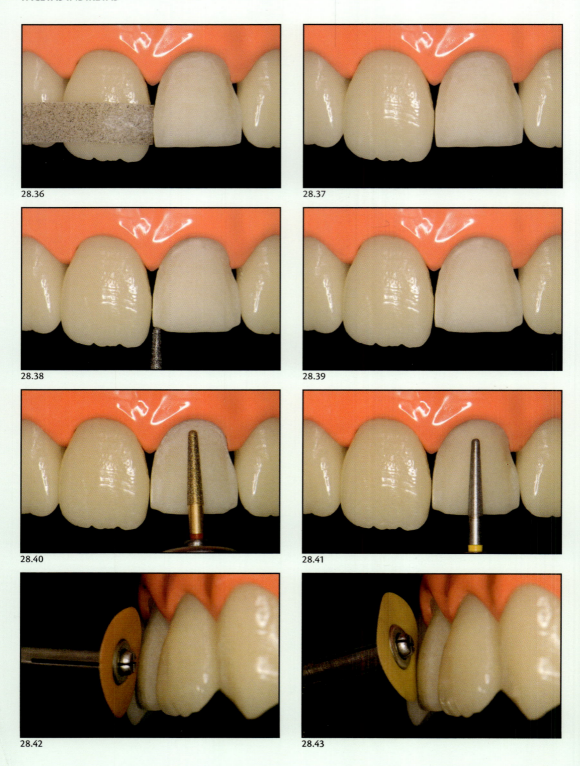

28.36

28.37

28.38

28.39

28.40

28.41

28.42

28.43

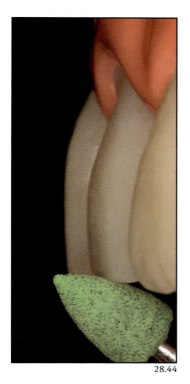
28.44

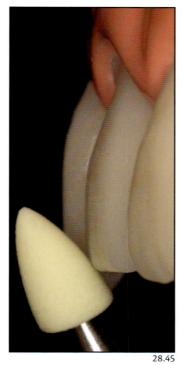
28.45

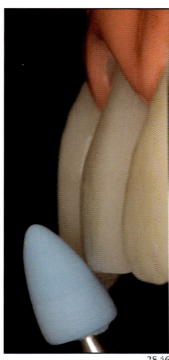
28.46

Para o refinamento das margens proximais do preparo, é interessante utilizar lixas interproximais, comercializadas para acabamento de restaurações de resina composta. Esse procedimento tem dupla função — promover a regularização das margens mesial e distal do preparo, removendo pequenas espículas e irregularidades presentes no esmalte marginal; e estabelecer uma leve separação entre as margens proximais do preparo e os dentes adjacentes, o que facilita sobremaneira os procedimentos de moldagem e cimentação da faceta (FIGS. 28.36 E 28.37). A seguir, as mesmas pontas diamantadas troncocônicas, já empregadas, são utilizadas para desgastar levemente os ângulos incisomesial e incisodistal, a fim de prover espessura uniforme de cerâmica na borda incisal (FIGS. 28.38 E 28.39). Feito isso, pontas diamantadas troncocônicas, de granulação fina e extrafina, são empregadas para realizar o acabamento e polimento do preparo, eliminando quaisquer retenções e irregularidades presentes na superfície (FIGS. 28.40 E 28.41). Discos flexíveis e borrachas abrasivas também podem ser empregados para aumentar a lisura do preparo e, especialmente, para suavizar os ângulos internos, na região das arestas longitudinais (FIGS. 28.42 E 28.43) e da borda incisal (FIGS. 28.44 A 28.46), possíveis áreas de concentração de estresse na restauração.

FACETAS INDIRETAS

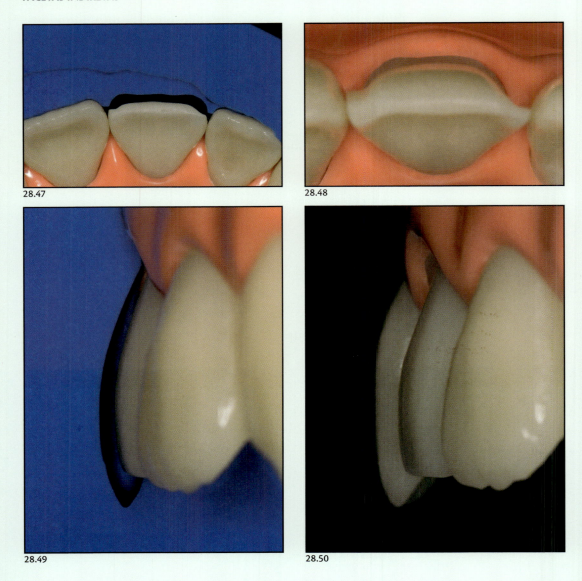

28.47
28.48
28.49
28.50

Com as guias de silicone em posição, observe o preparo perfeitamente regular e com espaço uniforme e adequado para a cerâmica (FIGS. 28.47 E 28.49). Observe, também, a excelente lisura superficial; as margens nítidas e bem definidas, respeitando as áreas de visibilidade dinâmica; os ângulos internos arredondados; e a correta expulsividade — crítica para a cimentação da faceta (FIGS. 28.48 E 28.50). Caso aprovado em todas estas análises, o preparo está finalizado e procede-se à moldagem e confecção do provisório.

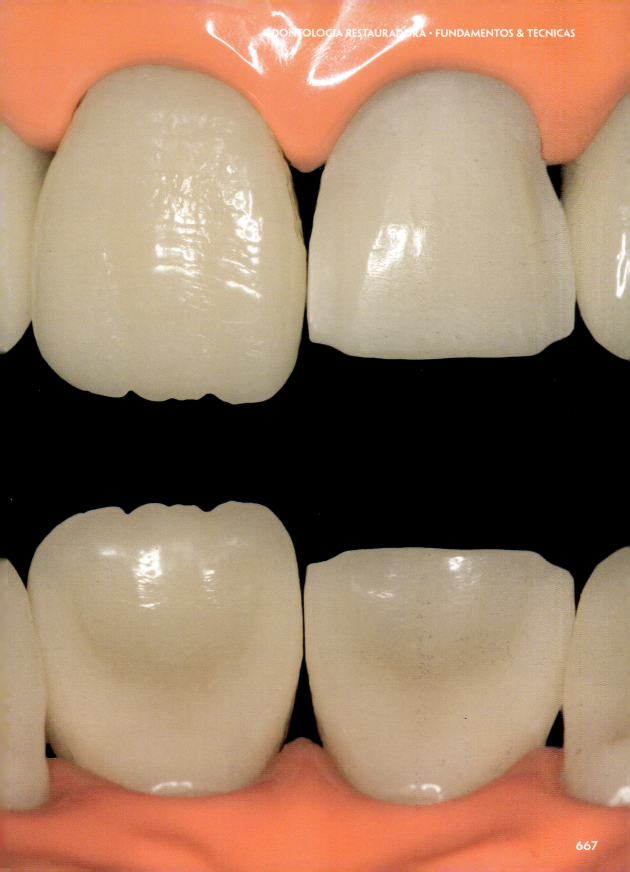

FACETAS INDIRETAS

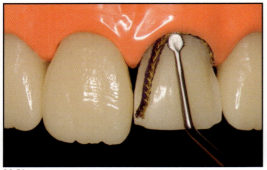
28.51

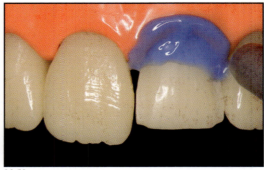
28.52

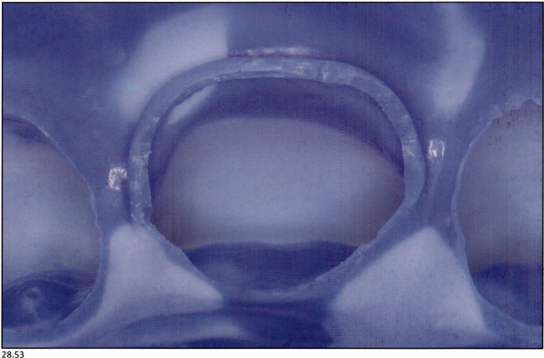
28.53

Ao contrário do que se recomenda para coroas anteriores, casos restaurados com facetas indiretas são, idealmente, moldados na mesma sessão do preparo. A razão para essa diferença é que, em virtude da menor retenção, inerente aos preparos de faceta, é desejável minimizar o tempo de permanência da restauração provisória para reduzir a chance de seu deslocamento inadvertido. Assim, imediatamente após o polimento do preparo, o dente é moldado com silicone de adição pela técnica de dupla mistu-

ODONTOLOGIA RESTAURADORA • FUNDAMENTOS & TÉCNICAS

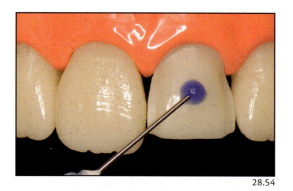

28.54

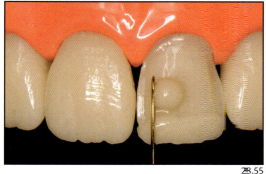

28.55

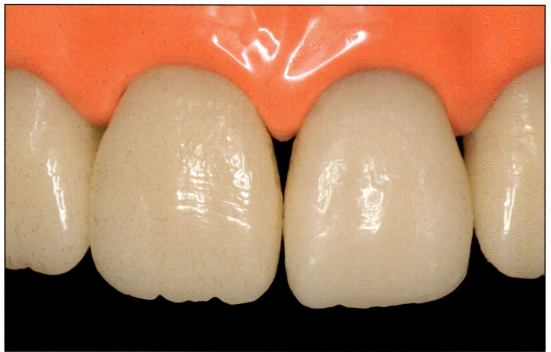

28.56

ra em tempo único (FIGS. 28.51 A 28.53). Para maiores detalhes, a sequência passo a passo de moldagem deste caso pode ser conferida no capítulo 23. Após a obtenção do molde, confecciona-se uma restauração provisória, a fim de restituir, temporariamente, as características estéticas, biológicas e funcionais do dente. Uma técnica interessante, demonstrada detalhadamente no capítulo 24, é a confecção do provisório com resina composta, aplicada diretamente sobre o remanescente dental (FIGS. 28.54 A 28.56).

669

FACETAS INDIRETAS

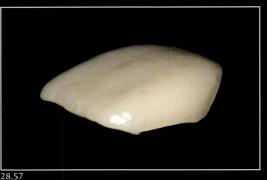
28.57

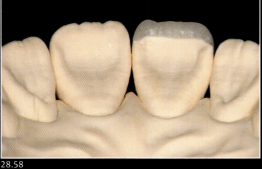
28.58

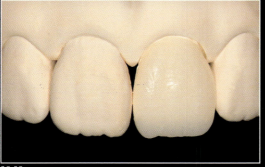
28.59

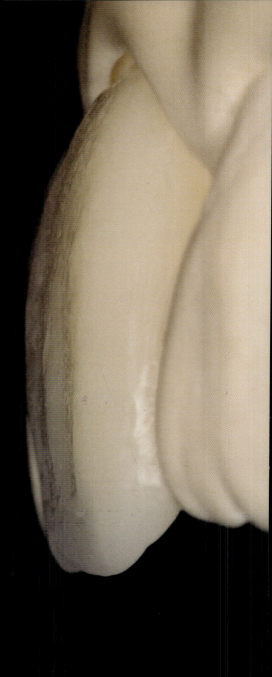

Concluídas as etapas laboratoriais, chega o momento de realizar a prova, o ajuste e, finalmente, a cimentação da restauração (FIG. 28.57). Sobre o modelo, já é possível fazer uma avaliação preliminar da adaptação e, especialmente, de características como forma e textura (FIGS. 28.58 E 28.59). A restauração provisória é, então, removida, o preparo é limpo com pasta profilática ou jato de bicarbonato, e a faceta cerâmica é provada (FIGS. 28.60 E 28.61). Caso haja necessidade de realizar ajustes na região

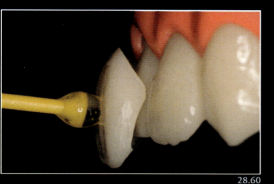
28.60

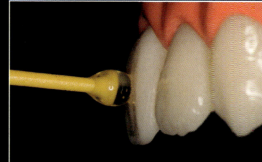
28.61

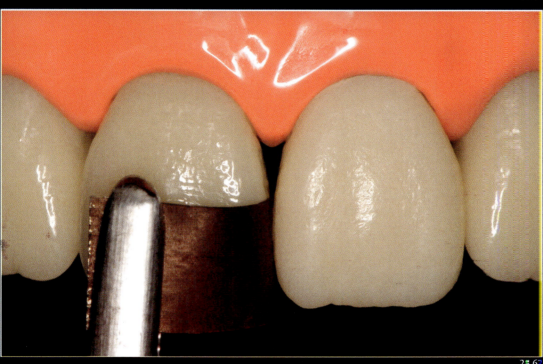
28.62

de contatos proximais, as interferências devem ser identificadas com uma folha de papel articular, interposta entre a faceta e o dente adjacente (FIG. 28.62), e, a seguir, desgastadas com pontas diamantadas de granulação extrafina e polidas com borrachas abrasivas especiais para cerâmica. Após o ajuste, a faceta deve ser inserida passivamente, apresentando ótima adaptação ao preparo. A integração estética é, então, avaliada, por meio do uso de um gel à base de glicerina ou uma pasta try-in.

FACETAS INDIRETAS

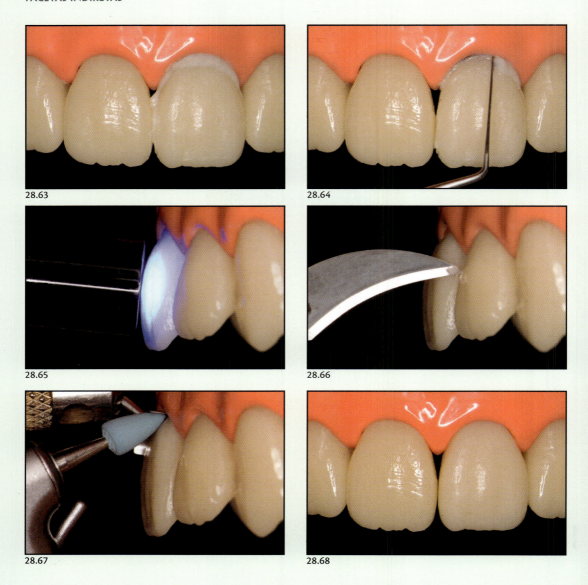

28.63 28.64 28.65 28.66 28.67 28.68

Após a verificação da adaptação e a aprovação estética da faceta pelo paciente e pelo profissional, o preparo é novamente limpo e a faceta é cimentada adesivamente (FIGS. 28.63 A 28.68), de acordo com o protocolo passo a passo, apresentado e discutido no capítulo 25. Desde que bem indicadas, planejadas e executadas de forma diligente, as facetas cerâmicas são excelentes alternativas para a reabilitação estética, biológica e funcional, de dentes anteriores com alterações de cor e/ou de forma.

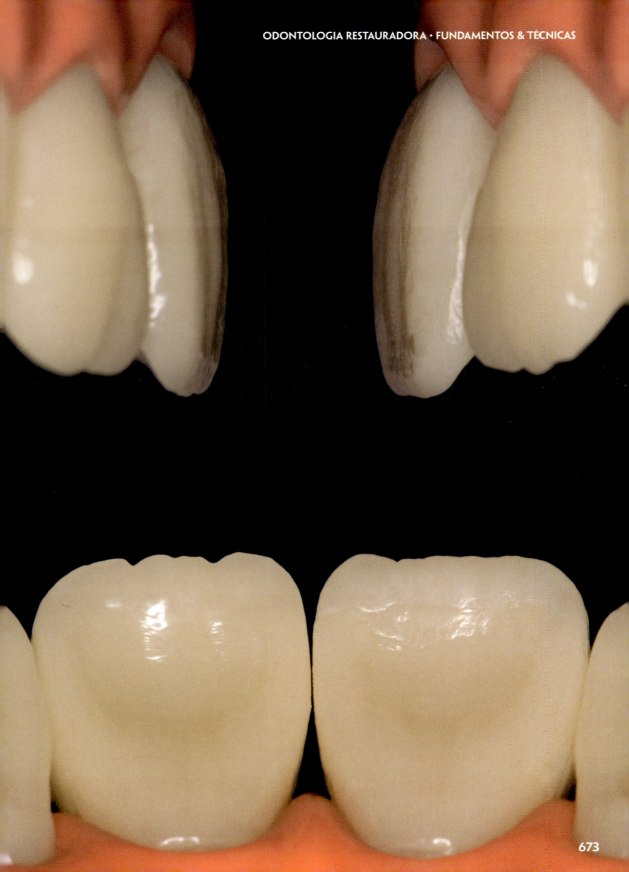

29

RESTAURAÇÕES TIPO INLAY & ONLAY

Inlay

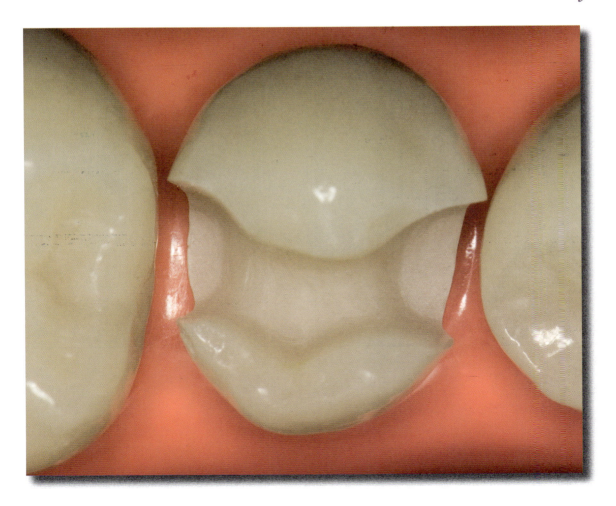

Muitas vezes, a escolha definitiva da técnica — direta ou indireta — e do material restaurador, só é possível após a remoção do tecido cariado ou da restauração insatisfatória, quando já se tem pleno conhecimento da quantidade e qualidade da estrutura dental remanescente. Na presente sequência, temos um pré-molar inferior, com uma lesão cariosa envolvendo a face oclusal e ambas as faces proximais (FIG. 29.1). A primeira etapa do preparo é a remoção cautelosa do tecido cariado, com brocas esféricas, em baixa rotação (FIG. 29.2). Feito isso, deve-se avaliar a quantidade e qualidade da estrutura dental remanescente, para permitir a escolha de uma técnica compatível com as necessidades do caso (FIG. 29.3). Quando mais da metade da distância intercuspídea estiver comprometida, há vantagens na realização de procedimentos indiretos, especialmente quando a cavidade é profunda e/ou há envolvimento de estruturas de reforço, como as cristas marginais. No caso aqui demonstrado, a remoção do tecido cariado promoveu o socavamento das cúspides e comprometeu a integridade de ambas as cristas marginais (FIG. 29.4). Além disso, a cavidade é relativamente profunda e apresenta istmo oclusal igual ou maior do que a metade da distância intercuspídea. Todos estes fatores favorecem a indicação de um *inlay* — restauração indireta parcial que não engloba cúspides, porém pode envolver uma ou ambas as faces proximais. Observe, no esquema da página ao lado, as características gerais de um preparo para *inlay* cerâmico (FIG. 29.5): ① expulsividade, para permitir a inserção da restauração, confeccionada extraoralmente; ② ângulos internos arredondados, para minimizar a concentração de estresse, que poderia levar à fratura do remanescente ou da restauração; ③ margens bem delimitadas, com ângulo próximo a 90° entre a superfície interna do preparo e a face externa do remanescente; ④ espessura adequada para a cerâmica, em torno de 1,5 a 2,0 mm, dependendo da região; ⑤ ausência de áreas de fragilidade no remanescente, sejam elas relacionadas à presença de esmalte sem suporte ou à pouca espessura de estrutura dental.

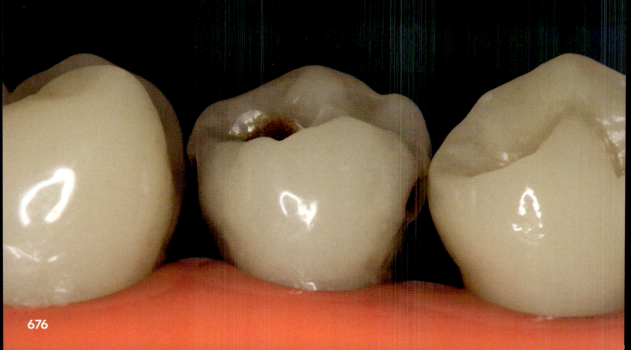

ODONTOLOGIA RESTAURADORA • FUNDAMENTOS & TÉCNICAS

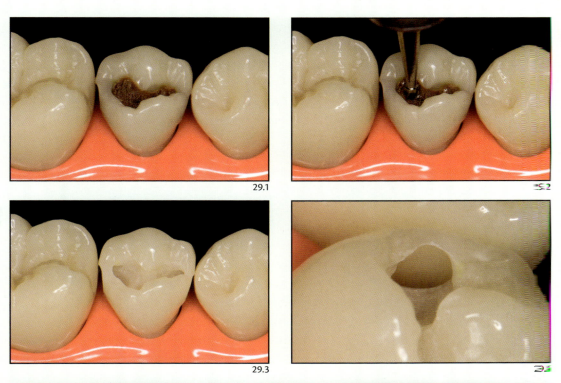

29.1 29.2
29.3 29.4

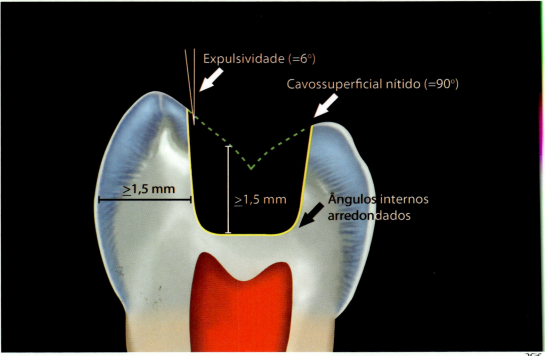

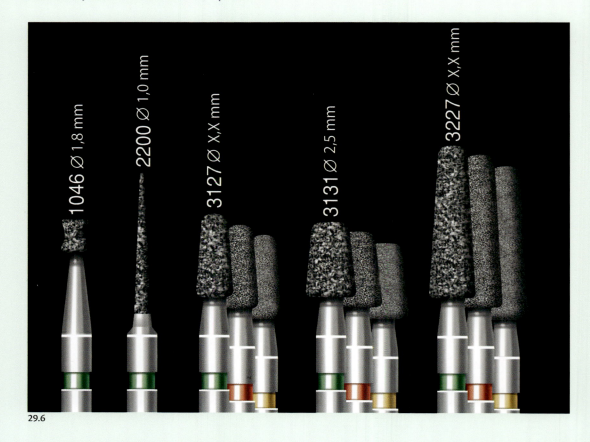

29.6

Para a execução de preparos que atendam aos requisitos dos *inlays* cerâmicos, é importante utilizar pontas diamantadas adequadas, com diâmetro, forma e angulação que colaborem com a obtenção de preparos corretos. O esquema acima demonstra os formatos das pontas diamantadas mais empregadas no preparo de *inlays*, destacando algumas de suas principais características, como o término plano com borda arredondada — crítico para a obtenção de ângulos internos suaves — e a angulação de 12° (cerca de 6° em cada lado) em relação ao longo eixo (FIG. 29.6). Observe que determinadas pontas estão disponíveis em múltiplas abrasividades, para facilitar e tornar mais sistemáticos os procedimentos de acabamento e polimento do preparo. A angulação da ponta ativa é a característica-chave para a obtenção de preparos com expulsividade correta. Uma vez que as pontas diamantadas já apresentam a angulação que se deseja conferir ao preparo (12°), basta empregá-las paralelas ao eixo de inserção planejado para o *inlay* e o resultado será um preparo com expulsividade ideal (FIG. 29.7). Qualquer tentativa de definir a expulsividade manualmente, inclinando as pontas diamantadas, fatalmente resulta em preparos retentivos ou, mais comumente, com expulsividade exagerada. Evidentemente, as pontas devem apresentar dimensões adequadas, para que atuem em toda a extensão do preparo.

ODONTOLOGIA RESTAURADORA · FUNDAMENTOS & TÉCNICAS

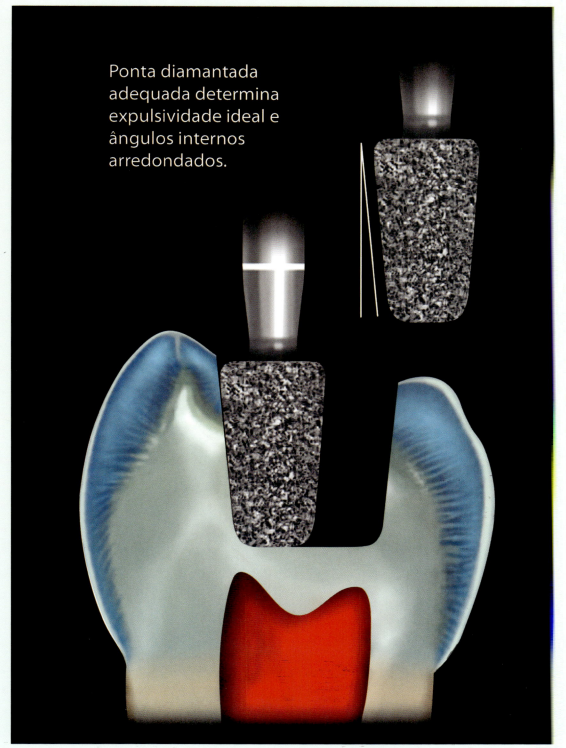

Ponta diamantada adequada determina expulsividade ideal e ângulos internos arredondados.

RESTAURAÇÕES TIPO INLAY & ONLAY | INLAY

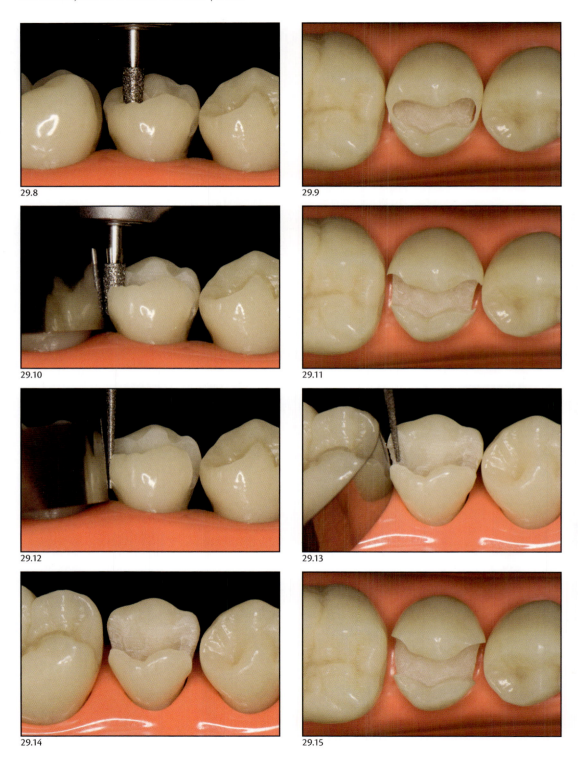

29.8

29.9

29.10

29.11

29.12

29.13

29.14

29.15

ODONTOLOGIA RESTAURADORA · FUNDAMENTOS & TÉCNICAS

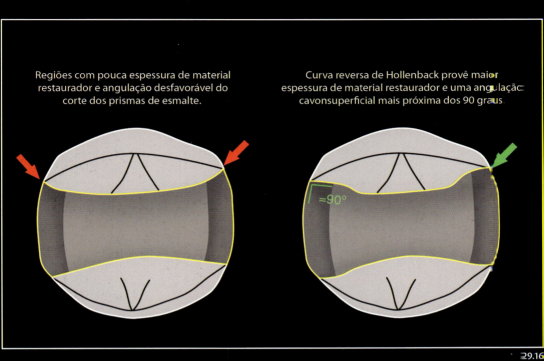

29.16

Uma ponta diamantada troncocônica 3127 é empregada para regularizar e eliminar retenções nas paredes circundantes vestibular e lingual. Observe que a altura da ponta permite sua atuação ao longo de toda a extensão da parede (FIGS. 29.8 E 29.9). Caso as cúspides se apresentem socavadas, é possível preencher as zonas retentivas com compósitos, para que a cavidade não seja ampliada desnecessariamente. A seguir, os dentes adjacentes são protegidos com matrizes metálicas e o preparo é estendido às regiões proximais (FIGS. 29.10 E 29.11). Observe que o grande calibre dessas pontas limita sua atuação nas margens proximais, sendo necessária a utilização de pontas diamantadas finas e afiladas, para abrir as regiões de contato com os dentes adjacentes, facilitando os procedimentos de moldagem e cimentação (FIGS. 29.12 A 29.15). Compare o preparo antes (FIG. 29.11) e após (FIG. 29.15) o uso da ponta afilada, e veja que, após a atuação desta, as margens proximovestibulares e proximolinguais apresentam ângulo de cerca de 90° com a face externa. Esse é um requisito importante para a resistência do remanescente e da restauração. Embora nas margens proximolinguais, a angulação de 90° seja obtida com relativa facilidade, nas margens proximovestibulares — em virtude do contorno externo da coroa — é necessário o preparo de uma curva reversa de Hollenback (FIG. 29.16).

RESTAURAÇÕES TIPO INLAY & ONLAY | INLAY

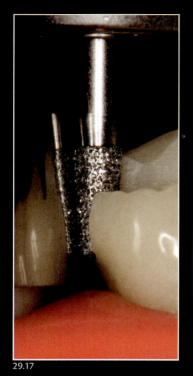
29.17

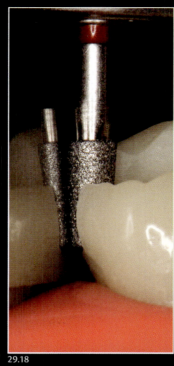
29.18

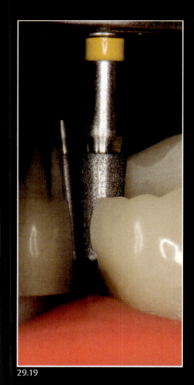
29.19

682

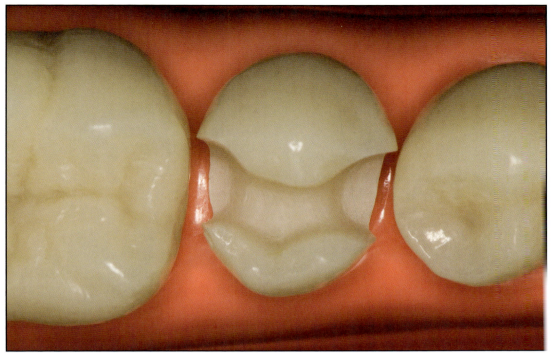

Fig. 29.20

Após a confecção do preparo com pontas diamantadas troncocônicas de maior granulação, realiza-se seu refinamento com pontas de formato idêntico, porém em granulações fina e extrafina. Essa etapa permite corrigir pequenos defeitos do preparo, além de remover irregularidades e aumentar a lisura superficial das paredes. Observe, na página ao lado, a atuação sequencial das pontas diamantadas, atentando para seu formato idêntico e para a evidente diferença de abrasividade (FIGS. 29.17 A 29.19). Vale ressaltar que, ao realizar o acabamento e polimento das caixas proximais, deve-se ter extremo cuidado para não comprometer a angulação de 90° com a superfície externa, obtida nas margens proximovestibular e proximolingual. Assim, é preferível que as pontas atuem na margem gengival e nas paredes vestibular e lingual/palatal das caixas proximais, sem, entretanto, atingir a região das margens. Repare, ainda, que mesmo com o uso de pontas de granulação fina e extrafina, é essencial a proteção dos dentes adjacentes com tiras de matriz metálica, quando as pontas atuam na região proximal. Com o preparo concluído, é possível observar que este atende aos requisitos mencionados anteriormente (FIG. 29.20): expulsividade de cerca de 12°; ângulos internos arredondados; margens nítidas e bem definidas em ângulo próximo a 90°; espessura suficiente para a cerâmica e remanescente com resistência adequada.

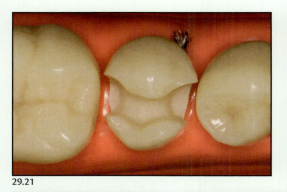
29.21

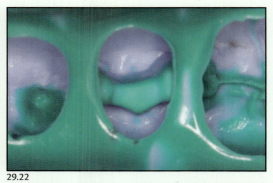
29.22

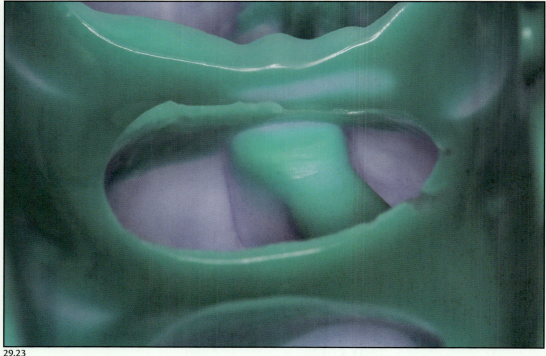
29.23

Concluído o preparo, procede-se à moldagem. O protocolo empregado é semelhante ao descrito no capítulo 23 para a obtenção do molde de uma coroa posterior pela técnica de dupla mistura em tempo único. Assim, dois fios retratores são inseridos — o primeiro para controlar o fluido crevicular e o segundo para afastar lateralmente o tecido gengival — e, após a remoção do segundo fio, executa-se a moldagem com um silicone de adição (FIG. 29.21). Concluído o procedimento, observe que o molde obtido

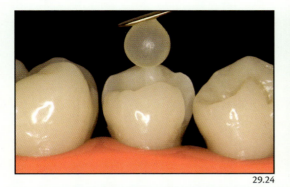
29.24

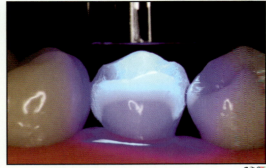
29.25

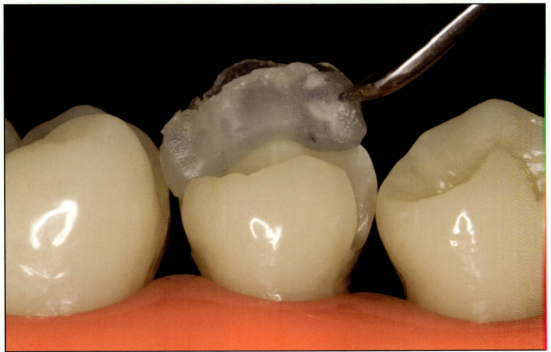
29.26

representa uma cópia fiel das estruturas dentogengivais (FIGS. 29.22 E 29.23). Nesse momento, o molde e quaisquer informações referentes à cor e às peculiaridades estéticas desejadas na futura restauração são enviados ao laboratório. Em virtude das dimensões da cavidade e do caráter intracoronário do preparo, a restauração provisória pode ser confeccionada de forma simples e rápida, com uma resina fotopolimerizável à base de dimetacrilato de uretano, que apresenta determinada flexibilidade (FIGS. 29.24 A 29.26).

Após as etapas laboratoriais de confecção do *inlay*, realiza-se a prova, o ajuste e, finalmente, a cimentação da peça. Inicialmente, o provisório é removido e o preparo é limpo com pasta profilática ou jato de bicarbonato. Feito isso, a peça é posicionada e assentada passivamente sobre o preparo, para a avaliação da adaptação marginal — o *inlay* só deve ser cimentado quando apresentar adaptação excelente às margens do preparo. No presente caso, foram detectadas interferências na região proximal, impedindo o assentamento completo da restauração. Assim, após a demarcação dos pontos a serem ajustados, através da interposição de uma folha de papel articular entre a peça e o dente adjacente, eles são desgastados com uma ponta diamantada de granulação fina (FIG. 29.27) e, a seguir, polidos com uma borracha abrasiva especial para cerâmicas (FIG. 29.28) — toda superfície cerâmica ajustada deve ser meticulosamente repolida para que não ocorra propagação de trincas. Concluídos os procedimentos de ajuste do *inlay*, realiza-se o isolamento do campo operatório e repete-se a prova da peça para confirmar seu assentamento correto (FIG. 29.29). Na sequência, a restauração é cimentada adesivamente, de acordo com o protocolo passo a passo, já descrito no capítulo 25 (FIGS. 29.30 A 29.34). O tratamento correto da superfície cerâmica e do substrato dental são imprescindíveis para o sucesso da cimentação e, consequentemente, para a perfeita integração do material restaurador ao dente. A cimentação adesiva permite reforçar a estrutura remanescente, restituindo valores de resistência semelhantes àqueles encontrados nos dentes hígidos.

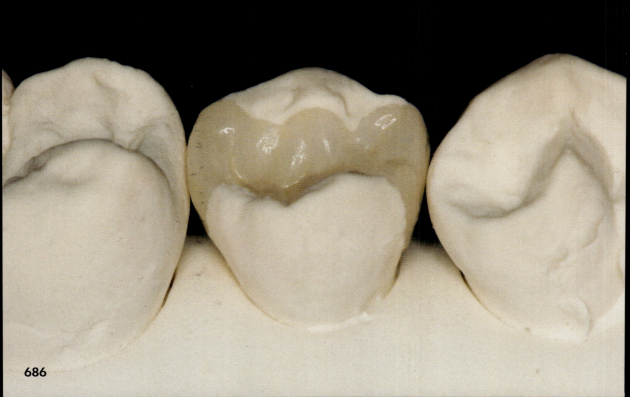

ODONTOLOGIA RESTAURADORA • FUNDAMENTOS & TÉCNICAS

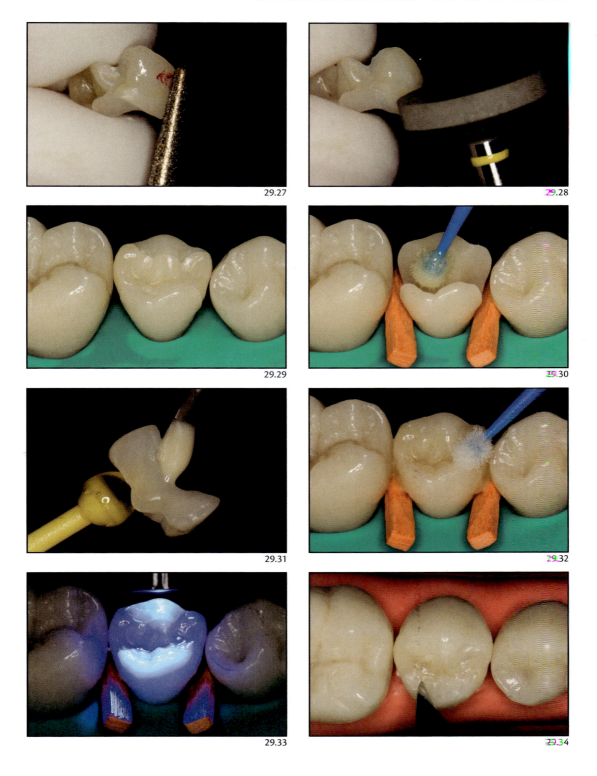

29.27 29.28
29.29 29.30
29.31 29.32
29.33 29.34

687

RESTAURAÇÕES TIPO INLAY & ONLAY | INLAY

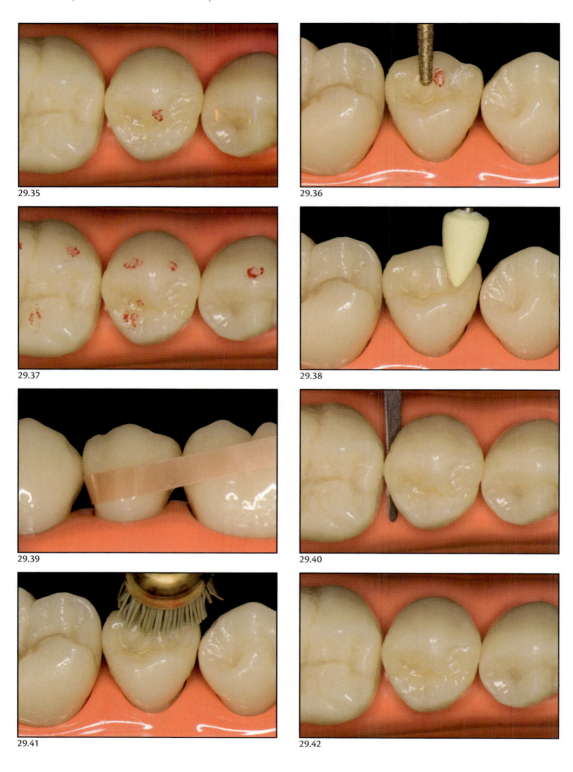

29.35

29.36

29.37

29.38

29.39

29.40

29.41

29.42

Ao final da sessão de cimentação adesiva, remove-se o dique de borracha e avaliam-se a intensidade e o padrão de distribuição dos contatos oclusais (FIG. 29.35). Essa é uma etapa extremamente importante, uma vez que mesmo pequenos contatos prematuros e interferências só podem ser testados e ajustados após a cimentação da restauração — a cerâmica é extremamente friável e só obtém alta resistência quando unida adesivamente à estrutura dental. Caso necessário, os ajustes podem ser realizados com pontas diamantadas finas ou extrafinas (FIG. 29.36), até que se alcance uma distribuição uniforme dos contatos oclusais na superfície do dente restaurado, bem como dos dentes adjacentes (FIG. 29.37). Novamente, é essencial o repolimento das regiões em que a cerâmica foi ajustada, para minimizar a propagação de trincas que comprometeriam a longevidade da restauração. As margens também devem ser polidas, seja por meio de borrachas abrasivas (FIG. 29.38 — nas regiões em que o acesso permitir sua utilização –, seja por meio de lixas interproximais (FIG. 29.39) e instrumentos oscilatórios especiais (FIG. 29.40). O objetivo é promover uma transição suave e imperceptível entre a estrutura dental e a restauração. O polimento final, realizado com escovas especiais, associadas ou não a pastas abrasivas, oferece lisura e brilho ao conjunto dente-restauração, devolvendo a função e estética originais, com expectativa de grande durabilidade clínica (FIG. 29.41 E 29.42).

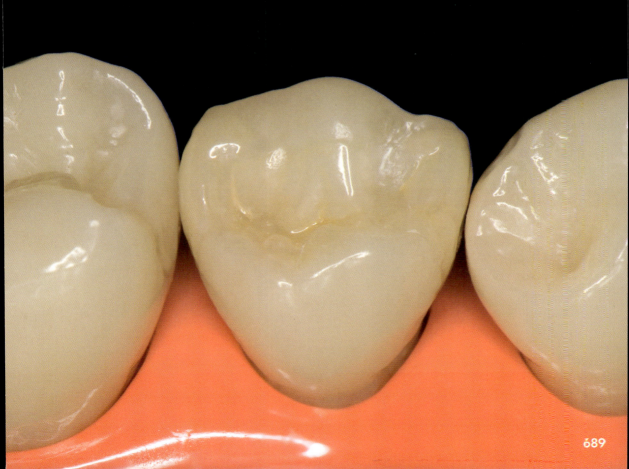

29

RESTAURAÇÕES TIPO INLAY & ONLAY

Onlay

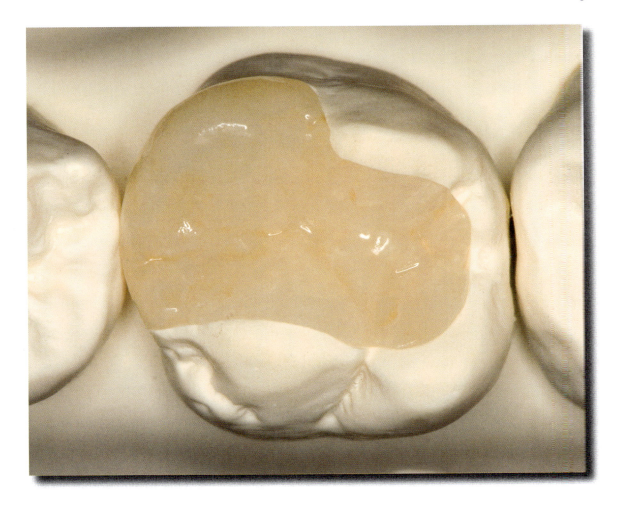

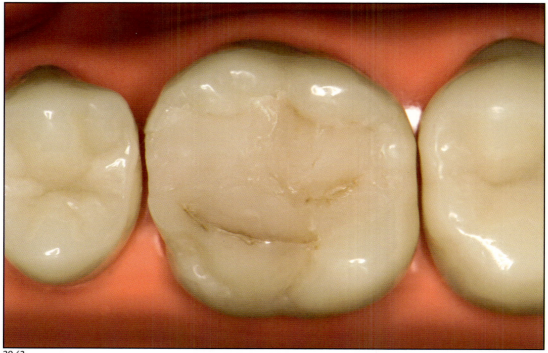

29.43

As restaurações indiretas são especialmente recomendadas quando há perda extensa de estrutura dental, situação na qual as restaurações diretas não são capazes de restituir as características estéticas e, especialmente, funcionais do dente. No presente caso, simulou-se uma ampla restauração direta de resina composta, insatisfatória sob diversos aspectos — além do evidente comprometimento estético, observe a degradação e o manchamento marginal, o desgaste superficial e o contorno inadequado, caracterizado pela ausência de contato entre a restauração e o dente adjacente (FIG. 29.43). Após a remoção da restauração, observe a pequena espessura do remanescente na região da cúspide mesiovestibular (FIG. 29.44). O tratamento de escolha, neste caso, para devolver a estética e função originais, é uma restauração cerâmica tipo *onlay*, com recobrimento da cúspide mesiovestibular, para proteger o remanescente. Em linhas gerais, os preparos para *onlay* apresentam características idênticas às dos preparos para inlay, com a diferença de que se procede ao recobrimento de uma ou mais cúspides (FIG. 29.45): expulsividade em torno de 12º (cerca de 6º em cada parede); ângulos internos arredondados; margens bem delimitadas, com ângulo próximo a 90º com a superfície externa do dente; espessura adequada para a cerâmica, em torno de 1,5 a 2,0 mm; ausência de áreas de fragilidade no remanescente.

ODONTOLOGIA RESTAURADORA · FUNDAMENTOS & TÉCNICAS

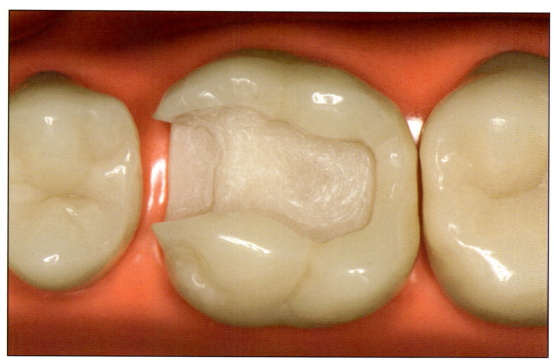

29.4

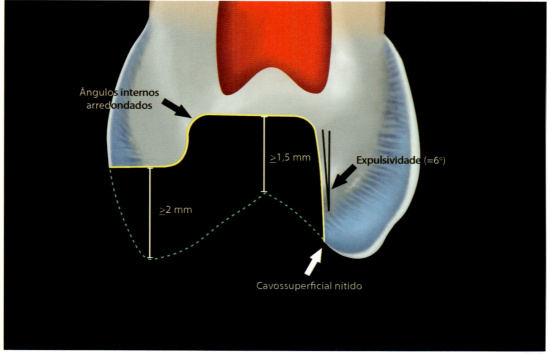

Ângulos internos arredondados

≥1,5 mm

Expulsividade (=6°)

≥2 mm

Cavossuperficial nítido

29.5

RESTAURAÇÕES TIPO INLAY & ONLAY | ONLAY

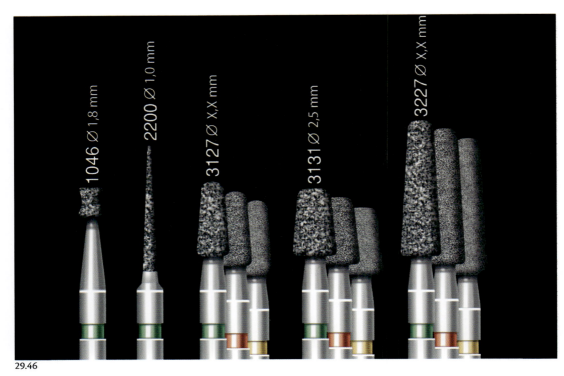
29.46

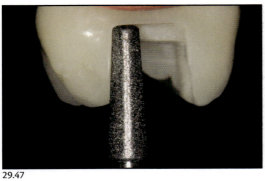
29.47

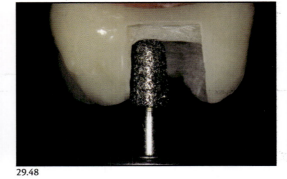
29.48

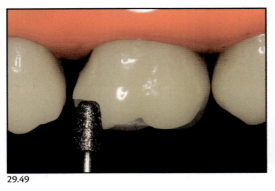
29.49

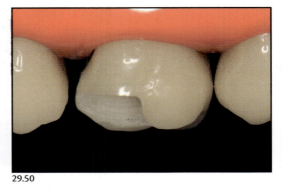
29.50

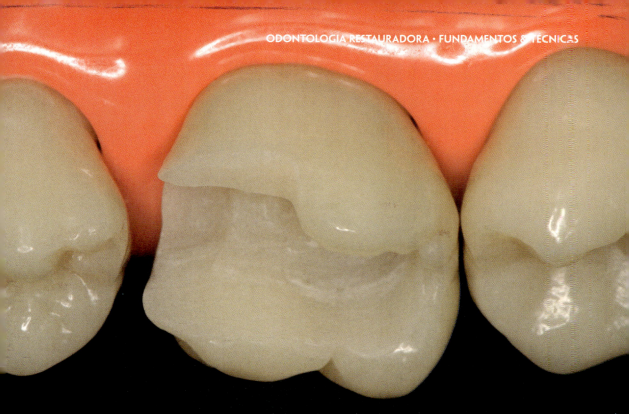

Para a obtenção de um preparo que apresente características ideais para a confecção de um *onlay* cerâmico, é imprescindível contar com pontas diamantadas adequadas (FIG. 29.46). As pontas corretas facilitam e tornam mais sistemática a definição de características como ângulos internos arredondados e expulsividade ideal — uma vez que suas pontas ativas apresentam expulsividade de 6° em cada lado (12° total), basta que sejam empregadas paralelamente ao eixo de inserção planejado para o *onlay*, para que o preparo apresente expulsividade correta. Vale ressaltar que as pontas empregadas sempre devem apresentar dimensões compatíveis com a função que estão desempenhando, de forma a apresentar contato ao longo de toda a parede do preparo. Assim, pontas mais longas (3227) são usadas no preparo das paredes vestibular e lingual/palatal das caixas proximais (FIG. 29.47), e pontas mais curtas (3131 e 3127) são utilizadas na regularização das paredes da caixa oclusal (FIG. 29.48). Observe que, em ambas as fotografias, as pontas são utilizadas em angulação paralela ao eixo de inserção planejado para o *onlay*. Na sequência, a cúspide mesiovestibular é reduzida com a mesma ponta diamantada troncocônica, já empregada no preparo da caixa oclusal, de forma a propiciar volume e espessura adequados ao material restaurador (FIG. 29.49 E 29.50). Tipicamente, recomenda-se um desgaste de cerca de 2,0 mm na região das cúspides, a fim de oferecer espessura suficiente para a cerâmica.

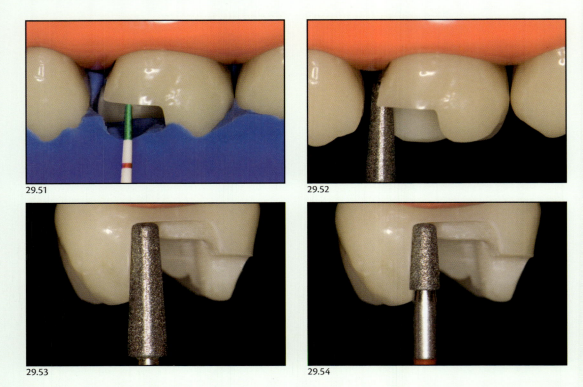

29.51   29.52   29.53   29.54

Nesse ponto, o espaço obtido pelo desgaste da cúspide pode ser facilmente avaliado com uma guia de silicone, obtida de um enceramento diagnóstico ou da anatomia pré-operatória do dente, quando esta se encontra preservada (FIG. 29.51). A seguir, continua-se o preparo da caixa proximal, com uma ponta diamantada troncocônica longa, número 3227, atuando simultaneamente na margem gengival e ao longo de toda a parede vestibular ou palatal/lingual, para evitar a criação de zonas retentivas (FIGS. 29.52 E 29.53). Caso fosse empregada uma ponta diamantada 3127, curta demais para o preparo das paredes vestibular e palatal/lingual, o resultado provável seria a criação de uma pequena zona retentiva, na altura da transição da região diamantada para a haste metálica da ponta (FIG. 29.54). O preparo da caixa proximal é finalizado com pontas diamantadas finas e afiladas (2200 ou 4200), empregadas nos ângulos mesiovestibular e mesiopalatal, a fim de eliminar irregularidades e conferir um término em 90° com a superfície externa do dente (FIGS. 29.55 E 29.56). As paredes do preparo são, então, refinadas e os ângulos internos, arredondados com pontas diamantadas finas (FIGS. 29.57 E 29.58) e extrafinas (FIGS. 29.59 E 29.60). Na sequência, o preparo é polido com pontas de borracha abrasivas, torneadas para assumirem forma semelhante à das pontas diamantadas empregadas no preparo (FIGS. 29.61 E 29.62).

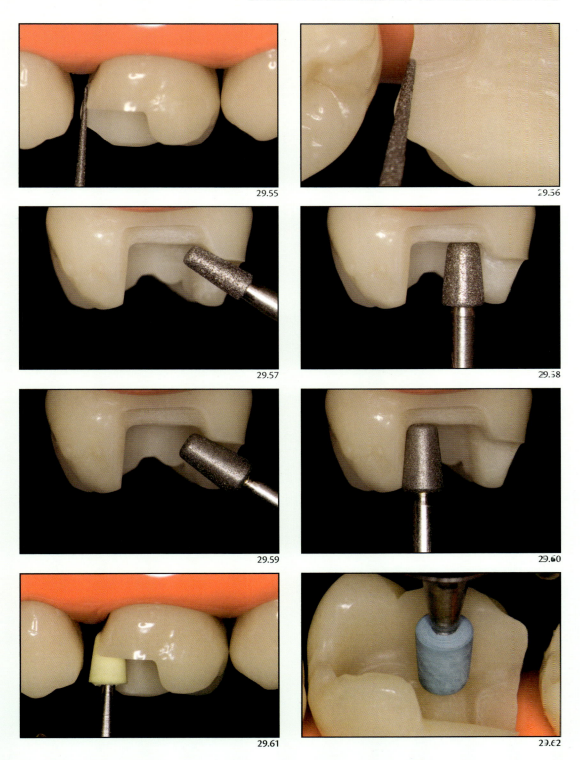

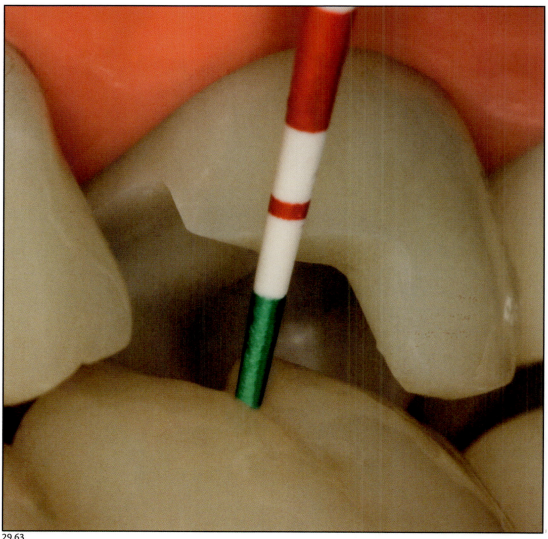

29.63

A cerâmica necessita de pelo menos 1,5 a 2,0 mm de espessura, na região das cúspides. Assim, uma medida essencial, antes que se considere o preparo concluído, é avaliar o espaço disponível para a confecção da restauração. Para isso, além de empregar a guia de silicone, como já demonstrado, é interessante observar o espaço presente durante a oclusão, em máxima intercuspidação habitual (MIH) e durante os movimentos de lateralidade (FIG. 29.63). Confirmada a presença de espaço suficiente, o preparo é aprovado

ODONTOLOGIA RESTAURADORA · FUNDAMENTOS & TÉCNICAS

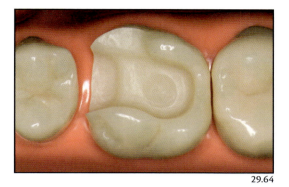
29.64

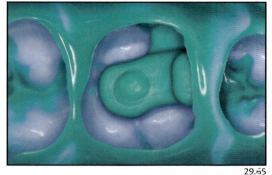
29.65

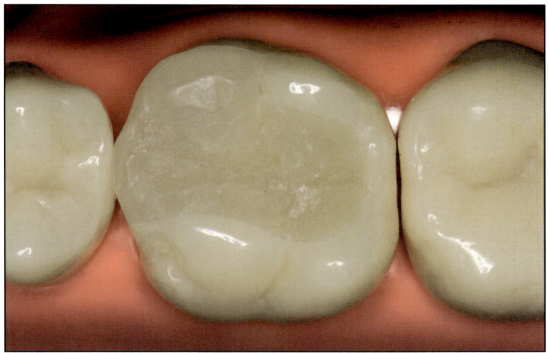
29.66

(FIG. 29.64) e moldado com um silicone de adição, por meio da técnica de dupla mistura em tempo único (FIG. 29.65). Além do molde, contramolde e registro de mordida — obtidos simultaneamente com uma moldeira *triple tray* —, é fundamental comunicar ao laboratório a cor e as caracterizações desejadas na restauração. A seguir, confecciona-se uma restauração provisória, com uma resina fotopolimerizável à base de dimetacrilato de uretano (FIG. 29.66) — de acordo com a técnica descrita no capítulo 24.

Ao receber a restauração do laboratório, é fundamental avaliá-la, para verificar se o trabalho foi bem executado. Idealmente, uma análise do trabalho protético sobre o modelo de gesso deve gerar boas expectativas para o momento da cimentação. Se no modelo a adaptação não for satisfatória, é altamente improvável que se mostre adequada durante a prova intraoral. Por outro lado, caso a adaptação da peça ao modelo de gesso seja excelente, há grandes chances de que os bons resultados se repitam quando o *onlay* for provado sobre o dente (FIG. 29.67). A sessão de prova inicia-se com a remoção da restauração provisória e a realização de uma profilaxia com pasta profilática ou jato de bicarbonato. A seguir, como em qualquer cimentação adesiva, deve-se executar o isolamento do campo operatório, preferencialmente, com dique de borracha. Antes, entretanto, é interessante avaliar e registrar os contatos oclusais preexistentes (FIG. 29.68). Uma vez que a cerâmica é altamente friável e apresenta baixa resistência à fratura (antes da cimentação), não é recomendável qualquer tipo de prova funcional da peça antes que ela esteja cimentada. Assim, ao avaliar e memorizar os contatos oclusais pré-operatórios, é possível compará-los com os contatos detectados após a cimentação, indicando se a restauração alterou ou não o padrão oclusal do paciente, necessitando de ajustes. Com os contatos avaliados e memorizados, procede-se ao isolamento absoluto e à prova inicial do *onlay*. Observe que há uma grande diferença entre a adaptação observada previamente, sobre o modelo de gesso, e aquela detectada sobre o dente, neste momento (FIG. 29.69). Essa discrepância, neste caso, deve-se à acentuada pressão detectada na região do contato proximal, que impede o completo assentamento da peça (FIG. 29.70). Para a realização do ajuste, inicialmente os pontos de pressão excessiva devem ser demarcados com papel articular, interposto entre o *onlay* e o dente adjacente. A seguir, esses pontos devem ser levemente desgastados com pontas diamantadas de granulação fina ou extrafina e polidos com borrachas abrasivas especiais, até que se obtenha excelente adaptação, quando a restauração é assentada passivamente sobre o preparo (FIG. 29.71).

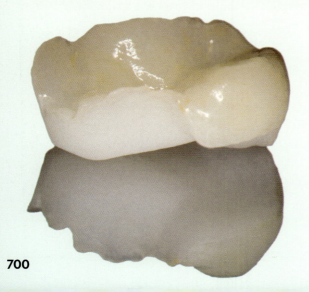

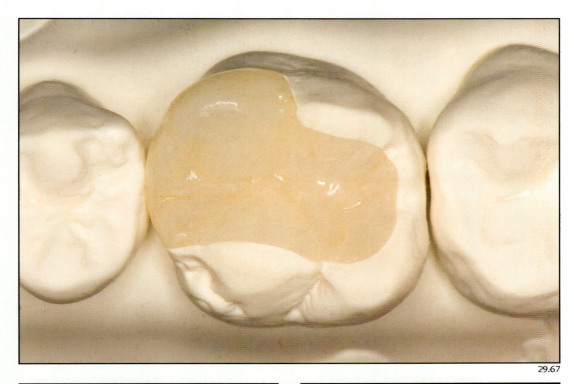

29.67

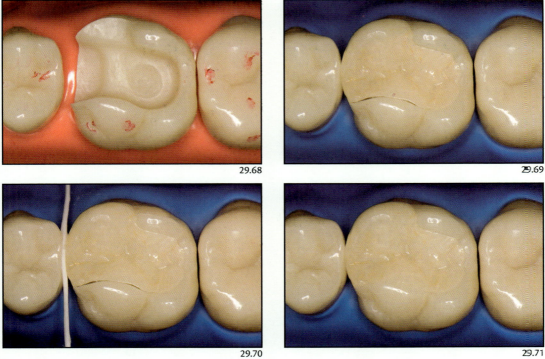

29.68

29.69

29.70

29.71

701

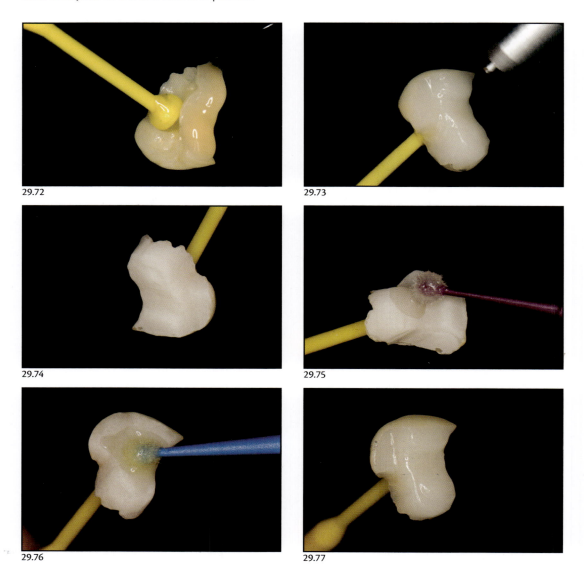

29.72

29.73

29.74

29.75

29.76

29.77

O protocolo de cimentação inicia-se com o tratamento da peça — a superfície interna da restauração cerâmica é condicionada com ácido fluorídrico (FIG. 29.72), lavada (FIG. 29.73), secada (FIG. 29.74), e recebe múltiplas camadas de silano (FIG. 29.75).

Após a secagem do silano, aplica-se uma fina camada de adesivo na superfície interna do *onlay* (FIG S.29.76 E 29.77). Para o tratamento dos substratos dentais, inicialmente o dente adjacente é protegido com uma matriz de poliéster, mantida em posição

ODONTOLOGIA RESTAURADORA · FUNDAMENTOS & TÉCNICAS

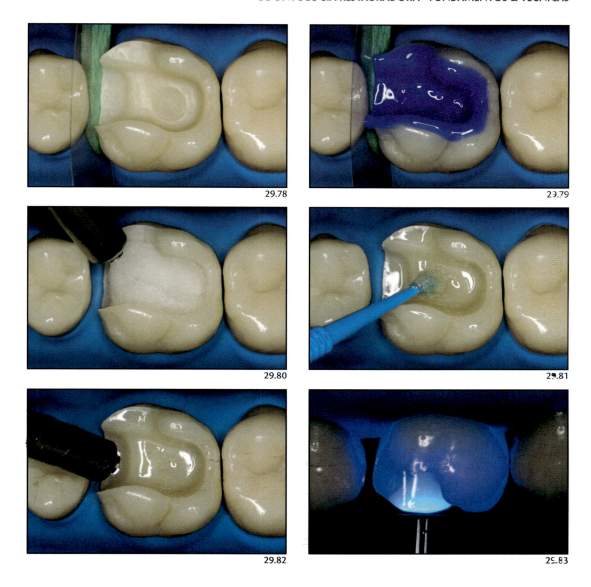

29.78 29.79 29.80 29.81 29.82 29.83

por uma cunha de madeira (FIG. 29.78). A seguir, a superfície dental é condicionada com um gel de ácido fosfórico a 37% (FIG. 29.79). Após a lavagem e remoção da umidade excessiva (FIG. 29.80), múltiplas camadas de um sistema adesivo fotopolimerizável são aplicadas (FIGS. 29.81 E 29.82) e a superfície é fotoativada (FIG. 29.83). Uma vez que a fotoativação é executada previamente à inserção da peça, é importante que o excesso de adesivo seja cuidadosamente removido, especialmente nos ângulos internos do preparo.

RESTAURAÇÕES TIPO INLAY & ONLAY | ONLAY

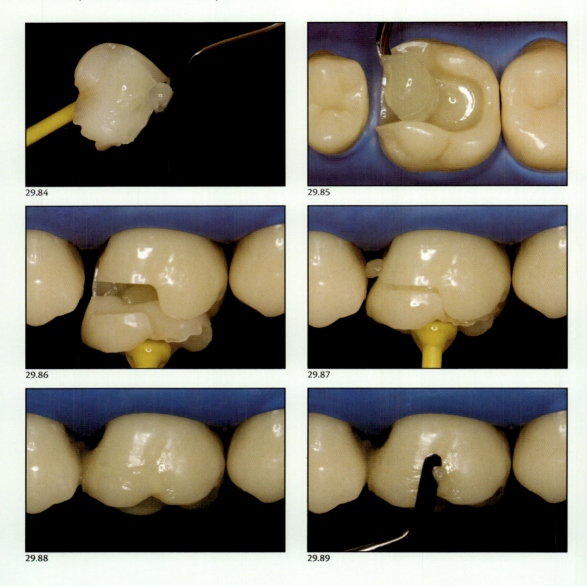

29.84
29.85
29.86
29.87
29.88
29.89

Na sequência, o cimento resinoso é manipulado e aplicado, tanto na superfície interna do *onlay* (FIG. 29.84) como diretamente sobre o preparo (FIG. 29.85). A peça é, então, levada em posição e pressionada suavemente, até seu completo assentamento (FIGS. 29.86 A 29.88). Nesse momento, é importante que se observe o extravasamento de cimento ao longo de todo o perímetro marginal, o que garante que não faltou material para ocupar o espaço existente entre o preparo e a restauração.

ODONTOLOGIA RESTAURADORA · FUNDAMENTOS & TÉCNICAS

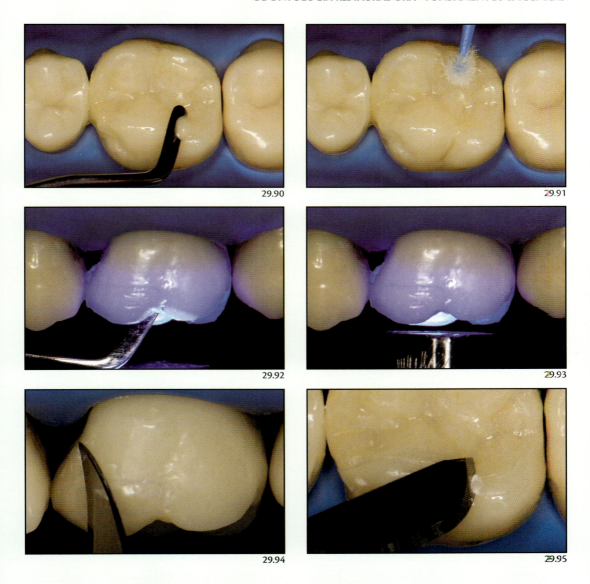

29.90 29.91 29.92 29.93 29.94 29.95

Os excessos mais grosseiros são, então, removidos com o auxílio de espátulas (FIGS. 29.89 E 29.90), microaplicadores descartáveis (FIG. 29.91) e fio dental. A seguir, realiza-se a fotoativação — observe que, em um primeiro momento, mantém-se a peça levemente pressionada, com uma espátula metálica, enquanto o cimento ainda não está polimerizado (FIGS. 29.92 E 29.93). Concluída a fotopolimerização, os excessos de cimento são removidos com bisturis, montados com lâminas 12 ou 15 (FIGS. 29.94 E 29.95).

705

RESTAURAÇÕES TIPO INLAY & ONLAY | ONLAY

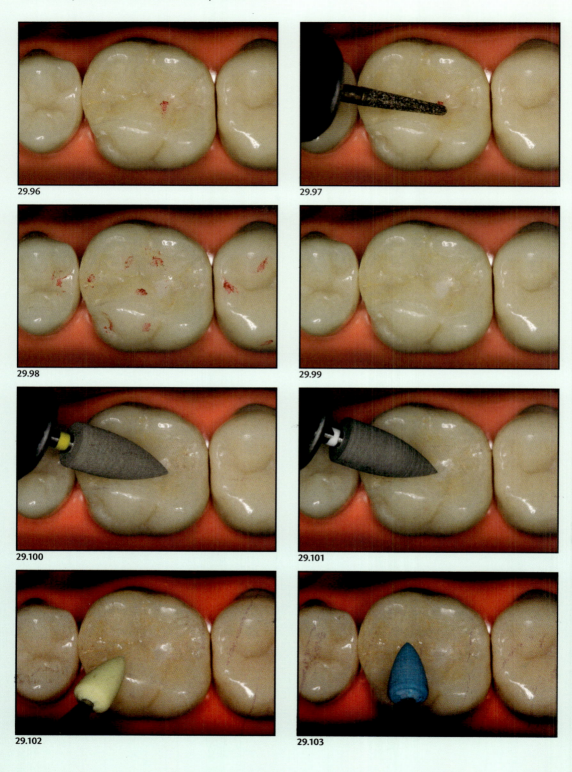

29.96
29.97
29.98
29.99
29.100
29.101
29.102
29.103

ODONTOLOGIA RESTAURADORA • FUNDAMENTOS & TÉCNICAS

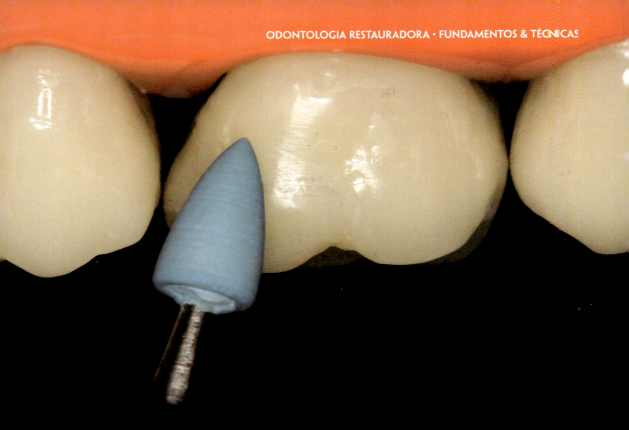

Finalizada a remoção dos excessos grosseiros de cimento, remove-se o dique de borracha e procede-se ao ajuste oclusal. Qualquer diferença entre os contatos pré e pós-cimentação indica que a restauração alterou o padrão oclusal e, portanto, necessita de ajustes. O primeiro passo na avaliação oclusal é, evidentemente, o registro dos contatos com uma folha de papel articular (FIG. 29.96). Caso seja detectado um contato prematuro ou uma zona de interferência, mínimos desgastes são realizados com pontas diamantadas de granulação fina ou extrafina (FIG. 29.97), até que se reestabeleça o padrão oclusal original (FIG. 29.98) — é interessante checar tanto o hemiarco direito como o esquerdo, visto que os contatos devem ter intensidade similar. Observe, após a limpeza das marcações, que a região recém-desgastada apresenta-se rugosa, apesar do desgaste ter sido realizado com pontas diamantadas de granulação fina (FIG. 29.99). Uma vez que a rugosidade acarreta no surgimento e a propagação de trincas na superfície da cerâmica, reduzindo a longevidade da restauração, é essencial que as regiões desgastadas sejam polidas com pontas de borracha abrasiva, específicas para este fim, de modo a restituir a lisura e o brilho característicos da cerâmica (FIGS. 29.100 E 29.101). Feito isso, a interface dente-restauração é polida, com pontas de borracha, em ordem decrescente de abrasividade (FIGS. 29.102 E 29.103).

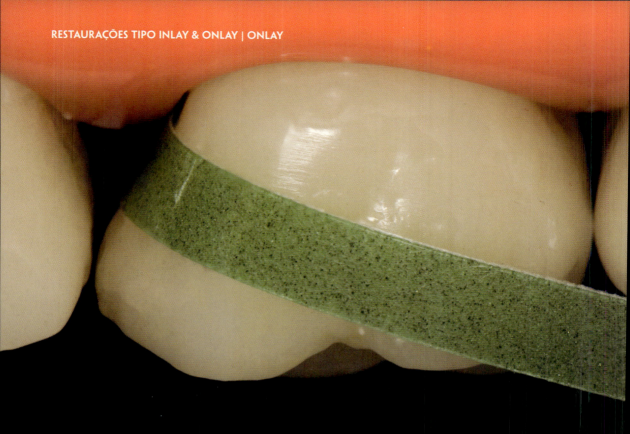

A última etapa é o polimento das margens cervicais, realizado com tiras de lixa, próprias para polimento de compósitos, empregadas em ordem decrescente de abrasividade. Essa etapa visa conferir uniformidade e lisura à superfície proximal, especialmente na região de transição entre o remanescente dental e a cerâmica. Vale salientar que as tiras de lixa atuam somente sobre o cimento resinoso, uma vez que seu potencial abrasivo não é suficiente para promover o desgaste da superfície cerâmica. Observe, nas fotografias finais, a ausência total de excessos marginais e a perfeita integração anatômica da restauração ao dente (FIGS. 29.104 E 29.105). Compare-as com as fotografias pré-operatórias e reflita sobre a qualidade estética e funcional que pode ser obtida com o *onlay* cerâmico, lembrando que este tem expectativa de durabilidade bastante superior à das restaurações diretas. Um bom preparo, uma moldagem corretamente realizada e uma boa comunicação com o ceramista permitem a produção de restaurações funcionalmente adequadas e esteticamente satisfatórias. Uma cimentação adesiva bem executada é o ponto-chave final no sucesso do procedimento restaurador. Nunca se esqueça: o sucesso de uma restauração indireta depende da qualidade dos resultados obtidos em cada uma das etapas intermediárias.

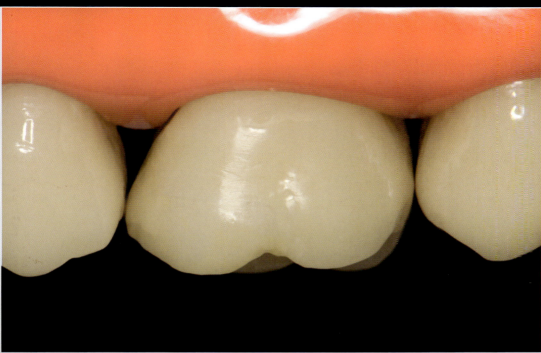
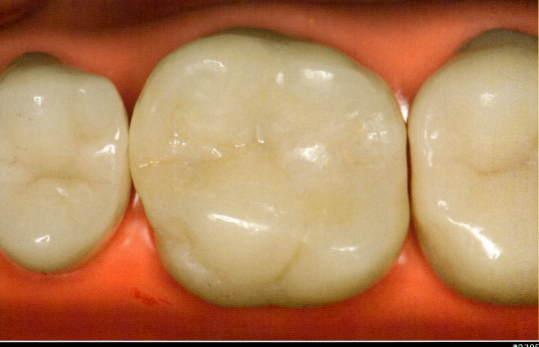

30

COROAS POSTERIORES

Coroa tradicional

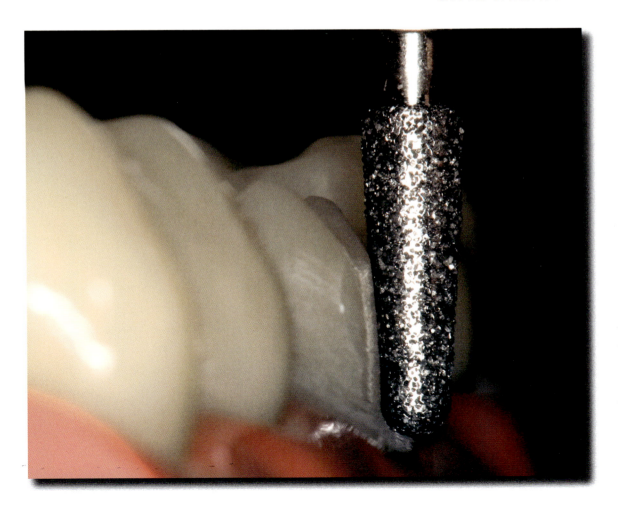

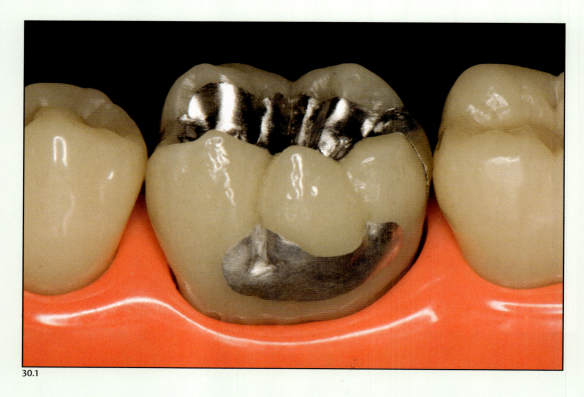

30.1

Este capítulo demonstra o protocolo de confecção de coroas cerâmicas em dentes posteriores. Para tornar a descrição dos passos mais realista e próxima das situações clínicas mais comuns, inicialmente foram simuladas duas restaurações de amálgama em um molar inferior — uma ampla restauração disto-oclusal e outra envolvendo a face vestibular (FIG. 30.1). Em situações como esta, muitas vezes a estrutura dental apresenta trincas, devido à ausência de suporte ao esmalte, ou mesmo fraturas. Além disso, é comum que os pacientes solicitem a substituição de restaurações de amálgama por motivos estéticos, e, em muitos casos, as restaurações diretas, confeccionadas com compósitos, são contraindicadas devido às dimensões da cavidade. Quando isso ocorre, a primeira alternativa de tratamento são as restaurações cerâmicas parciais, tipo *inlay*, quando não há envolvimento cuspídeo, ou *onlay*, quando há envolvimento de uma ou mais cúspides. Em alguns casos, entretanto, as características estéticas e funcionais do dente, são melhor restituídas por meio de coroas — restaurações indiretas com cobertura total do remanescente. Em linhas gerais, o preparo para uma coroa baseia-se na redução anatômica do dente, a fim de proporcionar expulsividade adequada e espaço suficiente para a aplicação da cerâmica. Observe, no esquema acima, as

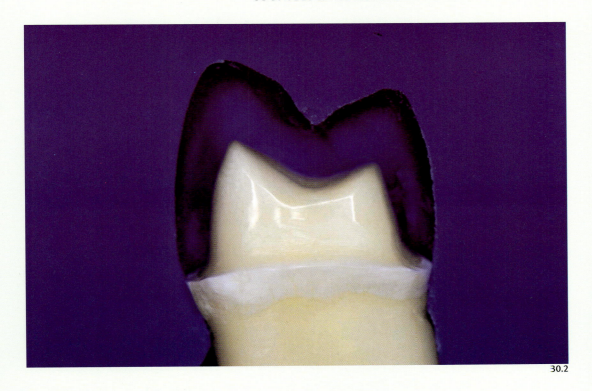

30.2

características gerais de um preparo para coroa cerâmica (FIG. 30.2): ① término em chanfro profundo (ou ombro arredondado), plano e uniforme, com cerca de 1,5 mm de espessura; ② ângulo cavossuperficial em 90° com a superfície externa; ③ ângulos internos arredondados; ④ expulsividade de aproximadamente 8°-10° entre as paredes axiais; ⑤ cerca de 2,0 mm de espaço disponível para a cerâmica, em especial na região das cúspides, sendo 1,5 mm o mínimo aceitável; ⑥ parede oclusal com convexidades e concavidades, acompanhando a anatomia externa da coroa para assegurar espessura uniforme à cerâmica. Evidentemente, o esquema acima apresenta as espessuras médias necessárias para uma coroa. Entretanto, atualmente, há um amplo leque de materiais à disposição do profissional — de acordo com o sistema cerâmico empregado, a espessura requerida e, consequentemente, a quantidade de desgaste necessária, sofrerá pequenas alterações. As coroas podem ser fabricadas com apenas uma cerâmica — sem o uso de um *coping* — através de métodos de injeção (e.g., sistema Empress) ou usinagem (e.g., sistemas CAD/CAM, como CEREC), ou pela associação de *copings* reforçados, à base de dissilicato de lítio, alumina, ou dióxido de zircônio, e cerâmicas de cobertura, com melhores características estéticas (e.g., sistemas e.max. Procera, InCeram e Lava)

COROAS POSTERIORES | COROA TRADICIONAL

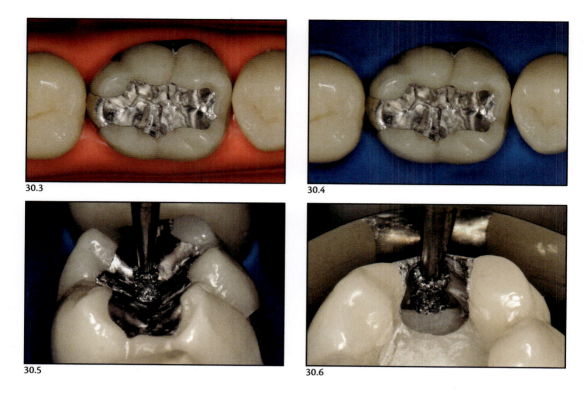

30.3 30.4

30.5 30.6

Antes de iniciar os procedimentos de preparo, propriamente ditos, é importante que as restaurações de amálgama sejam removidas, para permitir uma melhor avaliação do remanescente. Assim, após o isolamento do campo operatório, remove-se o amálgama, de forma tão conservadora quanto possível, com pontas diamantadas 1045 ou 1046 (FIGS. 30.3 A 30.5). Para minimizar a chance de desgastar inadvertidamente a superfície proximal do dente adjacente, este deve ser protegido com uma tira de matriz metálica no momento de remoção do amálgama da caixa proximal (FIG. 30.6). Em virtude do grande volume de estrutura dental perdida, evidente após a remoção das restaurações, optou-se pela realização de um preenchimento adesivo com compósitos, a fim de restabelecer a forma original do dente (FIGS. 30.7 A 30.10). A realização do preenchimento traz uma série de vantagens: ① permite a eliminação de zonas retentivas do preparo; ② quando executado de forma anatômica, restituindo a morfologia original, possibilita a confecção de guias de silicone diretamente sobre o dente — sem a necessidade de enceramento diagnóstico —, úteis para orientar o desgaste, durante o preparo, e para agilizar a confecção da restauração provisória (FIG. 30.11); ③ a execução do preparo é mais fácil quando se parte da forma correta do dente, resultando em maior uniformidade do espaço obtido.

ODONTOLOGIA RESTAURADORA • FUNDAMENTOS & TÉCNICAS

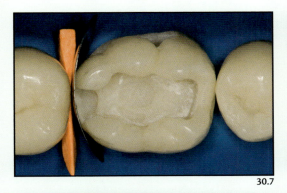
30.7

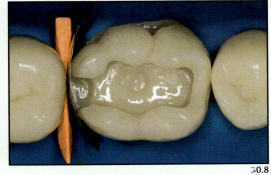
30.8

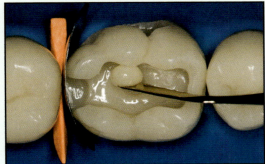
30.9

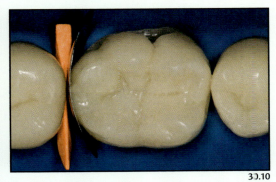
30.10

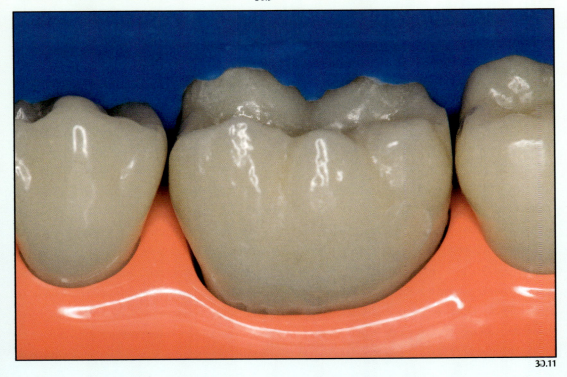
30.11

715

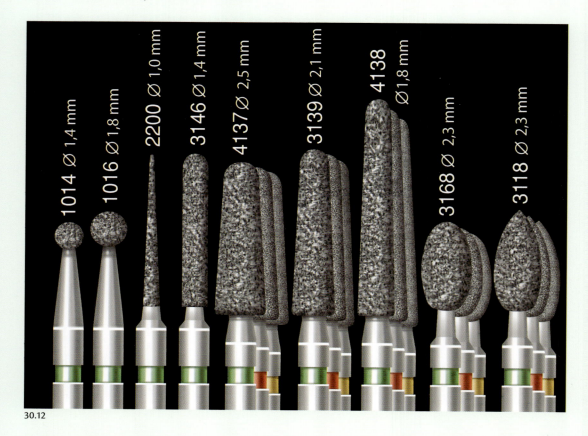

30.12

Contar com pontas diamantadas adequadas é fundamental (FIG. 30.12). A primeira etapa do preparo, similar às demais sequências indiretas, é a confecção de uma canaleta cervical, com uma ponta esférica 1016, angulada em cerca de 45° com a superfície externa, de forma que apenas metade da ponta penetre na estrutura dental (FIG. 30.13). Observe que a canaleta acompanha o contorno gengival, porém, neste momento, mantém-se relativamente distante do sulco (FIG. 30.14); o posicionamento final do término sempre é executado durante o acabamento do preparo. A seguir, com uma ponta cilíndrica 3146, de extremo arredondado, confeccionam-se sulcos longitudinais em ambas as faces livres, seguindo os planos de inclinação do terço médio e do terço oclusal. No terço médio, a ponta é empregada paralela ao longo eixo do dente e aprofundada em pouco mais de metade de sua espessura (FIG. 30.15), ao passo que no terço oclusal toda a espessura da ponta é empregada, seguindo a angulação das cúspides (FIG. 30.16). Em seguida, com a mesma ponta, ainda aprofundada em toda sua espessura, os sulcos são estendidos à face oclusal, sempre seguindo a inclinação das vertentes das cúspides (FIG. 30.17). Feito isso, o dente adjacente é protegido com uma tira de matriz metálica e executa-se um *slice* na região proximal, com uma ponta afilada 2200, a fim de separar o dente preparado do dente adjacente (FIG. 30.18).

ODONTOLOGIA RESTAURADORA · FUNDAMENTOS & TÉCNICAS

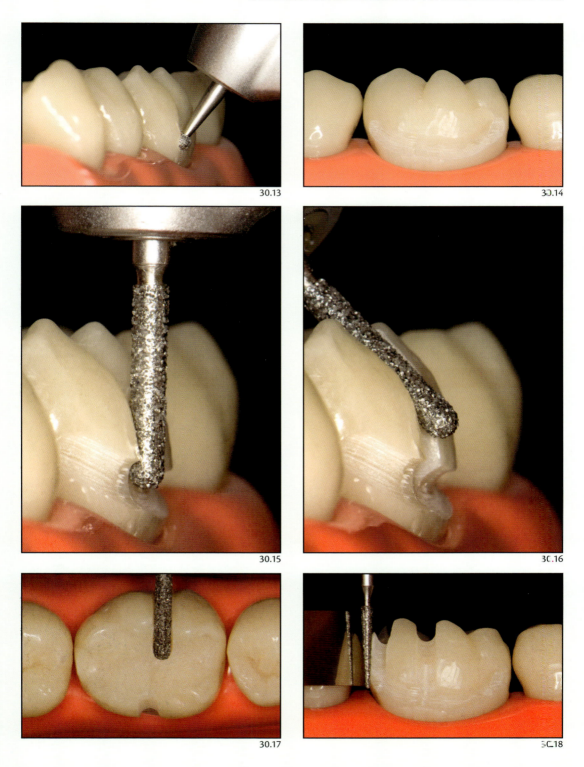

30.13 30.14 30.15 30.16 30.17 30.18

717

COROAS POSTERIORES | COROA TRADICIONAL

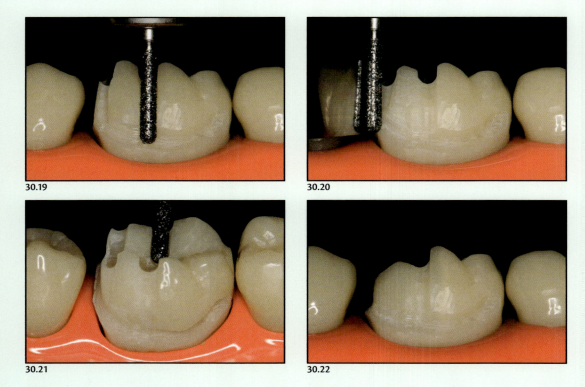

30.19
30.20
30.21
30.22

Obtida a separação interproximal preliminar, retorna-se à ponta cilíndrica para completar a redução anatômica da metade mesial da coroa. Inicialmente, executa-se o preparo nas faces livres, com cuidado para respeitar a profundidade definida pelas canaletas de orientação (FIG. 30.19). Na sequência, o dente adjacente é, novamente, protegido com uma matriz metálica e a ponta é movimentada no sentido vestibulolingual (FIG. 30.20), de forma a definir: ① um término adequado, tipo chanfro profundo; ② expulsividade correta, caracterizada, neste momento, pelo paralelismo da parede mesial em relação ao longo eixo da coroa; ③ ângulos internos arredondados; ④ espaço suficiente para a cerâmica. A seguir, novos sulcos de orientação são executados na face oclusal, seguindo a orientação imposta pela anatomia cuspídea, com a ponta aprofundada em toda sua espessura (FIG. 30.21). Finalmente, todos os sulcos são unidos, resultando em um desgaste consistente e uniforme ao longo de toda a metade mesial da coroa (FIG. 30.22). Vale lembrar que, neste momento, os desgastes mantêm-se alguns décimos de milímetro aquém da profundidade final desejada para o preparo, uma vez que é durante as fases de definição da angulação das paredes e de refinamento do preparo que ocorre a delimitação final da quantidade de estrutura dental removida.

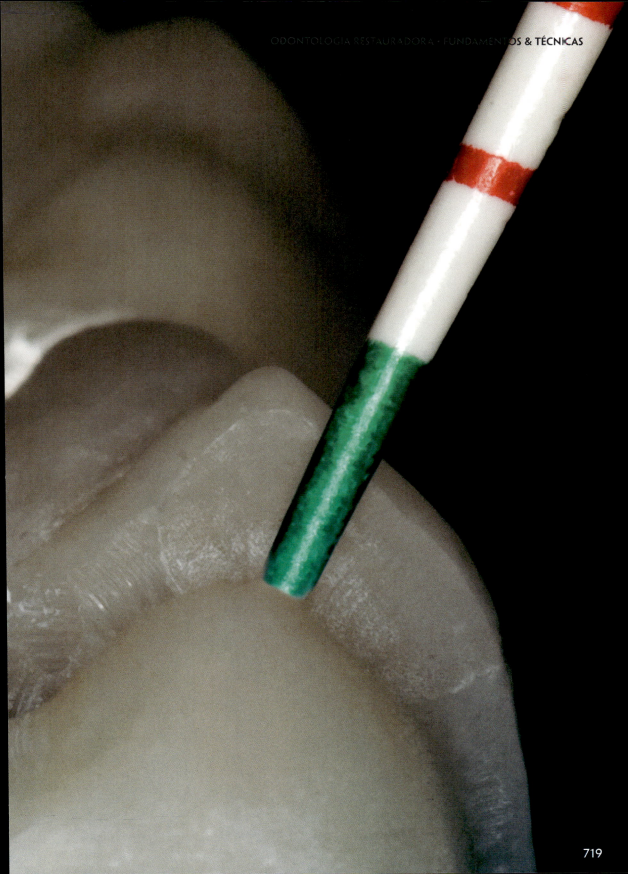

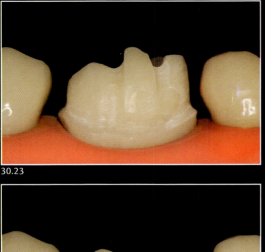
30.23

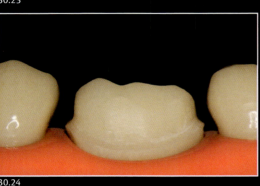
30.24

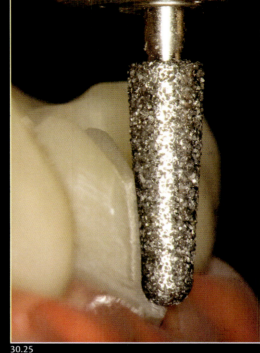
30.25

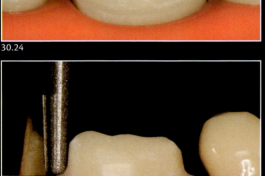
30.26

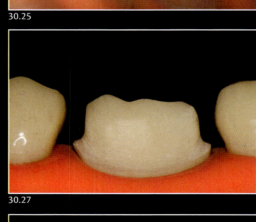
30.27

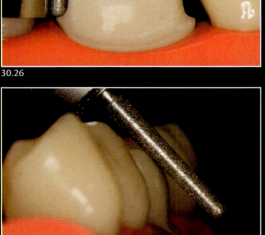
30.28

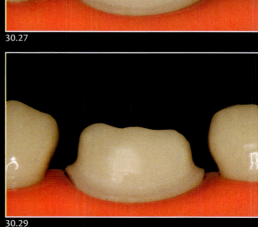
30.29

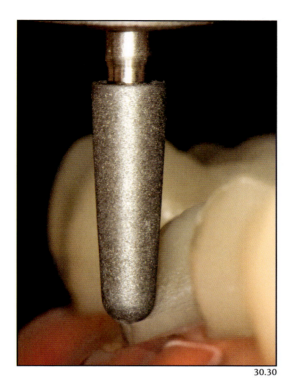

30.30

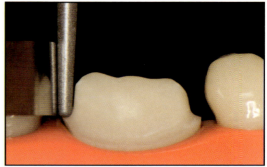

30.31

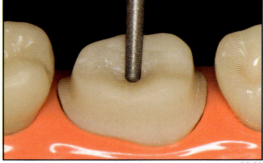

30.32

Finalizado o desgaste da metade mesial, a redução anatômica da coroa é completada, por meio da repetição das etapas descritas, na metade distal do dente (FIGS. 30.23 E 30.24). É, então, momento de refinar o término e ajustar a angulação das diferentes paredes — objetivos alcançados por meio de pontas diamantadas troncocônicas, com diâmetro compatível com a região preparada. Assim, inicialmente, procede-se ao refinamento das faces livres do preparo, com uma ponta 4137, de grande calibre. Observe que, ao mesmo tempo em que confere angulação mínima às paredes livres, a ponta também modifica o posicionamento da margem cervical, aproximando-a dos tecidos gengivais (FIG. 30.25). Vale ressaltar que, nas faces livres, o diâmetro da ponta deve ser aproximadamente o dobro do desgaste desejado, para permitir que o preparo seja realizado com apenas metade da ponta ativa. O preparo das faces proximais é executado com pontas 4138, de menor calibre, em angulação semelhante ao longo eixo do dente, resultando em paredes circundantes praticamente paralelas (FIGS. 30.26 E 30.27). No terço oclusal, as pontas são empregadas no arredondamento e na suavização dos ângulos de transição, de uma face para outra (FIGS. 30.28 E 30.29). A seguir, executam-se o acabamento e o polimento do preparo, com pontas idênticas às já empregadas, porém em granulações fina e extrafina (FIGS. 30.30 A 30.32).

COROAS POSTERIORES | COROA TRADICIONAL

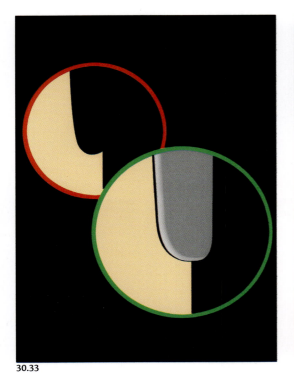

30.33

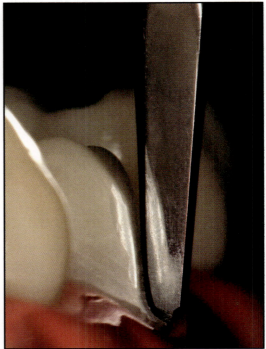

30.34

Neste momento, o preparo já apresenta características compatíveis com a confecção de boas restaurações cerâmicas. As etapas aqui demonstradas, entretanto, embora não sejam críticas, possibilitam a obtenção de restaurações ainda melhores. Nesse sentido, um dos cuidados mais importantes é o acabamento manual das margens cervicais. Muitas vezes, mesmo após os procedimentos de acabamento e polimento com pontas diamantadas de granulações fina e extrafina, a região marginal apresenta pequenas espículas e irregularidades, relacionadas à angulação dos prismas de esmalte e à forma das pontas diamantadas empregadas no preparo (FIG. 30.33). Para eliminar essas irregularidades, a melhor alternativa é o emprego de um instrumento cortante manual, semelhante àqueles utilizados no acabamento de preparos para amálgama, porém, preferencialmente, com a aresta interna curva, para que o ângulo interno mantenha-se arredondado (FIG. 30.34). Na ausência deste instrumento específico, podem-se utilizar os recortadores tradicionais para amálgama, desde que posicionados cuidadosamente, evitando contatar o ângulo interno do preparo. Feito isso, o preparo recebe o polimento final com pontas de borracha abrasivas personalizadas, que conferem ótima lisura à superfície e facilitam a obtenção de bons moldes e boas restaurações provisórias (FIGS. 30.35 A 30.37).

ODONTOLOGIA RESTAURADORA • FUNDAMENTOS & TÉCNICAS

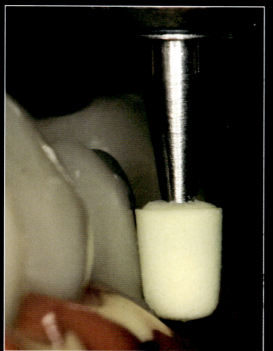

30.35

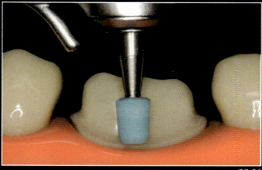

30.36

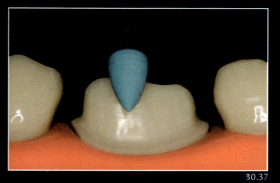

30.37

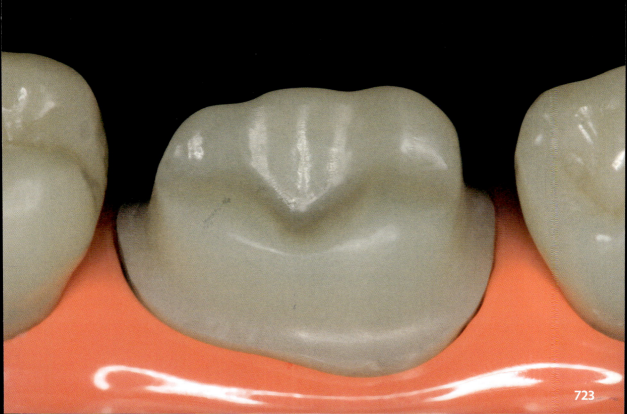

723

COROAS POSTERIORES | COROA TRADICIONAL

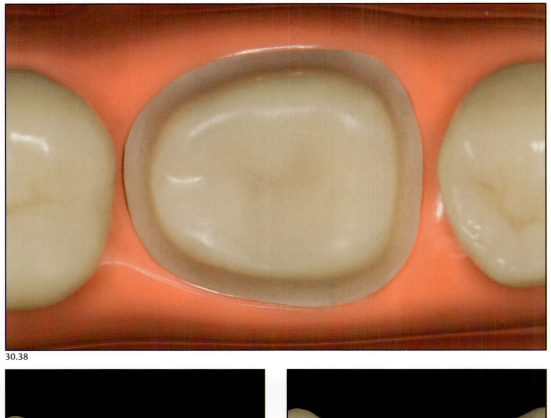

30.38

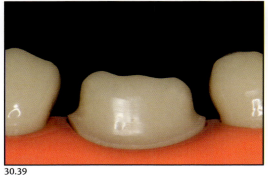

30.39

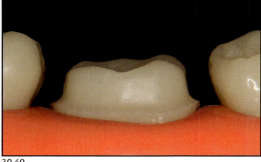

30.40

O preparo concluído atende aos requisitos já discutidos: possui margens nítidas e com profundidade suficiente para a cerâmica; apresenta expulsividade adequada e paredes perfeitamente lisas; e o espaço disponível é compatível com os requisitos dos sistemas cerâmicos atuais (FIGS. 30.38 A 30.40). Vale lembrar que o espaço deve ser avaliado tanto de forma estática como de forma dinâmica durante a oclusão — nas posições de MIH e durante os movimentos de protrusão e lateralidade (FIGS. 30.41 E 30.42).

ODONTOLOGIA RESTAURADORA · FUNDAMENTOS & TÉCNICAS

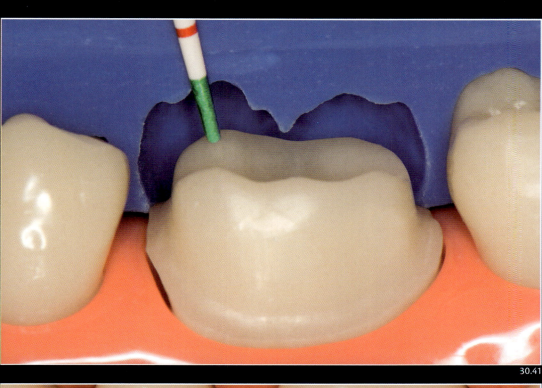

30.41

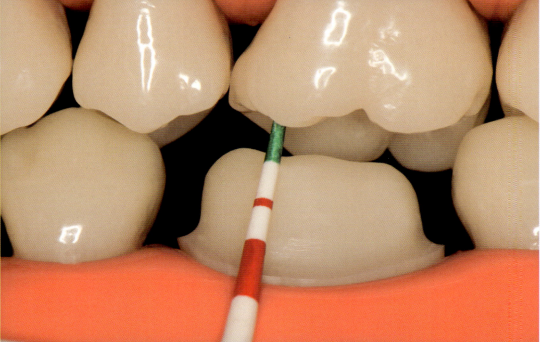

30.42

COROAS POSTERIORES | COROA TRADICIONAL

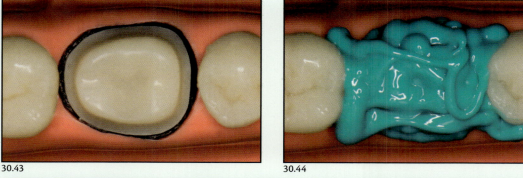

30.43

30.44

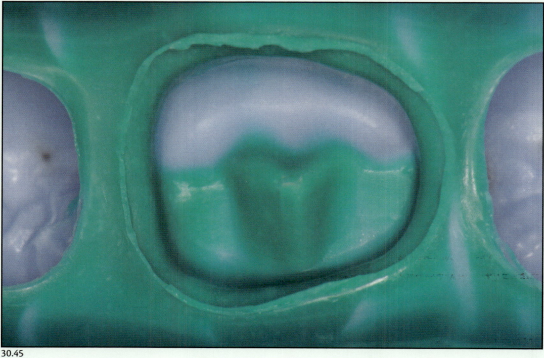

30.45

Os procedimentos de moldagem e confecção da restauração provisória seguem os protocolos demonstrados nos capítulos 23 e 24. No presente caso, o molde foi obtido com silicone de adição, por meio da técnica de dupla mistura em um só tempo, com uma moldeira tipo *triple tray*, que permite a impressão simultânea do preparo (molde) e dos dentes adjacentes (contramolde), além do registro da mordida (FIGS. 30.43 A 30.45). Para confecção da restauração provisória, pode-se em-

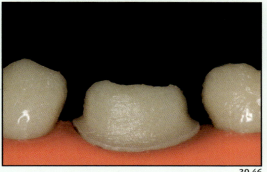
30.46

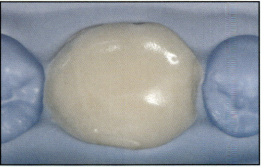
30.47

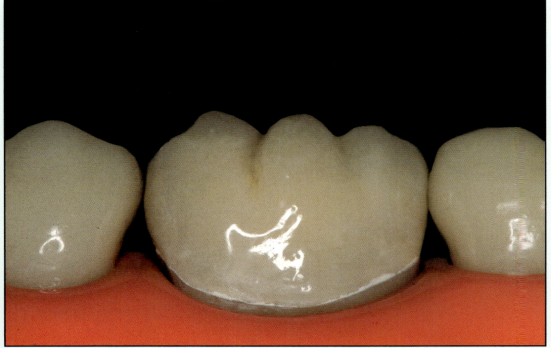
30.48

pregar um molde com a anatomia original do dente, obtido previamente ao desgaste. Após o isolamento do preparo e dos dentes adjacentes com vaselina sólida, uma quantidade de resina acrílica compatível com a confecção de uma coroa em um molar é manipulada e inserida no espaço correspondente ao dente e o molde é levado em posição (FIGS. 30.46 E 30.47). Após o acabamento e polimento, a restauração provisória é cimentada e os excessos de cimento são removidos (FIG. 30.48).

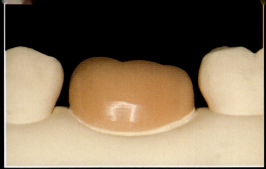

30.49

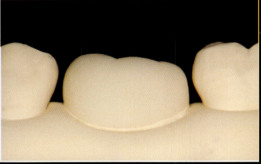

30.50

No presente caso, optou-se por um sistema cerâmico que combina um *coping* reforçado e uma cerâmica de cobertura, com melhores características estéticas (e.g., sistemas Empress 2, e.max, Procera, InCeram e Lava). No sistema aqui demonstrado, inicialmente o *coping* é encerado, e, a seguir, empregando a técnica da cera perdida, a cerâmica reforçada é injetada, reproduzindo fielmente a forma e o contorno definidos no enceramento. As provas, tanto sobre o modelo como sobre o dente preparado, confirmam a excelente adaptação e a correta reprodução dos contornos da coroa — observe que, ao longo de todo o *coping*, ainda há espaço para a cerâmica de cobertura (FIGS. 30.49 A 30.52). O *coping* é, então, enviado de volta ao laboratório para a aplicação da cerâmica de recobrimento.

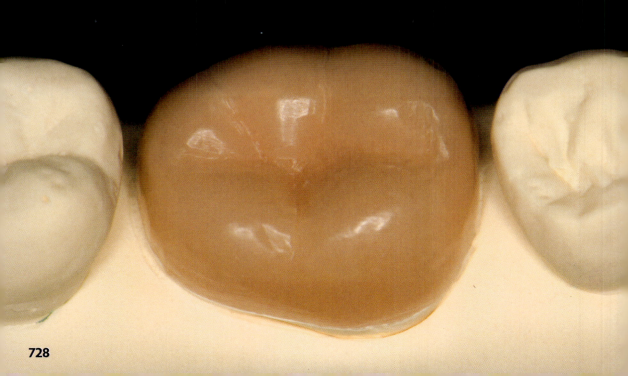

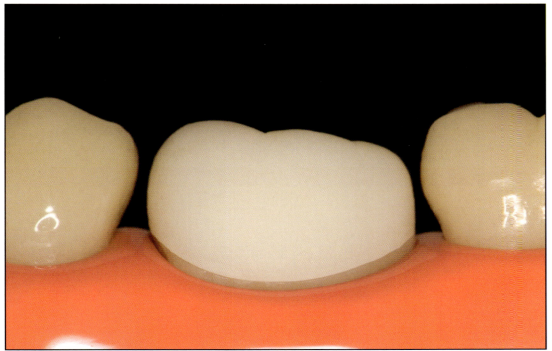

30.51

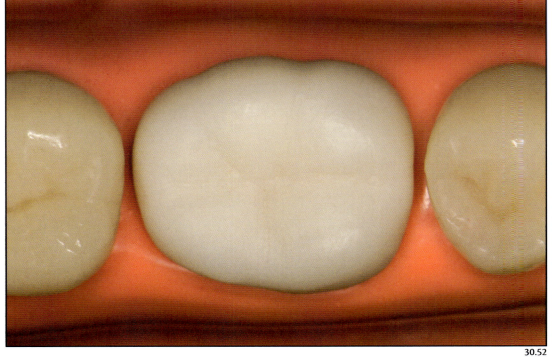

30.52

COROAS POSTERIORES | COROA TRADICIONAL

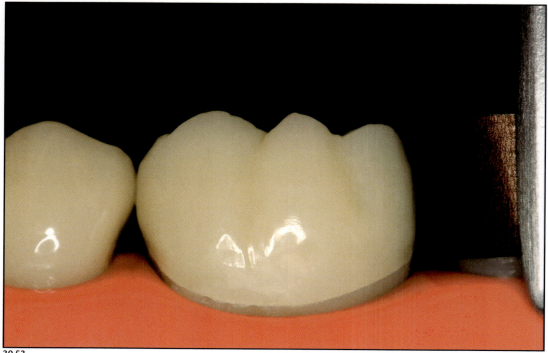

30.53

Em uma sessão subsequente, a coroa cerâmica é recebida do laboratório e provada sobre o preparo para avaliação da adaptação e das características estéticas e funcionais da peça. Assim, inicialmente, a coroa provisória é removida e o preparo é limpo com pasta profilática ou jato de bicarbonato. Caso haja necessidade de pequenos ajustes na região dos contatos proximais, para que a coroa possa ser inserida de forma adequada ou, simplesmente, para suavizar contatos muito intensos, o primeiro passo é a identificação precisa dos pontos de ajuste, por meio da interposição de uma folha de papel articular, entre a superfície proximal da coroa e o dente adjacente (FIG. 30.53). É importante frisar que o ajuste da superfície cerâmica deve sempre ser realizado com borrachas especiais para este fim, ou com pontas diamantadas de granulações fina ou extrafina, sob refrigeração com água. Tal cuidado é essencial para evitar a formação de trincas — pequenos defeitos estruturais que podem evoluir e acarretar fratura da peça — na superfície da cerâmica de cobertura. Além disso, o polimento das regiões ajustadas é importante para devolver o brilho e a lisura à superfície desgastada (FIG. 30.54). Concluído o ajuste proximal, a peça é novamente assentada sobre o preparo e os contatos oclusais são avaliados e, caso necessário, ajustados e polidos (FIG. 30.55).

ODONTOLOGIA RESTAURADORA · FUNDAMENTOS & TÉCNICAS

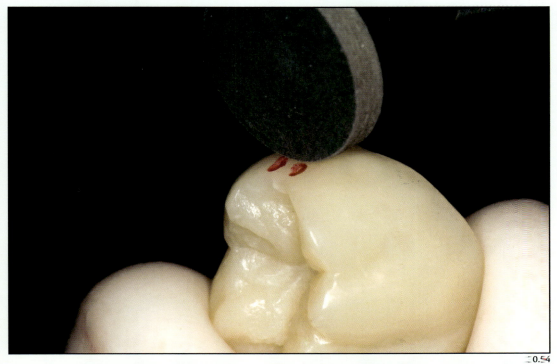

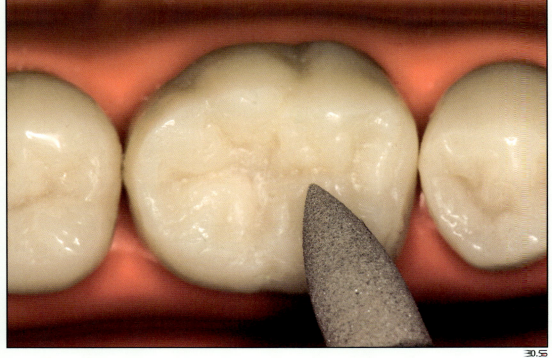

731

COROAS POSTERIORES | COROA TRADICIONAL

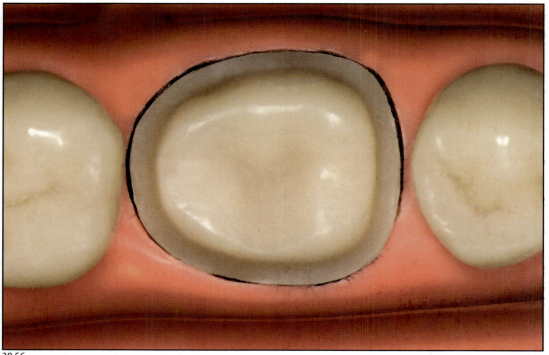

30.56

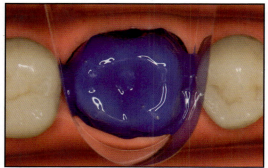

30.57

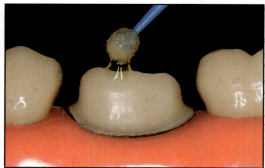

30.58

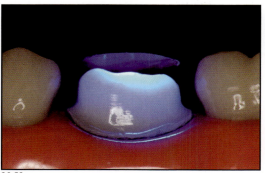

30.59

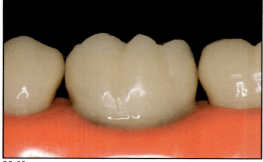

30.60

Confirmada a excelente adaptação da coroa ao preparo, procede-se à cimentação adesiva desta ao substrato dentário. Inicialmente, um fio retrator é inserido no sulco gengival, para contenção do fluido crevicular, que poderia contaminar a estrutura dental e comprometer a adesão (FIG. 30.56). Feito isso, os dentes adjacentes são protegidos com uma matriz de poliéster e a superfície do preparo é condicionada com um gel de ácido fosfórico a 37%, por cerca de 15 segundos (FIG. 30.57). Após a lavagem e remoção dos excessos de umidade, múltiplas camadas de um sistema adesivo fotopolimerizável são aplicadas, os solventes são volatilizados e os excessos são cuidadosamente removidos (FIG. 30.58). A remoção dos excessos de adesivo, que tendem a se acumular nos ângulos internos do preparo, é um cuidado essencial quando se utilizam sistemas fotopolimerizáveis, uma vez que estes podem formar uma camada demasiadamente espessa após a fotoativação (FIG. 30.59), impedindo o completo assentamento da peça. As etapas referentes ao tratamento da superfície cerâmica variam muito de um sistema para outro e não serão discutidas neste capítulo — para mais informações quanto ao protocolo de tratamento específico para os diferentes sistemas cerâmicos, consulte o capítulo 25. Assim, realizado o tratamento da superfície interna da peça, um cimento resinoso dual é manipulado e aplicado dentro da coroa, que é, então, levada em posição e assentada por meio de firme pressão digital. Nesse momento, os excessos de cimento fluem ao longo de toda a margem e são parcialmente removidos com pincéis, espátulas ou sondas exploradoras (FIG. 30.60). Uma tática interessante para facilitar a remoção dos excessos é estabilizar o cimento, através da aplicação de luz por alguns segundos. Essa manobra consolida a posição da coroa e permite que os excessos de cimento sejam facilmente quebrados — uma vez que a polimerização ainda não está completa — e removidos. Feito isso, procede-se à fotoativação final.

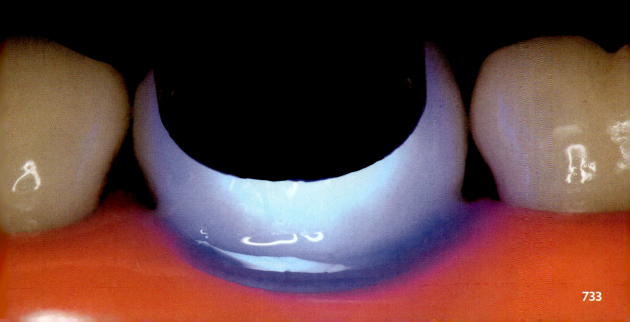

COROAS POSTERIORES | COROA TRADICIONAL

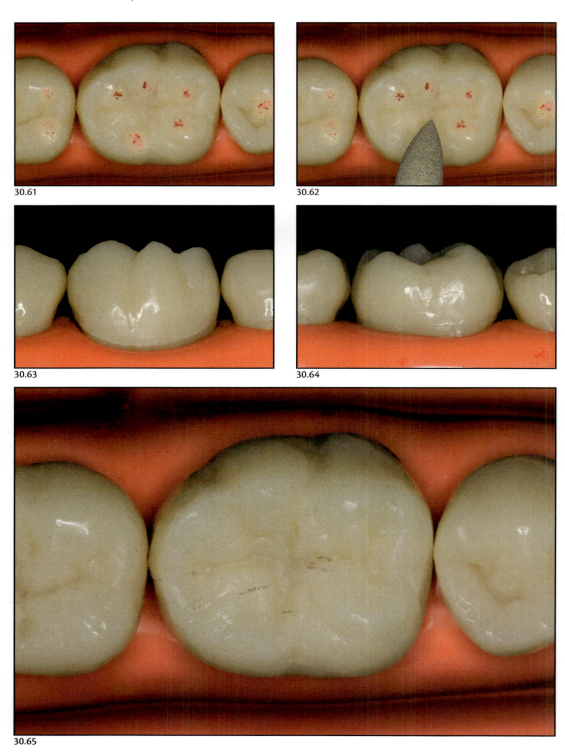

30.61

30.62

30.63

30.64

30.65

Concluídos os procedimentos de cimentação e remoção dos excessos marginais, deve-se avaliar a oclusão, por meio da marcação dos contatos com uma folha de papel articular, para verificar a presença de interferências que modifiquem o padrão oclusal detectado na prova da peça (FIG. 30.61). Caso alguma interferência seja detectada, é importante que se execute o ajuste oclusal, com pontas diamantadas de granulações fina ou extrafina, sob refrigeração com água. Feito isso, é fundamental que se proceda ao polimento das regiões desgastadas, com pontas de borracha abrasivas, especiais para cerâmica (FIG. 30.62). Ao final destes procedimentos, a coroa está concluída. Observe, sob múltiplos ângulos, a excelente integração estética alcançada com o tratamento — a coroa não apenas mimetiza a cor dos dentes adjacentes, como apresenta morfologia muito próxima à que seria detectada em um dente natural (FIGS. 30.63 A 30.65). Estes aspectos, associados ao restabelecimento do padrão oclusal e à ótima adaptação marginal, são críticos para a manutenção dos resultados ao longo dos anos. De fato, estudos clínicos de acompanhamento longitudinal mostram que este tipo de restauração é uma alternativa de tratamento predizível e durável, em situações clínicas com sensível destruição tecidual.

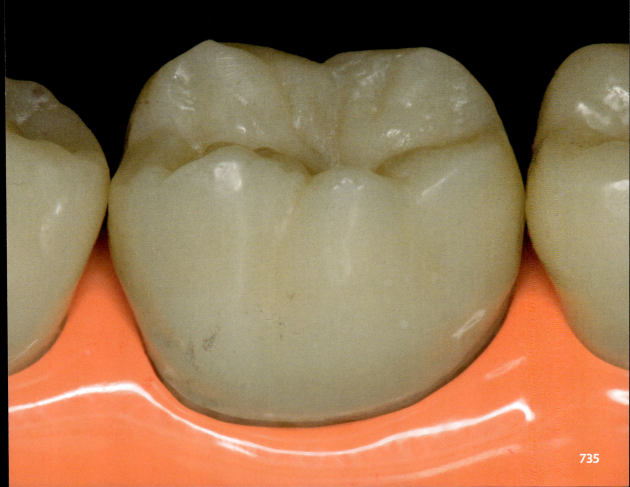

30

COROAS POSTERIORES

Endocrown

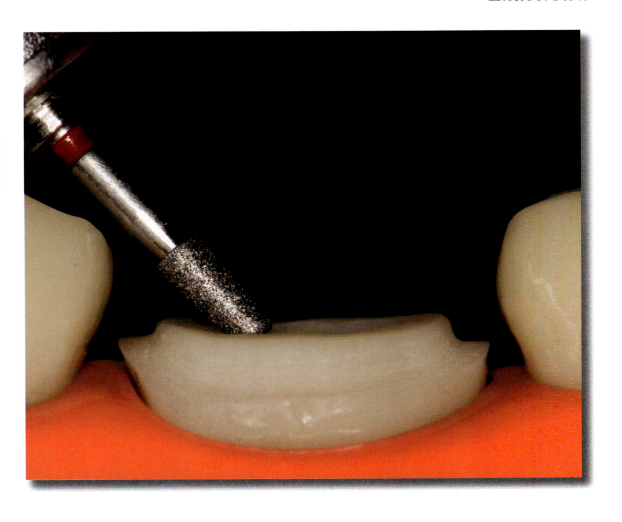

Quando um dente posterior apresenta comprometimento tecidual extenso associado a tratamento endodôntico, é necessário lançar mão de mecanismos que auxiliem na retenção e confiram melhor estabilidade à restauração indireta. Tradicionalmente, esses objetivos são cumpridos por meio de núcleos metálicos fundidos ou de núcleos de preenchimento confeccionados com compósitos associados ou não a pinos de fibra. Sejam quais forem os materiais empregados, o objetivo é o preenchimento da câmara pulpar e a reconstrução de parte da dentina coronária, de forma a permitir a execução de um preparo para coroa tradicional. Entretanto, a confecção de um núcleo é, geralmente, trabalhosa, em especial quando envolve o preparo dos condutos para a cimentação de pinos — procedimento sempre acompanhado de risco de perfuração radicular. Uma alternativa para simplificar o protocolo restaurador em dentes tratados endodonticamente é a confecção de uma *endocrown* — ou coroa endodôntica adesiva.

Este tipo de restauração consiste em um grande bloco cerâmico, que se projeta no espaço da câmara pulpar e é cimentado adesivamente ao substrato dental. A técnica apresenta bons resultados clínicos longitudinais em molares. Em pré-molares, entretanto, em virtude da razão desfavorável entre a base (área disponível para adesão) e a altura da coroa, os resultados não são tão bons. O preparo para uma *endocrown* é extremamente simples, exigindo apenas que a câmara pulpar seja expulsiva ($\approx 12°$), que as margens do preparo apresentem término nítido, bem definido e em 90° com a superfície externa, e que os ângulos internos sejam arredondados (FIG. 30.66). As pontas diamantadas empregadas para alcançar estes objetivos são exatamente as mesmas utilizadas para o preparo de *inlays* e *onlays*. Posicionadas paralelas ao longo eixo do dente, estas pontas automaticamente conferem expulsividade ideal às paredes axiais da câmara pulpar e sempre resultam em ângulos internos arredondados (FIGS. 30.67 A 30.70).

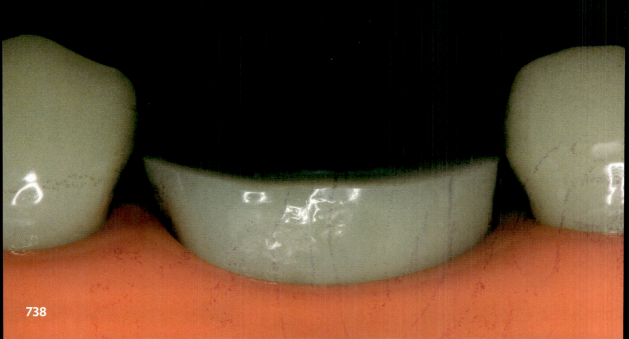

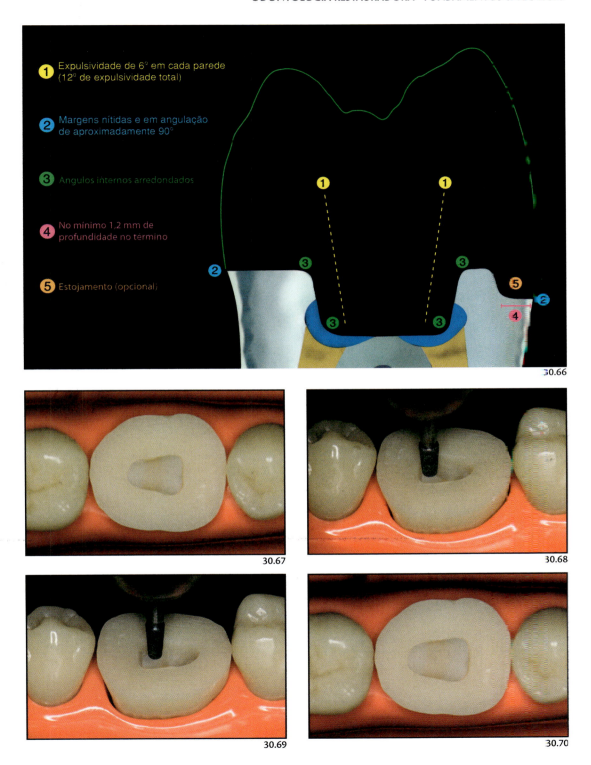

30.66

30.67

30.68

30.69

30.70

COROAS POSTERIORES | ENDOCROWN

Uma tática interessante, a fim de melhorar a retenção mecânica da restauração, é o "estojamento" da coroa, procedimento que consiste no preparo de um ombro, circundando todo o dente. O estojamento aumenta a área disponível para adesão e faz com que a restauração abrace o remanescente, resultando em melhor estabilidade e melhor distribuição de tensões provenientes da função oclusal. Deve ficar claro que o estojamento é um benefício adicional, porém não estritamente necessário para a obtenção de bons preparos. Assim, nas situações em que o estojamento não é possível, devido à ausência de estrutura dental suficiente — a maioria dos sistemas cerâmicos modernos requer 1,5 mm de desgaste na região do término para a obtenção de resistência adequada — ou à limitações do sistema restaurador empregado (e.g., alguns sistemas CAD/CAM não são capazes de reproduzir adequadamente as paredes internas da peça quando estas apresentam pouca espessura), deve-se apenas delimitar claramente as margens do preparo. No presente caso, o remanescente apresenta altura compatível com a execução do estojamento (FIG. 30.71). Além disso, a distância entre as paredes axiais da câmara pulpar e a superfície externa do dente comporta o desgaste necessário para a definição de um término em ombro, sem resultar em paredes tfrágeis e com pouca espessura (FIG. 30.72). Como nas demais sequências deste livro, é fundamental proteger a superfície do dente adjacente durante o preparo proximal (FIG. 30.73). Concluído o desgaste inicial, observe as características do preparo (FIGS. 30.74 E 30.75).

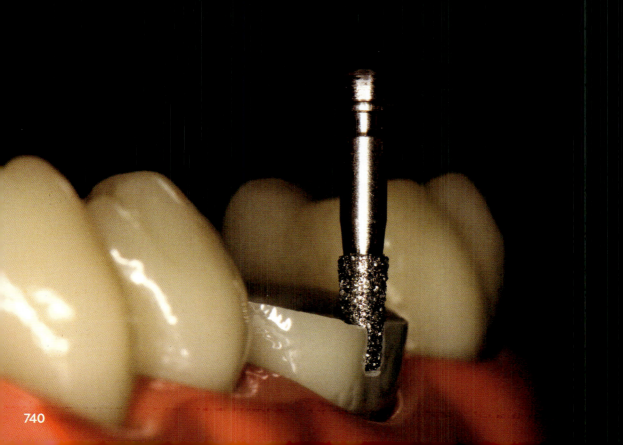

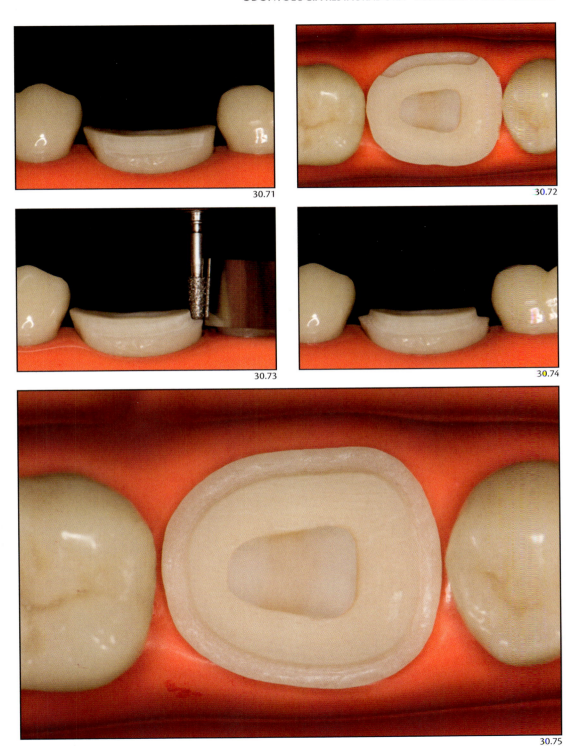

30.71

30.72

30.73

30.74

30.75

COROAS POSTERIORES | ENDOCROWN

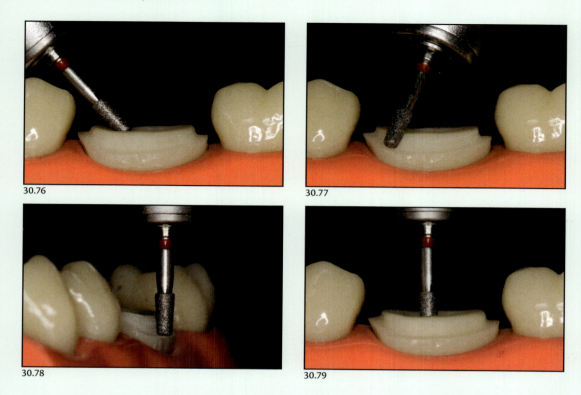

30.76
30.77
30.78
30.79

Como nas demais modalidades de restaurações cerâmicas, não é recomendável que o preparo apresente ângulos internos vivos, uma vez que estes levam à concentração de estresse e podem comprometer o comportamento mecânico da restauração. A suavização dos ângulos internos é executada, inicialmente, com pontas diamantadas de granulação fina, com formato idêntico ao das pontas já empregadas no preparo. Em virtude da simplicidade geométrica dos preparos tipo *endocrown*, o processo de suavização dos ângulos internos resume-se ao arredondamento dos ângulos oclusoaxiais (FIGS. 30.76 E 30.77). As mesmas pontas diamantadas são empregadas no refinamento da superfície do preparo, tanto na região das margens como nas paredes axiais da câmara (FIGS. 30.78 E 30.79). Feito isso, os passos são repetidos, com uma ponta diamantada de mesmo formato, porém com granulação extrafina (FIG. 30.80). Os procedimentos de acabamento e polimento são finalizados por meio do uso de borrachas abrasivas com formato especial, semelhante ao das pontas diamantadas empregadas no preparo (FIGS. 30.81 A 30.83). Essas borrachas personalizadas são obtidas do torneamento de pontas para polimento de compósitos. O preparo finalizado apresenta expulsividade, ângulos internos arredondados e término em ombro, nítido e bem definido, em 90° com a superfície externa (FIG. 30.84).

ODONTOLOGIA RESTAURADORA • FUNDAMENTOS & TÉCNICAS

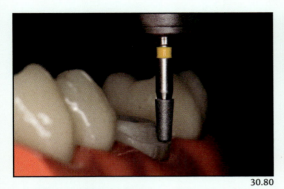
30.80

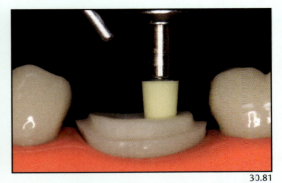
30.81

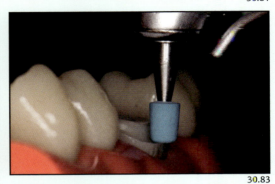
30.82

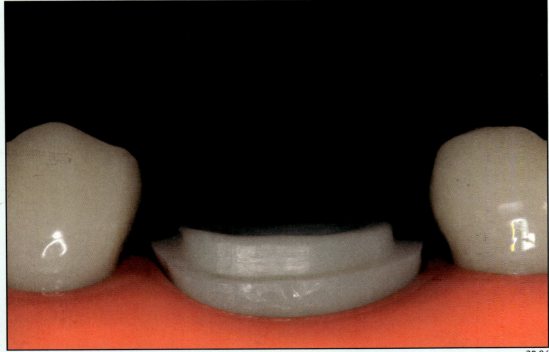
30.83

30.84

743

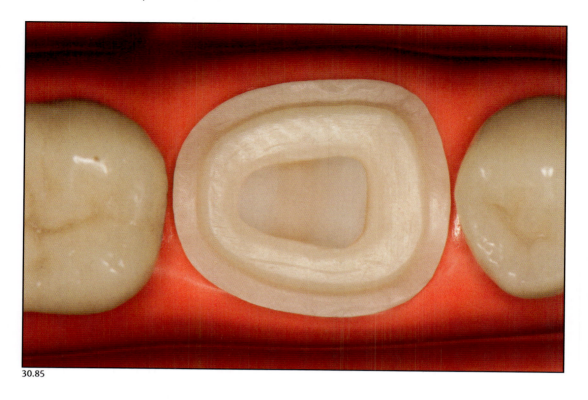

30.85

Uma vista oclusal do preparo concluído confirma que este atende a todos os requisitos já descritos. Deve-se ressaltar que, embora na presente sequência tenha-se optado, previamente ao preparo cavitário, pela realização de um preenchimento com adesivo e compósito, na região da embocadura dos condutos (FIG 30.85), alternativamente pode-se manter a guta-percha exposta. Visto que, após a cimentação adesiva, todo o espaço entre a cerâmica e a estrutura dental será preenchido pelo cimento resinoso, em princípio não há qualquer problema relacionado a tal conduta. Entretanto, uma vez que a retenção de uma *endocrown* é muito dependente da união adesiva e esta não é possível no provisório, é preferível a realização do preenchimento para evitar a contaminação dos canais radiculares, caso o provisório seja deslocado e/ou ocorra infiltração marginal. A moldagem pode ser realizada com silicone de adição aplicado em uma moldeira *triple tray*, que permite a obtenção simultânea do molde, contramolde e registro da mordida — veja mais detalhes no capítulo 23. A restauração provisória deve ser confeccionada de forma convencional, preferencialmente com o auxílio de um molde do enceramento diagnóstico — veja mais no capítulo 24. Para minimizar a possibilidade de deslocamento do provisório, o intervalo entre a sessão de preparo e moldagem e a de cimentação deve ser o menor possível.

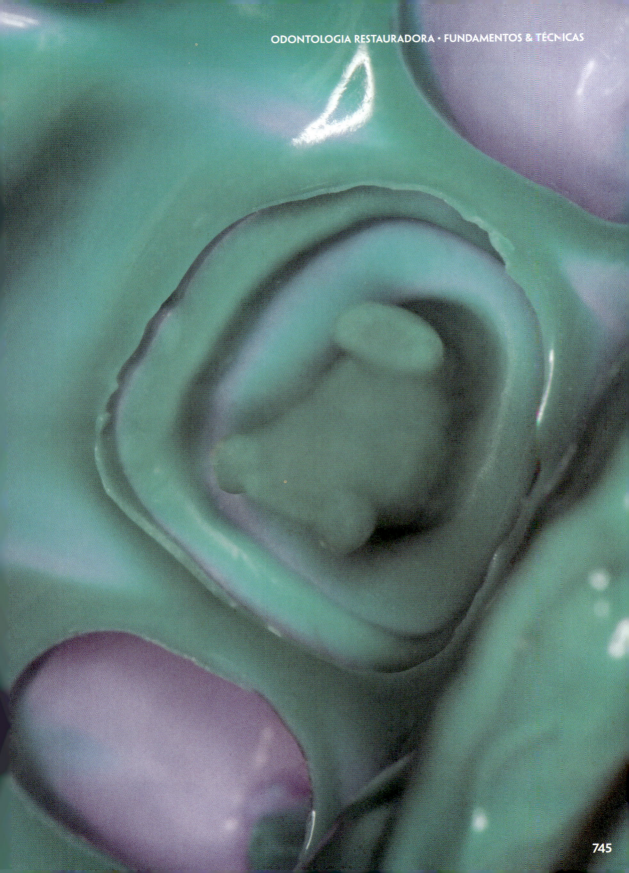

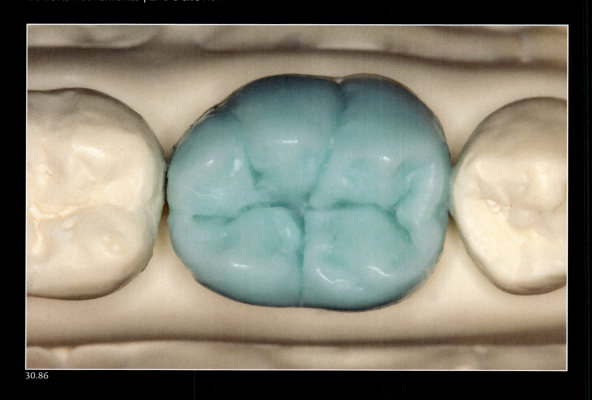

30.86

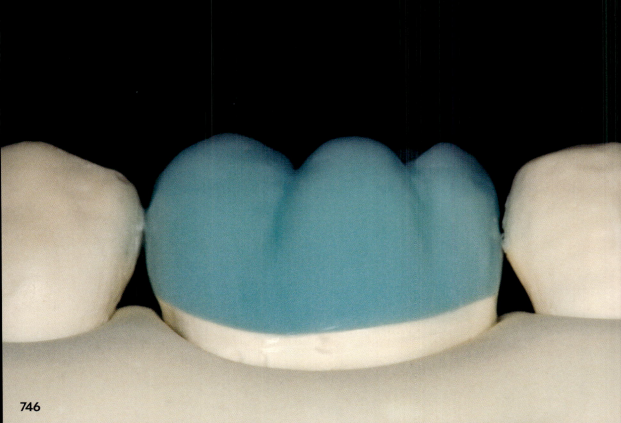

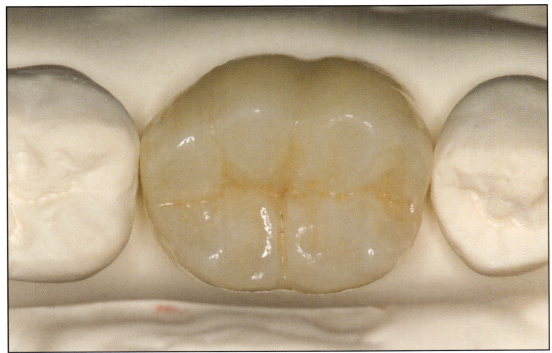

30.87

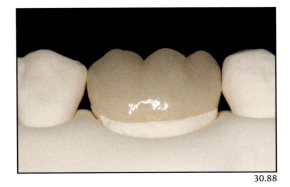

30.88

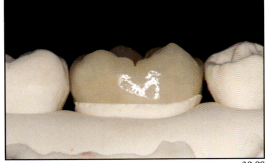

30.89

A forma pela qual a restauração é produzida, evidentemente, varia de um sistema cerâmico para outro, de forma que as particularidades de cada sistema não serão discutidas aqui. O importante é que, ao final do processo de fabricação, a restauração reproduza corretamente as características anatômicas e morfológicas dos dentes naturais, apresente-se bem-adaptada e ajustada, com cor compatível com o remanescente e os dentes vizinhos, e mostre excelente polimento superficial (FIGS. 30.86 A 30.89).

Em uma sessão subsequente, a *endocrown* é recebida do laboratório e provada para verificar se há necessidade de ajustes antes da cimentação. Um cuidado interessante e, frequentemente, negligenciado é a avaliação do padrão oclusal pré-cimentação, uma medida que facilita significativamente os procedimentos de ajuste da peça ao final da sessão. Assim, após a remoção da restauração provisória e verificação dos contatos oclusais, executa-se uma profilaxia com pasta profilática, a fim de remover todo e qualquer detrito ou resíduo de cimento provisório (FIG. 30.90). A seguir, o campo operatório é isolado com dique de borracha. Clinicamente, a principal vantagem de realizar a prova da peça com o campo isolado é que as margens ficam visíveis e permanecem secas ao longo de toda a prova, facilitando sobremaneira os procedimentos de avaliação e ajuste marginal. Na presente sequência, a primeira tentativa de inserção da restauração não foi bem-sucedida — observe na página ao lado a grande distância entre as margens do preparo e a cerâmica (FIG. 30.91). Após se constatar que a razão para essa discrepância foi a presença de interferências na região proximal, que impediram o completo assentamento da peça, deve-se identificar com precisão os pontos que necessitam de ajustes. Para isso, uma folha de papel articular é interposta entre a restauração e o dente adjacente, de forma a demarcar os pontos com pressão excessiva (FIG. 30.92). Após a identificação das regiões que necessitam de ajuste, estas são levemente desgastadas, com pontas diamantadas de granulações fina e extrafina (FIG. 30.93), até que se obtenha um assentamento adequado da *endocrown* ao preparo e, consequentemente, um ótima adaptação marginal. Na sequência, as regiões ajustadas são polidas com borrachas especiais, a fim de remover as trincas geradas pelo desgaste e devolver à superfície cerâmica desgastada o brilho e a lisura originais (FIG. 30.94).

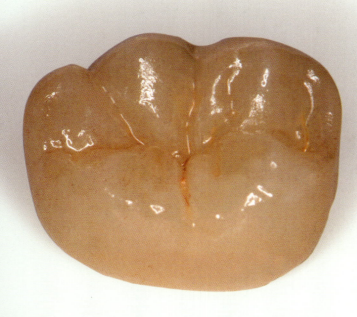

ODONTOLOGIA RESTAURADORA · FUNDAMENTOS & TÉCNICAS

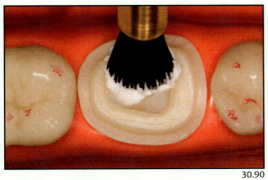
30.90

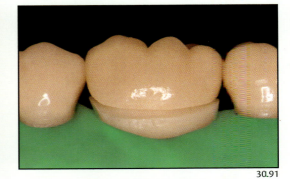
30.91

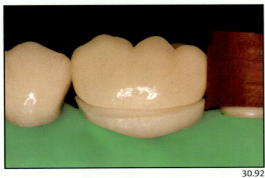
30.92

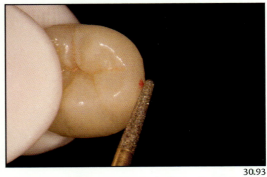
30.93

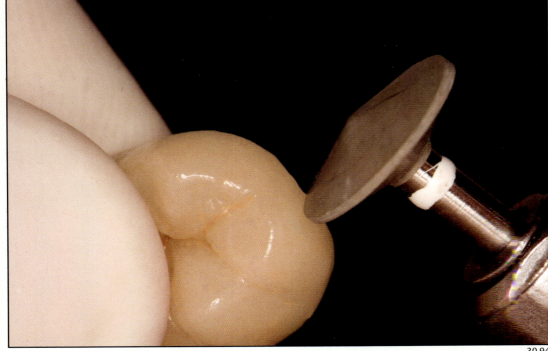
30.94

COROAS POSTERIORES | ENDOCROWN

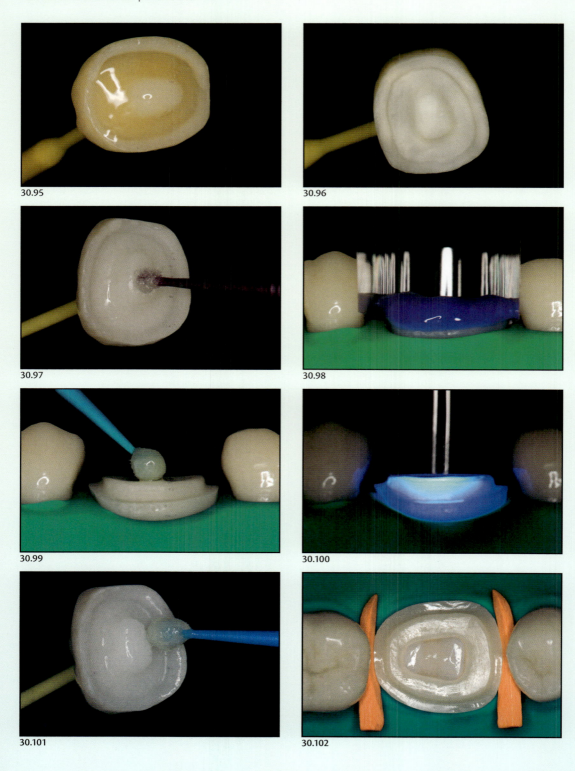

30.95

30.96

30.97

30.98

30.99

30.100

30.101

30.102

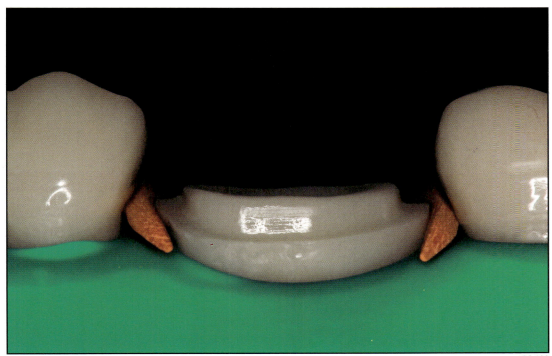

30.103

Nas *endocrowns*, restaurações cujo preparo não segue os princípios geométricos clássicos, responsáveis por conferir retenção e estabilidade à peça, a cimentação adesiva assume importância redobrada. Em uma restauração tipo *endocrown*, o sucesso do tratamento depende diretamente da qualidade de adesão, tanto à estrutura dental como à superfície cerâmica. Inicialmente, serão descritas as etapas referentes ao tratamento da peça. A superfície interna da restauração é condicionada com ácido fluorídrico pelo tempo recomendado pelo fabricante do sistema cerâmico e, após a lavagem e secagem, múltiplas camadas de um agente silano são aplicadas à superfície (FIGS. 30.95 A 30.97). Feito isso, os dentes adjacentes ao preparo são protegidos com uma tira de matriz de poliéster e toda a superfície é condicionada com ácido fosfórico por cerca de 15 segundos (FIG. 30.98). Após a lavagem e remoção da umidade excessiva, aplicam-se múltiplas camadas de um sistema adesivo fotopolimerizável, com cuidado para remover os excessos que tendem a se acumular nos ângulos internos do preparo (FIG. 30.99). Em seguida, procede-se à fotoativação (FIG. 30.100). Uma fina camada de adesivo também deve ser aplicada à superfície cerâmica, já silanizada (FIG. 30.101). Concluídas as etapas adesivas, observe o brilho característico da superfície dental hibridizada (FIGS. 30.102 E 30.103).

COROAS POSTERIORES | ENDOCROWN

Uma dica interessante, demonstrada nas páginas anteriores e nas figuras da página ao lado, é a inserção de duas cunhas de madeira, uma em cada face proximal, antes da cimentação propriamente dita. O detalhe é a *inversão das cunhas*, de forma a não atrapalhar a inserção da restauração. Nessa posição, além de não agirem como obstáculos ao completo assentamento da peça, as cunhas impedem que os excessos de cimento fluam em direção aos espaços interproximais, facilitando os procedimentos de acabamento e remoção de excessos marginais. Dando seguimento à sessão de cimentação, a peça é apreendida com um dispositivo adesivo, especial para preensão de pequenos objetos. Um cimento resinoso dual é, então, manipulado e aplicado na superfície interna da restauração, que é levada em posição e assentada por meio de pressão digital suave (FIG. 30.104). Após o completo assentamento, uma espátula para compósitos é empregada para manter leve pressão sobre a peça, enquanto o dispositivo adesivo é tracionado e removido (FIG. 30.105). A seguir, ainda mantendo pressão leve sobre a restauração, os excessos mais grosseiros de cimento, que fluem ao longo de todo o perímetro marginal, são removidos com pincéis descartáveis, espátulas ou com uma sonda exploradora (FIG. 30.106). Em seguida, realiza-se uma breve fotoativação, por cerca de 5 segundos, para estabilizar a peça em posição, permitindo a remoção minuciosa dos excessos de cimento e adesivo (FIGS. 30.107 E 30.108). As cunhas são, então, removidas e as superfícies proximais são avaliadas para permitir a detecção e remoção de quaisquer excessos que se façam presentes. Concluída a remoção de excessos, com fio dental e tiras de lixa em diferentes granulações, procede-se à fotoativação final.

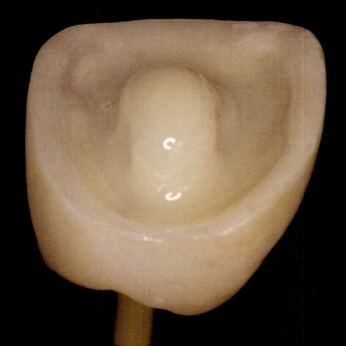

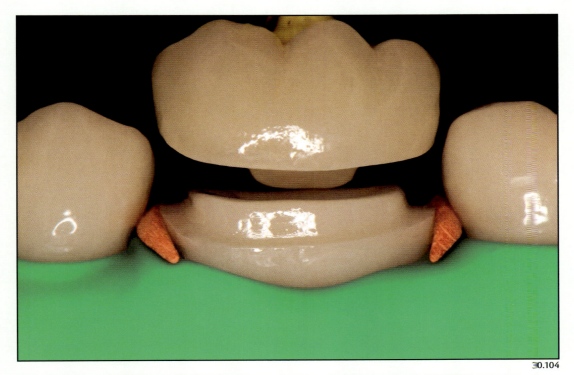
30.104

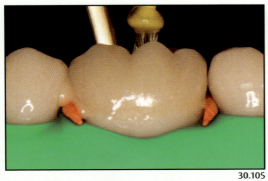
30.105

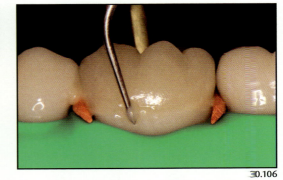
30.106

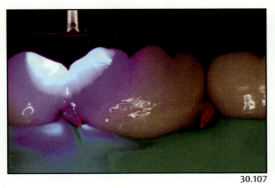
30.107

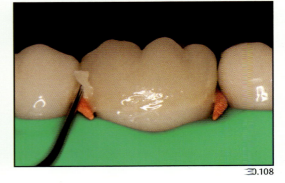
30.108

COROAS POSTERIORES | ENDOCROWN

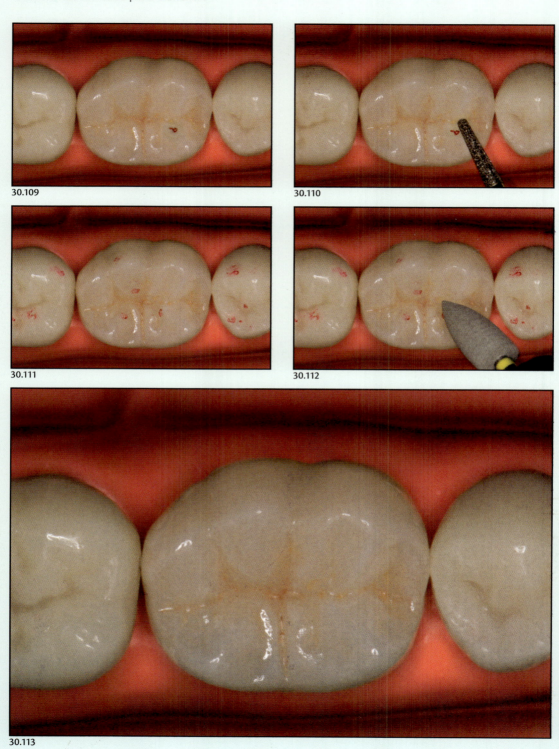

30.109

30.110

30.111

30.112

30.113

Após a remoção do dique de borracha, o primeiro e fundamental passo é a verificação dos contatos oclusais com uma tira de papel articular e, caso necessário, o ajuste destes. No presente caso, foi detectado um contato prematuro na cúspide mesiolingual da restauração (FIG. 30.109). Para a execução do ajuste, pode-se empregar uma ponta diamantada de granulação fina ou extrafina, sob refrigeração com água, com cuidado para restringir a ação da ponta ao local da interferência (FIG. 30.110). Após cada desgaste, deve-se verificar novamente o padrão de distribuição e a intensidade dos contatos oclusais, repetindo o desgaste até que se obtenha um padrão oclusal aceitável (FIG. 30.111). Todos os locais ajustados com pontas diamantadas devem ser polidos com borrachas abrasivas especiais para polimento intraoral de cerâmicas, a fim de eliminar as trincas superficiais, geradas pelos procedimentos de ajuste (FIG. 30.112). Esse é um cuidado extremamente importante e crítico para a longevidade da restauração. Finalizado o polimento, fica evidente a excelência do resultado estético alcançado com restaurações tipo endocrown, a despeito da leve discrepância entre a cor do remanescente e a cor da restauração, como pode-se ver na fotografia abaixo (FIG. 30.113). Do ponto de vista funcional, vale lembrar que há estudos que confirmam o excelente desempenho clínico dessas restaurações em molares. Quando comparado com o tradicional protocolo de construção de núcleo e confecção de coroa convencional, a endocrown revela-se uma alternativa de tratamento simples e rápido — uma vez que acarreta em considerável ganho de tempo clínico –, podendo ser utilizada sem prejuízos à qualidade do resultado final.

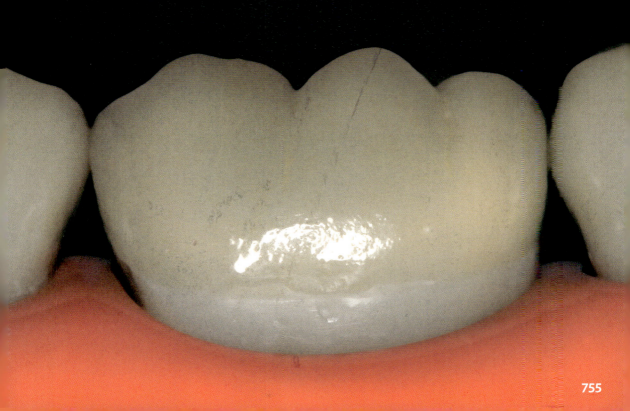

BIBLIOGRAFIA RECOMENDADA

BIBLIOGRAFIA RECOMENDADA

Durante a leitura destes dois volumes, você pôde observar a ausência de referências bibliográficas no corpo do texto. Preferimos agrupá-las no final desta obra e incentivar, de maneira enfática, o acesso a tal bibliografia. Diversos autores do mundo inteiro, com publicações nas mais diferentes revistas científicas e livros, produziram as informações aqui apresentadas. A recomendação da bibliografia abaixo é não só um agradecimento por publicações tão informativas e relevantes, mas também uma sugestão de estudo que, sem sombra de dúvida, colaborará no aprendizado e na execução de uma Odontologia de alta qualidade.

LIVROS

1. Ahmad I. Protocols for predictable aesthetic dental restorations. Oxford: Blackwell. 2006.

2. Albers HF. Tooth-colored restoratives: Principles and techniques. 9th Ed. Hamilton: BC Decker. 2002.

3. Anusavice KJ. Phillips' science of dental materials. 11th Ed. St. Louis: Saunders. 2003.

4. Araujo Jr E. O passo-a-passo da clínica. Florianópolis: Ponto. 2006.

5. Baratieri LN, Araujo Jr E, Monteiro Jr S, Vieira LCC. Caderno de dentística: restaurações adesivas diretas com resinas compostas em dentes anteriores. São Paulo: Ed. Santos. 2002.

6. Baratieri LN, Araujo Jr E, Monteiro Jr S. Composite restorations in anterior teeth: Fundamentals and possibilities. São Paulo: Quintessence. 2005.

7. Baratieri LN, et al. Dentística: procedimentos preventivos e restauradores. São Paulo: Ed. Santos. 1989.

8. Baratieri LN, et al. Estética: restaurações adesivas diretas em dentes anteriores fraturados. São Paulo: Ed. Santos. 1994.

9. Baratieri LN, et al. Odontologia restauradora: fundamentos e possibilidades. São Paulo: Ed. Santos. 2001.

10. Baratieri LN, et al. Soluções clínicas: fundamentos e técnicas. Florianópolis: Ponto. 2008.

11. Conceição EN, et al. Dentística: saúde e estética. 2ª ed. Porto Alegre: Artes Médicas. 2007.

12. Dietschi D, Spreafico R. Restaurações adesivas: conceitos atuais para o tratamento estético de dentes posteriores. São Paulo: Quintessence. 1997.

13. Eliades G. Watts D, ELiades T. Hard tissues and bonding. Interfacial phenomena and related properties. Heidelberg: Springer. 2005.

14. Fejerskov O, Kidd E. Cárie dentária: a doença e seu tratamento clínico. São Paulo: Ed. Santos. 2005.

15. Fonseca AS (org.). Odontologia estética: a arte da perfeição. São Paulo: Artes Médicas. 2008.

16. Fradeani M. Reabilitação estética em prótese fixa. Análise estética: uma abordagem sistemática para o tratamento protético. Volume 1. São Paulo: Quintessence. 2006.

17. Garone Netto N, et al. Dentística restauradora: restaurações diretas. São Paulo: Ed. Santos. 2003.

18. Garone Netto N, et al. Introdução à dentística restauradora. São Paulo: Ed. Santos. 2003.

19. Gomes JC (ed.). Estética em clínica odontológica. Curitiba: Maio. 2004.

20. Gürel G. The science and art of porcelain laminate veneers. Chicago: Quintessence. 2003.

21. Kataoka S, Nishimura Y. Nature's morphology: An atlas of tooth shape and form. Chicago: Quintessence. 2002.

22. Kina S, Bruguera A. Invisível: restaurações estéticas cerâmicas. Maringá: Dental Press. 2007.

23. Magne P, Belser U. Bonded porcelain restorations in the anterior dentition: A biomimetic approach. Chicago: Quintessence. 2003.

24. Mesquita E, Cé G, Thaddeu Filho M. Prótese unitária. Florianópolis: Ponto. 2008.

25. Mondelli J, et al. Fundamentos de dentística operatória. São Paulo: Ed. Santos. 2006.

26. Nakabayashi N, Pashley DH. Hibridização dos tecidos dentais duros. São Paulo: Quintessence. 2000.

27. Pegoraro LF, et al. Prótese fixa. São Paulo: Artes Médicas. 1998.

28. Reis A, Loguercio AD. Materiais dentários diretos: dos fundamentos à aplicação clínica. São Paulo: Ed. Santos. 2007.

29. Roberson TM, Heymann HO, Swift Jr E. Sturdevant's art and science of operative dentistry. 5th Ed. St. Louis: Mosby. 2006.

30. Schillinburg Jr HT, et al. Fundamentals of fixed prosthodontics. 3rd Ed. Chicago: Quintessence. 1997.

31. Scotti R, Ferrari M. Pinos de fibra: considerações teóricas e aplicações clínicas. São Paulo: Artes Médicas. 2003.

32. Sensi LG, Marson FC, Souza SM, Araujo E, Baratieri LN. Restaurações com compósitos em dentes posteriores. Florianópolis: Ponto. 2006.

33. Summit JB, Robbins JW, Hilton TJ, Schwartz RS. Fundamentals of operative dentistry. 3rd Ed. Chicago: Quintessence. 2006.

34. Van Noort R. Introduction to dental materials. 2nd Ed. London: Elsevier. 2002.

BIBLIOGRAFIA RECOMENDADA

ARTIGOS

1. Araujo Jr EM, Baratieri LN, Monteiro Jr S, Vieira LCC, de Andrada MAC. Direct adhesive restoration of anterior teeth: Part 1. Fundamentals of excellence. Pract Proced Aesthet Dent. 2003 Apr; 15(3):233-40.

2. Araujo Jr EM, Baratieri LN, Monteiro Jr S, Vieira LCC, de Andrada MAC. Direct adhesive restoration of anterior teeth: Part 2. Clinical protocol. Pract Proced Aesthet Dent. 2003 Jun; 15(5):351-7.

3. Bonsor SJ, Chadwick RG. Longevity of conventional and bonded (sealed) amalgam restorations in a private general dental practice. Br Dent J. 2009 Jan 24; 206(2):E3.

4. De Munck J, Van Landuyt K, Peumans M, Poitevin A, Lambrechts P, Braem M, Van Meerbeek B. A critical review of the durability of adhesion to tooth tissue: methods and results. J Dent Res. 2005 Feb; 84(2):118-32.

5. Edelhoff D, Sorensen JA. Tooth structure removal associated with various preparation designs for anterior teeth. J Prosthet Dent. 2002 May; 87(5):503-9.

6. Edelhoff D, Spiekermann H, Yildrim M. Excelência restauradora em cerâmica pura – visão geral. Clínica. 2005; 1(2):105-118.

7. Ferracane JL. Buonocore Memorial Lecture. Placing dental composites–a stressful experience. Oper Dent. 2008 May-Jun; 33(3):247-57.

8. Fortkamp S, Schlichting LH, Maia HP, Machry L. Moldagem com elastômeros não aquosos: Visão atual. Clínica. 2007; 3(4):350-364.

9. Gargiulo AW, Wentz FM, Orban B. Dimensions and relations of the dentogingival junction in humans. J Periodontol. 1961; 32:261-267.

10. Hilgert LA, et al. A escolha do agente cimentante para restaurações cerâmicas. Clínica. 2009; 5(2):194-205.

11. Hilgert LA, Lopes GC, Araújo E, Baratieri LN. Adhesive procedures in daily practice: essential aspects. Compend Contin Educ Dent. 2008 May; 29(4):208-1

12. Kidd EA. How 'clean' must a cavity be before restoration? Caries Res. 2004 May--Jun; 38(3):305-13.

13. Krämer N, Lohbauer U, García-Godoy F, Frankenberger R. Light curing of resin-based composites in the LED era. Am J Dent. 2008 Jun; 21(3):135-42.

14. Loguercio AD, Reis A. Application of a dental adhesive using the self-etch and etch-and-rinse approaches: an 18-month clinical evaluation. J Am Dent Assoc. 2008 Jan; 139(1):53-61.

15. Loguercio AD, Bittencourt DD, Baratieri LN, Reis A. A 36-month evaluation of self-etch and etch-and-rinse adhesives in noncarious cervical lesions. J Am Dent Assoc. 2007 Apr; 138(4):507-14.

16. Lopes GC, Oliveira GM. Direct composite resin restorations in posterior teeth. Compend Contin Educ Dent. 2006 Oct; 27(10):572-9.

ODONTOLOGIA RESTAURADORA · FUNDAMENTOS & TÉCNICAS

17. Magne P. Composite resins and bonded porcelain: the postamalgam era? J Calif Dent Assoc. 2006 Feb; 34(2):135-47.

18. Maia EA, Baratieri LN, de Andrada MA, Monteiro S Jr, de Araújo EM Jr. Tooth fragment reattachment: fundamentals of the technique and two case reports. Quintessence Int. 2003 Feb; 34(2):99-107.

19. Manhart J, Chen H, Hamm G, Hickel R. Buonocore Memorial Lecture. Review of the clinical survival of direct and indirect restorations in posterior teeth of the permanent dentition. Oper Dent. 2004 Sep-Oct; 29(5):481-508.

20. Melo TS, Kano P, Araujo Jr EM. Avaliação e reprodução cromática em odontologia restauradora. Parte I: O mundo das cores. Clínica. 2005; 1(2):95-104

21. Melo TS, Kano P, Araujo Jr EM. Avaliação e reprodução cromática em odontologia restauradora. Parte II: A dinâmica da luz nos dentes naturais. Clínica. 2005; 1(4):295-303.

22. Milicich G, Rainey JT. Clinical presentations of stress distribution in teeth and the significance in operative dentistry. Pract Periodontics Aesthet Dent. 2000 Sep; 12(7):695-700.

23. Perdigão J. New developments in dental adhesion. Dent Clin North Am. 2007 Apr; 51(2):333-57.

24. Peumans M, De Munck J, Fieuws S, Lambrechts P, Vanherle G, Van Meerbeek B. A prospective ten-year clinical trial of porcelain veneers. J Adhes Dent. 2004 Spring; 6(1):65-76.

25. Pivetta MR, Moura SK, Barroso LP, Lascala AC, Reis A, Loguercio AD, Grande RH. Bond strength and etching pattern of adhesive systems to enamel: effects of conditioning time and enamel preparation. J Esthet Restor Dent. 200820(5):322-35.

26. Reis A, Loguercio AD, Kraul A, Matson E. Reattachment of fractured teeth: a review of literature regarding techniques and materials. Oper Dent. 2004 Mar--Apr; 29(2):226-33.

27. Schlichting L, Machry L, Rost AP, Backes CN. Matriz oclusal: anatomia e função originais. Clínica. 2006; 2(1):86-93.

28. Türkün S. A arte do acabamento e polimento em restaurações estéticas. Clínica. 2006; 2(4): 416-420.